단계별로 이해하는
흉부 X선 영상진단 *ABC*

단계별로 이해하는
흉부 X선 영상진단 ABC

Kingo Chida
김 정 숙 옮김

신흥메드싸이언스

「これで納得　胸部Ｘ線写真読影」
本書は南江堂との契約により出版するものである。
Understanding Chest Radiographs, 2nd Edition

Published by Nankodo Co., Ltd., Tokyo, 2009
Korean translation rights arranged with Nankodo Co., Ltd.

단계별로 이해하는 흉부 X선 영상진단 *ABC*

2011년 9월 1일 발행

지 은 이 : Kingo Chida
옮 긴 이 : 김 정 숙
발 행 인 : 홍 성 혁
발 행 처 : (주)신흥메드싸이언스
편　　집 : 인 선 남
디 자 인 : 오 영 란

주　　소 : 서울시 영등포구 양평동 3가 15-1번지
월드메르디앙 비즈센터 501호
등록번호 : 제318-2007-000077호
전　　화 : 02) 2165-8670~4
팩　　스 : 02) 2165-8675
홈페이지 : www.shmed.co.kr

I S B N : 978-89-6498-014-9　　93510
정　　가 : 38,000원

역자 서문

흉부 X선 사진의 판독능력은 전공과와 무관하게 의사라면 반드시 갖추고 있어야 할 기본기입니다. 하지만 2차원 흑백영상인 흉부사진 판독이 흉곽 내 구조물들의 폐야중첩으로 인하여 발생할 수 있는 제한성으로 인해 많은 의사들에게 두려움으로 다가오는 것 역시 사실입니다.

이런 제한성은 흉부 X선 촬영만으로는 폐암조기검진에 한계가 있는 것과도 일치합니다. 자궁암/위암/대장암/유방암 등은 이미 조기검진으로 이로 인한 사망률이 현저히 줄어들고 있는데 반해, 폐암만은 수십 년에 걸쳐서도 폐암의 조기 발견을 크게 향상시킬 수가 없었으며 이로 인해 현재 폐암이 사망률 1위를 점하고 있습니다. 그만큼 흉부사진의 한계성이 있음을 인정하지 않을 수 없었습니다. 하지만 최근에는 CR/DR 등의 흉부촬영기술 발달 및 PACS를 이용한 판독조건의 향상이 이루어지고 있으며, 뿐만 아니라 방사선피폭량을 대폭 줄인 저선량을 이용한 스크리닝 저선량폐 CT(LDCT) 등을 이용하여 사망률을 20% 향상시킬 수 있다는 좋은 소식도 있음으로 향후는 점차 격차를 줄여나갈 수 있을 거라 기대됩니다.

이 책은 흉부사진의 정상판독을 위한 길잡이가 될 수 있으며, 비정상소견도 질환위주가 아니고 흉부사진에서 보이는 양상을 패턴별로 나누어 제시하였기에 실전에 적용하기가 훨씬 유용하리라 생각합니다. 뿐만 아니라 정상/비정상 흉부영상을 도식화해서 비교하여 제시하였기에 이해하는 데 많은 도움이 될 수 있습니다.

특히, 마지막 장(제4장)에는 흉부사진에서 놓치기 쉬운 폐암의 21 예가 실려 있으며 보통은 제1, 2, 3장을 차근히 숙지한 뒤 테스트하는 심정으로 도전을 해보는 것이 정석입니다. 하지만 공부할 시간이 없으신 분들에게는 우선적으로 제4장을 펼쳐보시어 자신에게 약한 판독 포인트가 무엇인지를 파악한 뒤, 앞장의 공부를 해본다면 더욱 진지해지고 마음에 와 닿는 학습이 되지 않을까 해서 이 방법도 추천합니다.

매일매일 환자나 검진자를 대하시는 여러분들!

늘 이 책을 옆에 두시고 섭렵하심으로 흉부사진판독에 자신 있게 다가서시고, 판독이 두려워 아예 흉부사진촬영을 기피하시다가 더 큰 난관에 봉착하시는 일이 없으시길 바랍니다. 더불어, 의사 여러분 모두가 흉부건강지킴이가 되시고, 흉부사진을 즐기시는 여러분들이 되시기를 기원합니다.

약력

1983년: 이화여대의과대학 졸업
1989년: 영상의학과전문의 취득
1989년~2009년 2월: 인제대학상계백병원 영상의학과교수(흉부영상)
2009년 3월~현재: 이대여성건진센터/건강증진센터소장

이대여성건진센터/건강증진센터소장
김 정 숙

개정 제2판 저자 서문

초판을 출간할 때는 누구를 대상으로 할지가 편집 방침을 결정하는 데 있어 가장 중요한 일이었다. 견실한 기초, 기본이 없으면 비약이란 있을 수 없기 때문에 <상급자가 아닌, 초급자와 중급자를 위한 흉부 X선 사진 판독 설명서>, <호흡기과 의사를 위해서가 아니라, 의과대학생, 연수의, 일반의를 위한 설명서>, 6 · 3 · 3제의 교육과정으로 말하면 <대학생이 아니라, 초등학생, 중학생, 고등학생>을 의식하면서 편집 방침을 세웠다. 입문서로써 널리 읽혀지고 있는 <Felson' s Principles of Chest Roentgenology>을 초입문서로 생각하고 있는 독자에게는 Felson에서 설명이 부족한 부분을 보충하였고, 주로 일반 임상의한테 도움이 되도록 만들었다.

원래의 취지는 <영상에 흥미가 없는 의사>들이 이 책으로 인해 영상에 흥미를 갖게 하는 것이었지만, 영상에 흥미가 없는 의사가 본서를 구입하지 않을 게 우려된다. "You can lead a horse to water, but you can' t make him drink" 란 속담처럼 일단 물을 마시기 시작했으면 계속 마실 수 있도록 만드는 내용을 목표로 삼았다.

기초와 기본의 차이를 논의하는 것은 의미가 없는 일일지 모르지만, 기초는 지식, 기본은 인식이라고 할 수 있을 것이다. 이치로의 대단한 점은 지금도 기초, 기본의 반복연습을 게을리하지 않는다는 점이라고 한다. 기초, 기본의 연장선상에 응용이 있고, 마침내는 임상능력의 형성에도 도움이 된다.

의사가 된 이상 임상능력을 키우지 않으면 의사로서의 존재가치가 떨어진다. 흉부 X선 사진에 국한하지 말고, 형태학, 예를 들어 피부과에서의 피진의 육안소견, 병리의의 조직소견, 순환기과의 심전도소견, 내과의의 내시경소견 등, 물건의 형태로 판단하는 기량은 임상에서 굉장히 중요한 요소이다. 본서를 계기로 흉부 X선 사진 판독에 흥미를 갖게 되기를 바란다.

이번 개정판에서는 X선 사진의 선명화, 흉부의 해부를 쉽게 이해시키기, 감별진단의 항목에 정성을 쏟았다.

개정 편집을 일임해 주신 초판 집필자만큼이나 개정판 편집에 노력을 아끼지 않은 杉浦伴子 씨, 鳥海知子 씨에게 이곳을 빌려 감사를 표한다.

2008년 11월

하마마츠 의과대학 내과학 제2강좌
Kingo Chida

초판 저자 서문

악명 높은 컴퓨터 설명서를 평가하고, 컴퓨터를 어느 정도 이해한 독자는 "아주 잘 설명되어 있어 이해하기 쉽다"라고 말한다. 흉부 X선 사진 판독에 대해서는 많은 책들이 출간되었고 대부분이 읽기에 가치가 있는 명서들이다. 그러나, 초심자 또는 호흡기를 전공으로 하지 않는 의사들한테는 이런 명서들도 컴퓨터 설명서에 지나지 않으며 완전히 이해하기까지는 대단한 각오를 해야 한다.

그래서 컴퓨터 설명서 같지 않은 책이 되도록 집필 계획을 세웠다.

이해하기 쉽게 하기 위해서 독자들에게 어떤 지식을 제공해야 할지를 궁리한 결과 하나의 방향성을 규정하였다. 이는 <뢴트겐(roentgen) 사진은 정상이다>라고 할 수 있는 기준을 명확하게 제시하는 것이다.

정상 영상을 명확하게 규정하기 위해서는 구체적으로 어떻게 해야 할지는 까다로운 문제이다. 따라서 본서에서는 영상 분석의 기준을 수치화한 것을 도입하는 것과 판독 순서는 국소적인 해부에 따라 나눌 것을 중심으로 하였다.

흉부 CT의 도입으로 흉부 X선 사진의 역할은 다소 변하였다. 물론 현재도 흉부 X선 사진은 본래의 목적인 병태를 파악하는 데 활용되고 있다. 본서에서도 응급에 관한 흉부 X선 사진 항목에 설명한 것처럼 1장의 흉부 X선 사진으로 진단을 하고 환자의 예후에 결정적인 단서가 되는 경우도 종종 있다. 그러나 현재, 가장 중요한 흉부 X선 사진의 역할은 병변의 유무를 판단하는 데 사용되는 추세이다. <이 뢴트겐은 정상이 아닌 것 같다>로 판단할 수 있는 것이 진료의 가장 중요한 밑거름이다.

흉부 X선 사진을 판독할 때 가장 어려운 점은 주관적인 관점이 들어간다는 점이다. 영상 판독은 의사의 진단기술에 따라 달라지며 경험이 풍부한 의사의 지식을 초심자에게 전달하기 어려운 것도 사실이다. 어떻게 하면 이러한 난관을 극복하여 모두에게 기술을 전수할 수 있을까? 선배들이 남겨준 흉부 영상 분석 자료를 충분히 활용하였다. 또한 <음영 패턴으로 관찰하는 감별 순서> <응급환자와 기초질환을 가진 환자에서의 흉부 X선 사진 평가>에 관한 챕터를 만들어 응용적인 부분에도 심열을 다하였다.

흉부 X선 사진 영상을 판독하기 위한 기초(입문)와 기본(본질을 응용한 발전가능성 등), 모두를 이해하기 쉽도록 설명하였다.

본서의 기획을 검토해 주신 植松夢路 씨, 杉浦伴子 씨, 편집에 노력을 다해 주신 杉田美津子 씨에게 감사드린다. 그리고 일러스트에 협조에 준 辻村失音 학생(지금은 훌륭한 의사가 된)에게도 감사를 표한다.

2001년 10월

하마마츠 의과대학 제2내과

Kingo Chida

Contents

Contents

기억해 두어야 할 징후

제1장

판독 순서에 따른 정상 영상의 해설

1. 언제 흉부 X선 사진을 촬영할 것인가?

촬영 전 대전제

- 흉부 X선 사진에서 병변이 보이지 않는 경우는 적지 않다.
- 판독 능력과 관계없이 보이지 않는 것은 보이지 않는다.
- 검사의 한계에 대해서 환자에게 설명한다.
- 흉부 X선 사진에서 의심되는 것은 CT로 정밀검사를 한다.
- 암이 의심될 때는 바로 정밀검사를 한다.
- 과거 사진과의 비교는 현재의 정보를 배가시킨다.
- 「흉부 X선 사진에서 이상이 없다」라고 하는 것은 큰 정보이다.

언제 촬영할 것인가?

1) 피폭 문제

- 피폭은 골치 아픈 문제이다. 특히 피폭국민인 일본인들은 예민하지 않을 수 없다.
- Lancet 363: 345~351, 2004에는 다음과 같이 보고되었다.
  - 일본에서는 X선 검사로 발암의 3.2%를 진단한다.
  - 이는 영국(0.6%)의 5배이다.
- 그러나 1Sv(시버트)당 발암 리스크는 4~5%이므로(국제방사선방호위원회), 예를 들어 검사에 의한 피폭이 100mSv라면 0.4~0.5%의 증가에 지나지 않는다(Medical ASAHI 6월호, p.32~35, 2004).
- 국제방사선방호위원회에서는 「5년간 100mSv를 넘지 않을 것」이라고 정하고 있다.
  여기에서 중요한 것은 이 선량한도(dose limit)의 권고는 「의료종사자」에 대한 것이며 「일반 환자」의 피폭에 적용되는 것은 아니라는 점이다.
- 일반 환자에 대한 선량한도의 설정은 환자의 이익을 손상시킬 우려가 있다. 「5년간 100mSv」라고 하는 것은 어디까지나 목표이다.
- 흉부 X선 사진에서는 0.2~0.3mSv 정도의 피폭이다.
- 조영증강 흉부 CT에서는 8mSv 정도지만, 조영증강이 필요없는 저선량폐 CT는 2mSv 정도이다.

- 임산부의 자궁에 대한 실제 피폭은 매우 소량의 산란선(scattered radiation)으로 문제되지 않는다.
- 10days 룰은 과학적 근거가 없어 1983년 철회되었다.
- 상기의 이유로 촬영시기는 의사가 필요하다고 판단될 때이다.
- 그러나 환자에게 필요성을 충분히 이해시켜야 한다.

2) 구체적인 촬영시기

- 「기침, 농성 가래(puruleut sputum), 호흡곤란, 가슴통증」 등 호흡기 증상이 있을 때
  - 급성 경과
  - 만성 경과, 특히 천식성일 때
- 앞에 기술한 것처럼 호흡기 증상이 있을 땐 촬영시기를 잘 놓치지 않는다.
  중요한 것은,
  - 「발열, 권태감」 등의 전신 증상이 있는 경우
  - 「복통, 두통」 등의 호흡기 이외의 국소 증상이 있는 경우

  등에서도 촬영시기를 놓쳐서는 안 된다.
- 적극적으로 촬영해야 할 대상은,
  - 흡연자
  - 고령자
  - 중증감이 있다 ← 맥박산소측정기(pulsoximeter)가 도움이 됨

  등이 있다.
- 판독할 자신이 없어 흉부 X선 사진을 찍지 않는 경우도 결코 적지 않다.

2003. 2. 14 의료방사선의 안전이용연구회에서의 「임신과 방사선」에 관한 호소문

「임신과 방사선」에 관한 호소

1. 인간에게 불필요한 의료방사선 피폭은 반드시 피한다. 그러나 방사선의 영향에 대한 잘못된 이해로 지금까지 너무나도 많은 여성에게 이유 없이 불안과 고통을 주어왔다.
2. 태아에게 100mGy 이하의 태아 선량이 유해한 영향을 초래한다는 과학적 증거는 없다.
3. X선 검사가 태아나 배아에 유해한 영향을 초래한다는 과학적인 데이터가 없다는 것을 적극적으로 사회에 알려야 한다.
4. 「10days 룰」이 폐지된 사실을 철저히 주지시킨다.

흉부 X선 사진 촬영에 필요한 지식

1) 흉부 X선 촬영의 응용

- 고(전)압 촬영: 통상적으로 이용되는 촬영방법. 연부조직의 판별에 유리.
- 저(전)압 촬영: 뼈나 석회화소가 선명하게 찍힌다.
- 측와위 정면 촬영(decubitus): 소량의 흉수 진단. 좌우 모두 촬영한다. 액체가 저류한 낭포나 심막 결손 등의 보조 진단.
- 폐첨 촬영: 폐첨의 농도에 좌우 차가 있으면 결핵의 감별에 필요. 극단적인 체위를 취하지 않아도 괜찮다.
- 제1(우전)사위, 제2(좌전)사위: 심장의 확대부위 등을 판별(거의 사용되지 않음).
- 표식자(marker)의 사용: 유두와 폐내 결절 음영의 감별. 약간 사위를 취하면 효과적임.
- 최대흡기와 최대호기에서 촬영: 횡격막마비의 진단, 무효 환기의 추정, 기흉의 정도를 판정.
- 병실에서 앉은 자세로 portable 촬영: 비교적 다량의 흉수에서 공기-물층을 형성.
- X선 투시: 호흡 정지를 할 수 없는 유아의 폐렴이나 횡격막마비 등의 기능 진단.

2) 방사선이 인체에 미치는 영향

- 검사 시에는 검사의 필요성과 위험성을 설명하고 환자의 이해를 구해야 한다.

(1) X선 사진 촬영의 피폭량

X선(roentgen)은 방사선의 일종이지만 조사에서는 방사능이 발생하지 않는다. 일본에서 1년간 받는 자연방사선 양은 1~2mSv. 흉부 X선 검사 1건당 피폭은 0.2mSv로 산정되고 있다.

(2) 방사선 장애의 종류

방사선 장애는 방사선의 전리작용에 의해 주로 세포내의 DNA가 손상되어 일어난다고 여겨지고 있다.

① 확정적 영향: 체내에서는 원래 세포의 분열증식과 사멸이 반복되기 때문에 일정 수 이상의 세포가 손상되어 사멸하지 않는 한 장기의 기능 장애는 일어나지 않는다.

② 확률적 영향: 일정 수 이하의 세포가 손상되었더라도 유전자(DNA)가 손상된 세포가 사멸하지 않고 증식하면 이 세포의 자손(클론)으로부터 암세포가 생기거나, 생식세포에서는 돌연변이 등이 발생할 수 있다. 이런 때는 방사선의 양을 줄이면 확률이 줄어들기는 하지만 완전히 없어지는 것은 아니기 때문에 생식세포에 대한 피폭은 가능한 한 피하려고 노력한다.

- 환자에게는 X선 사진 촬영에서의 피폭량 등을 설명하고, 생식세포에 대한 피폭을 최대한 줄이려고 노력하고 있음을 이해시킨다.

참고문헌

1) 岩倉哲男：環境放射線あれこれ．放射線医学 **33**：311-320，1990
2) 赤沼篤夫：放射線の障害1．放射線医学 **35**：109-114，1992
3) 赤沼篤夫：放射線の障害2．放射線医学 **35**：149-153，1992
4) 日本アイソトープ協会：国際放射線防護委員会の1990年勧告，丸善，東京，1991
5) 高橋睦正：必修放射線医学，第4版，南江堂，東京，1999

SIDE MEMO

〈방사선 단위〉

- **그레이(Gy):** 작용하는 방사선의 양을 표현하는 단위. 흡수선량(absorbed dose).
  동일한 그레이에서도 방사선의 종류에 따라 생물에 미치는 영향은 매우 다르다.
  폐암에 대한 치료 시 종양선량이 50~80Gy.

- **시버트(Sv):** 1Sv=1,000mSv(밀리시버트). 선량당량(dose equivalent).
  생물에 대한 영향의 대략적인 기준. Gy에 생물학적 효과비를 곱한 것.
  직업피폭은 5년간 평균이 20mSv/년까지로, 1년간 50mSv를 넘지 않을 것, 직업피폭이라도 임신 중의 복부는 출산까지 2mSv까지로 권고하고 있다.

〈방사선 장애〉

임계사고나 라듐침의 분실사고 등 다량의 피폭 위험이 급증하고 있으므로 일반 임상의라도 급성 방사선 증후군이나 만성 방사선 장애의 증상에 대해 충분히 이해하고 있어야 한다.

- **급성 방사선 증후군(발증기)**(6쪽 참고문헌 3에서 인용)
  (1) **0.5~1.5Sv:** 백혈구의 일시적 감소나 정소의 일시적 불임이 일어나지만 회복한다. 증상은 경도이거나 없다.
  (2) **1.5~4.0Sv:** 중간 정도의 조혈기능이 저하된다. 3.0Sv 이상의 피폭에서 탈모가 일어난다. 치육출혈, 경도의 자반, 혈뇨, 하혈이 일어나 사망하는 경우도 있다.
  (3) **4.0~6.0Sv:** 고도의 조혈기능 장애와 소화관 장애가 일어난다. 피폭 후 20~40일이면 쇼크나 혼수상태가 되어 절반 이상이 사망한다.
  (4) **6.0~14.0Sv:** 소화관 장애의 증상이 심하고, 고도의 조혈기능 장애를 동반하여 15~30일 후 사망한다.
  (5) **수 10Sv 이상:** 바로 의식 장애나 운동실조, 경련 등이 나타나며 고열이 지속된 후 쇼크 상태가 되어 허탈 · 혼수에 빠지고 수시간에서 수일 안에 사망한다.

- **방사선 장애의 만성기 증상**
  (1) **성선:** 정소의 일시적 불임은 0.1Sv(=100mSv)에서 일어나지만 영구 불임은 3.5~6.0Sv, 난소불임은 2.5~6.0Sv에서 일어난다.
  (2) **안구:** 수정체의 백탁은 0.5~2.0Sv의 조사에서 수년 후에 일어나고, 백내장은 2.0~3.0Sv의 조사에서는 50%, 5.0Sv에서는 모든 예에서 일어난다.
  (3) **골수:** 조혈기능 저하는 0.5Sv에서 일어나며, 골수는 6.0Sv 이상의 피폭에서 수개월 후에 섬유화하여 기능을 상실한다.
  (4) **피부:** 피부궤양이 23Sv 이상의 국소피폭에서 일어난다.

2. 판독을 시작하기 전에

–영상의 위험성과 판독 순서의 포인트

Master point

- 여기에서는 영상진단의 우수성과 위험성을 재인식한다.
- 영상진단의 위험성은「어떤 형태에 대한 지식 부족」과「선입견」에서 유래한다.
- 판독 순서를 결정하는 것으로 정확한 판독이 가능해진다.

영상의 위험성

Question 1 그림 1은 무엇일까요?

- 정답: (1.)이다. 이것이 무엇인지 인식하는 것은 매우 어렵다. 머리를 오른쪽으로 기울이면 금방 이해할 수 있다.

Question 2 그림 2는 일본의 어느 지역일까요?

- 정답: (2.)이다. 자신의 출신지가 아니면 맞추기 어렵다. 반대로 말하면 잘 알고 있으면 맞출 수 있다.

Question 3 그림 3이 일본의 지도라면 어디일까요?

- 일본이라고 하는 정보가 있으면 대답하기 쉽다. 경우에 따라서 정보란 선입견일 수 있고, 잘못된 결론에 이른다. 사실 일본의 시코쿠지역이 아니다. 정답은 (3.)이다.

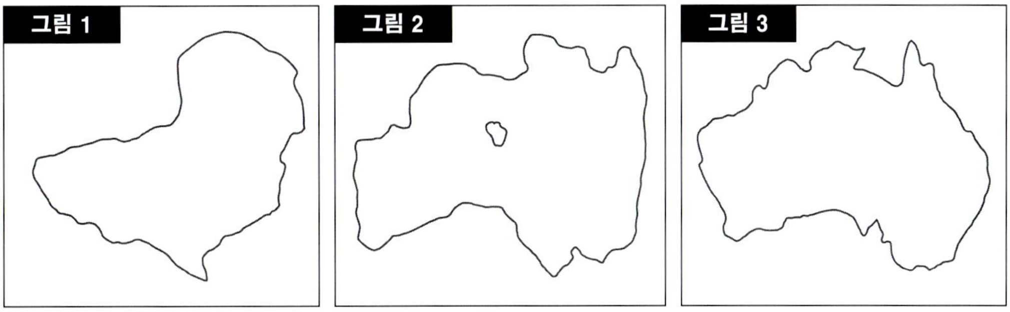

정답 1. 아프리카 대륙, 2. 후쿠시마 현, 3. 오스트레일리아

Question 4 그림 4의 2개의 선 중 어느 쪽이 길까요? (A, B, 같다)

- 정답: (4.　　　)이다. 「A와 B는 같다」라고 대답한 사람은 유명한 Muller-Lyer의 착시를 알고 있는 사람이다.
  「a」라고 대답한 사람은 심리학을 배우지 않은 사람 또는 실제로 자를 가지고 측정한 사람. 여기에서도 선입견에 좌우될 위험성을 나타낸다.

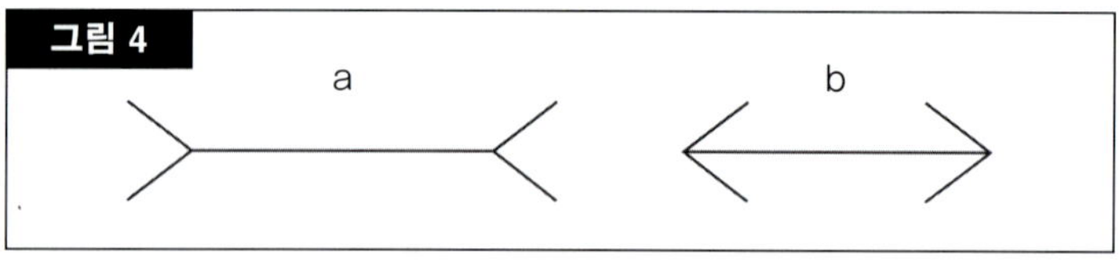

그림 4

- 그림 5도 실제로 측정해보자. 보는 것과 실제가 다르다는 것을 알 수 있을 것이다.
- 그림 6에서는 마치 검은 도형 안에 또 다른 삼각형이 있는 것처럼 보인다. 그러나 실제로는 이것도 착시에 지나지 않는다.

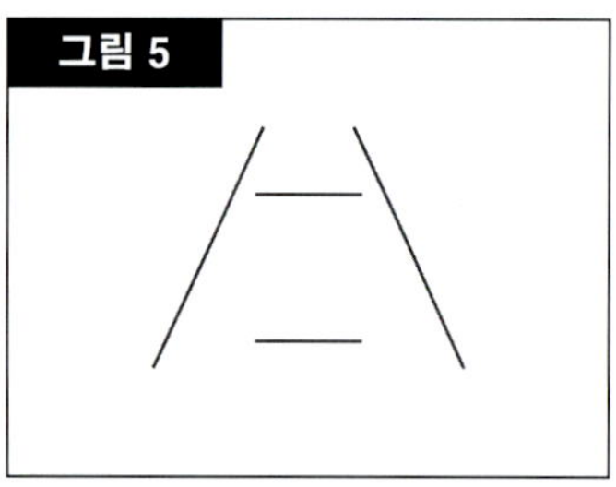

그림 5

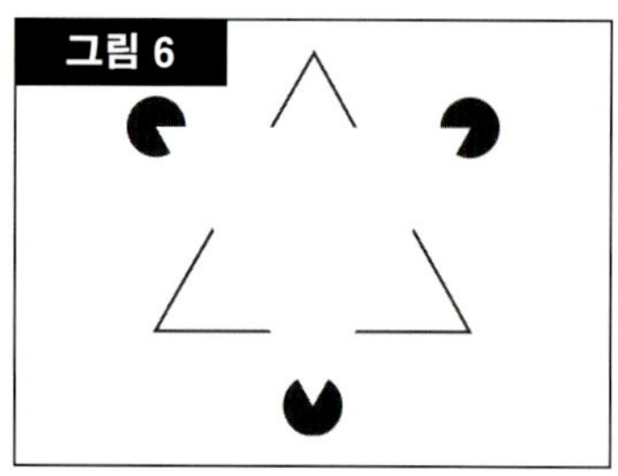

그림 6

- 이상 형태학적 검사의 한계가 이해될 것이다. 이처럼 「어떠한 형태에 대한 지식 부족」이나 「선입견」에 의한 위험성을 인식하는 것은 X선 사진 판독을 실시할 때 매우 중요하다.

정답 4. a

효과적인 흉부 X선 사진의 판독 순서

- X선 사진 판독을 위해 중요한 또 한 가지 포인트는 판독 순서이다. 효과적인 판독 순서를 아래에 나타냈다. 흉부 각 구성 성분으로 나누어 해석한다.
  X선 사진을 Schaukasten에 걸어 판독할 경우 방사선이 눈에 들어오는 위치에 필름을 세팅한다.

(1) 촬영조건의 평가(그림 7 ❶)

(2) 연부조직의 평가: 폐야(pulmonary area) 전체 밝기의 좌우 차에 주의(그림 7 ❷)

(3) 뼈의 평가(그림 7 ❸)

(4) 상부종격(superior mediastinum)의 평가(그림 7 ❹): 종격선에 주목

(5) 심장(중앙음영)의 평가(그림 7 ❺): 심흉곽비(cardiothoraxic ratio), 심장과 겹친 폐야를 체크

(6) 횡격막의 평가(그림 7 ❻): 횡격막에 겹친 폐야를 체크

(7) 폐문(hilar)의 평가(그림 7 ❼)

(8) 폐야의 평가(그림 7 ❽): 기관지의 주행을 염두에 둔다.

(9) 측면의 평가

- 이상의 순서로 판독하면 놓지지 않고 읽는다. 익숙해지면 시선을 위에서 아래로 이동하는 것만으로 읽을 수 있게 된다.
- 제2장(21쪽)부터는 이런 순서로 각각의 항목에 구체적인 포인트를 설명하겠다. 본문 문제를 풀면서 읽어나가는 동안에 반드시 흉부의 X선 사진을 읽을 수 있게 될 것이다.

그림 7

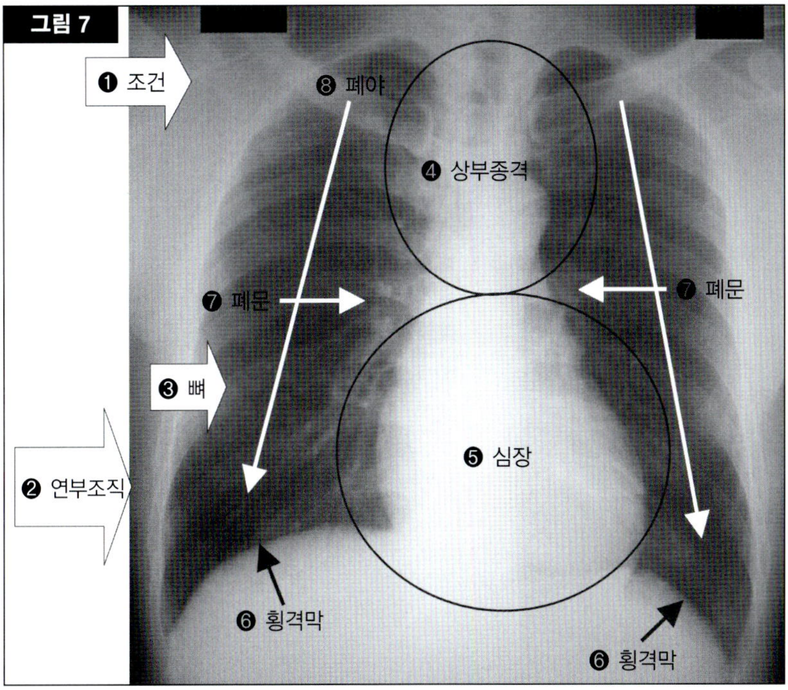

3. 폐(Lung)의 정상 해부

흉부 X선 사진을 판독하기 위해 필요한 정상 해부

흉부 X선 사진 – 정면

그림 8a

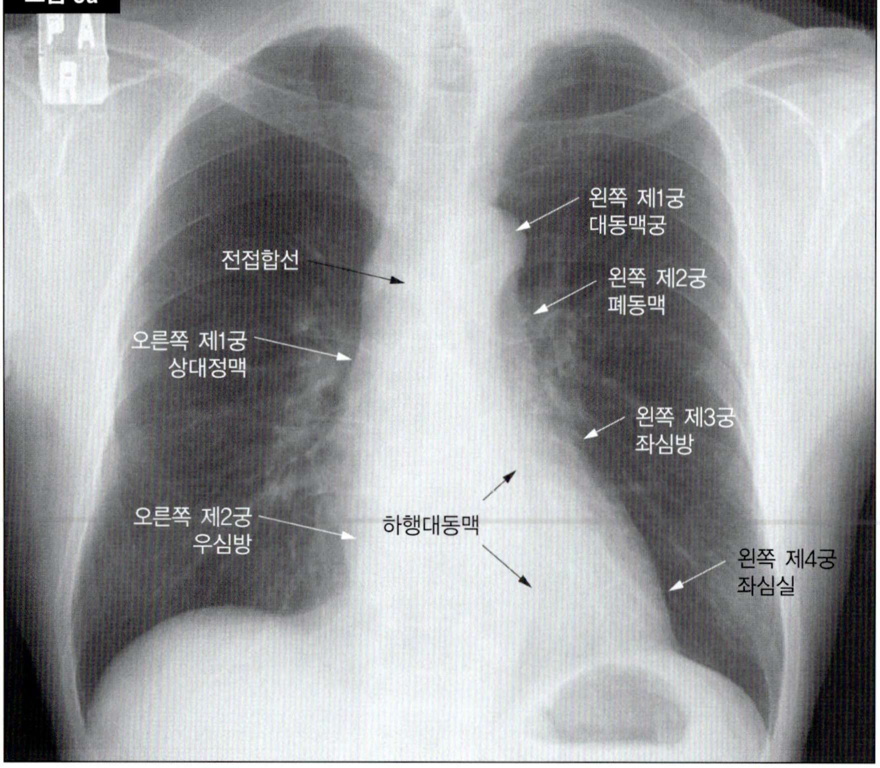

흉부 X선 사진 – 왼쪽 측면

그림 8b

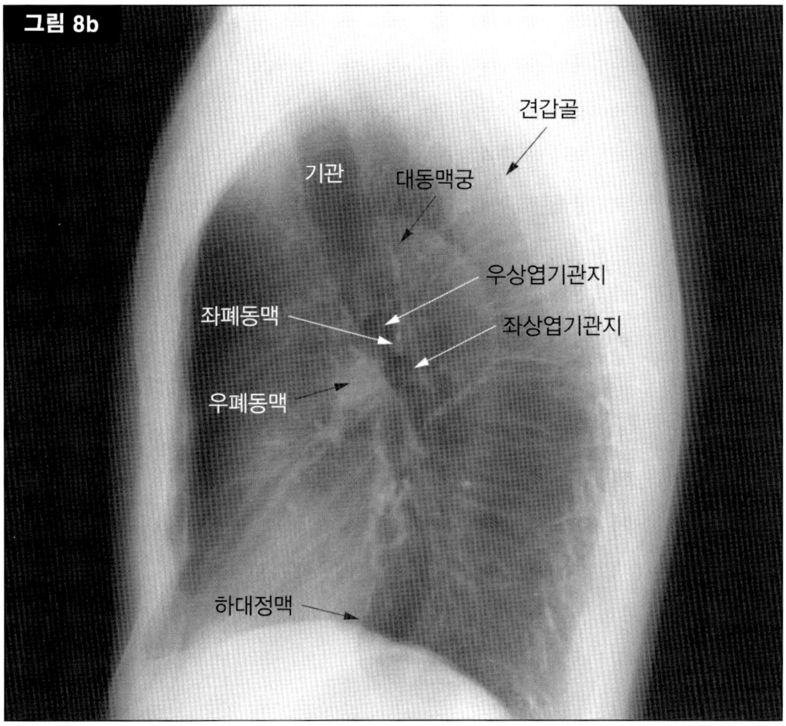

그림 9a~g 흉부 CT 영상(관상단면)

그림 9a

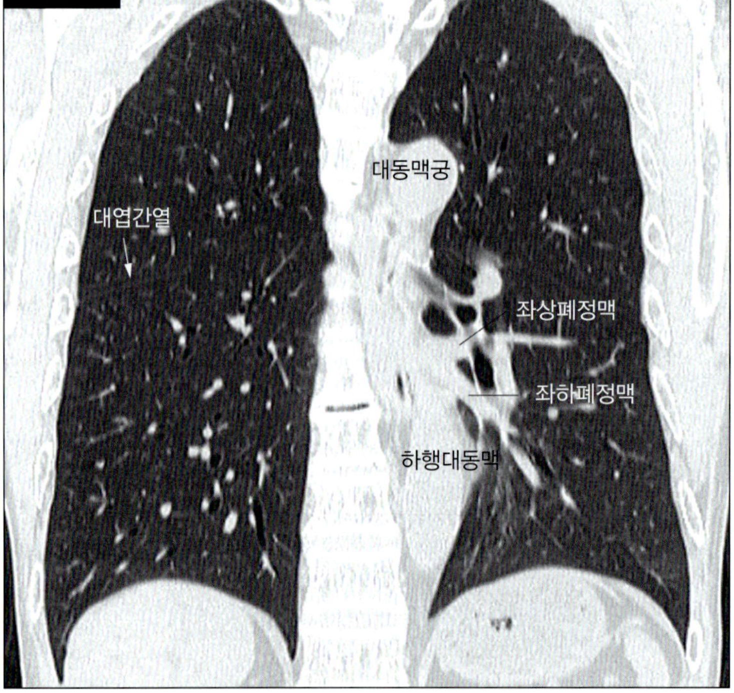

	CT 수치
① 공기	−1,000
② 폐	−800
③ 지방	−120
④ 물	0
⑤ 근육	40
⑥ 뼈	350~1,000

그림 9b

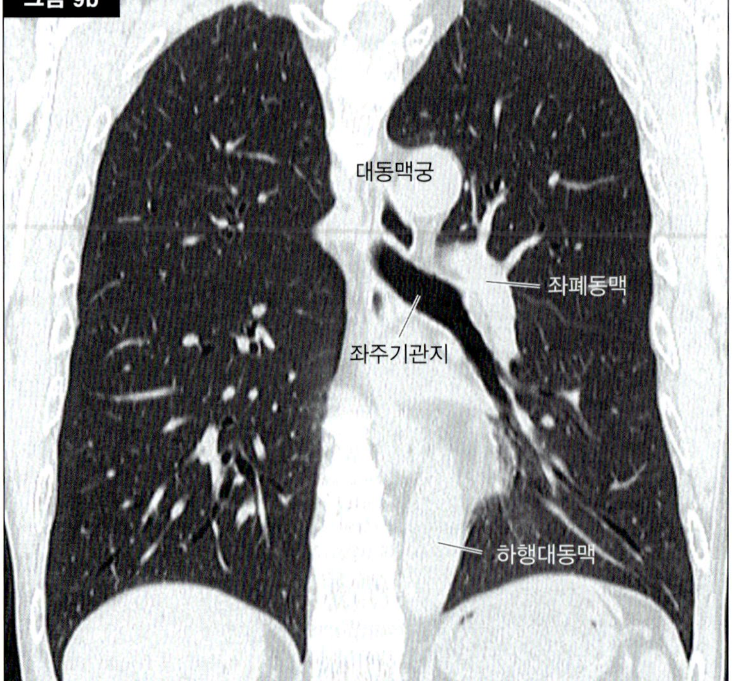

그림 9c

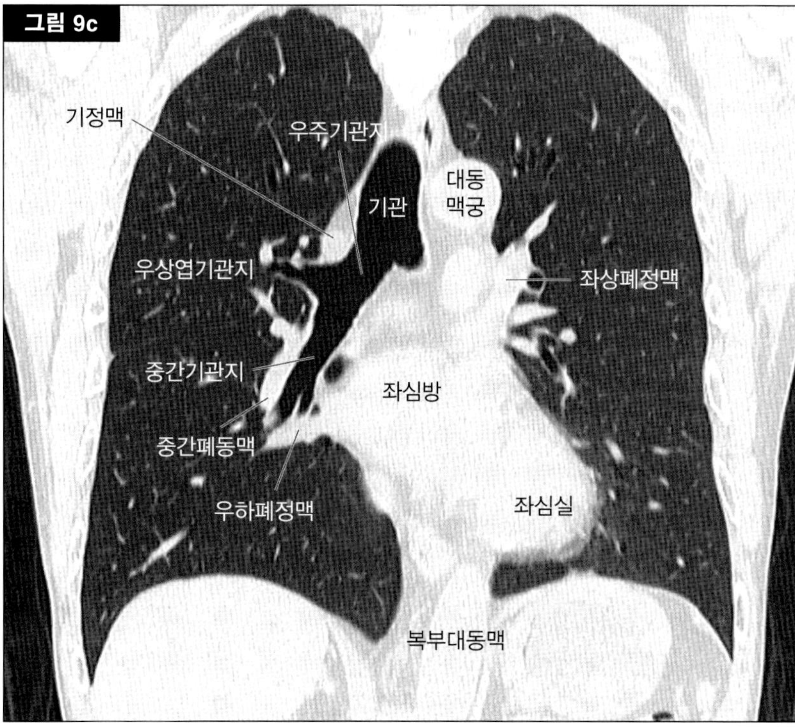
기정맥
우주기관지
기관
대동
맥궁
우상엽기관지
좌상폐정맥
중간기관지
좌심방
중간폐동맥
우하폐정맥
좌심실
복부대동맥

그림 9d

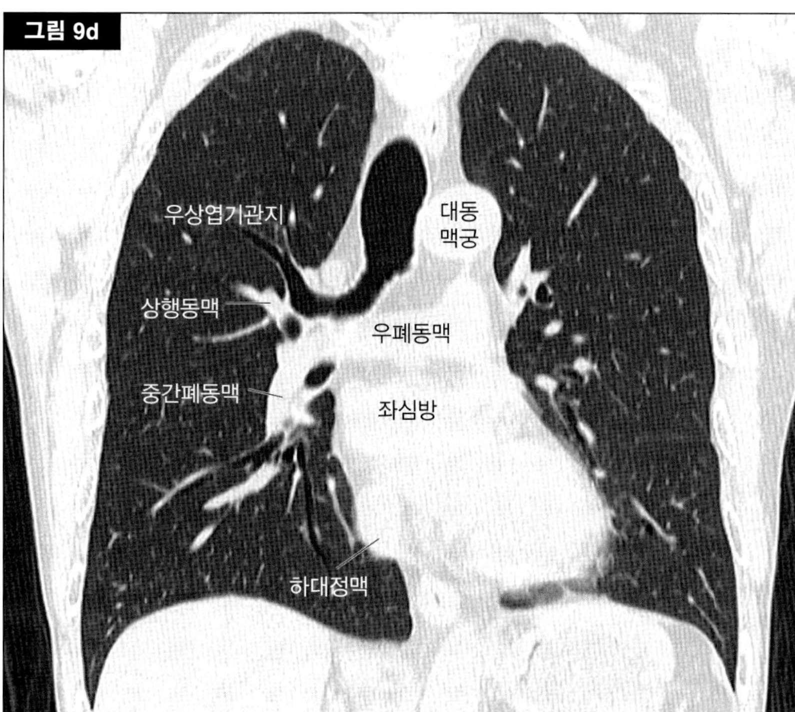
우상엽기관지
대동
맥궁
상행동맥
우폐동맥
중간폐동맥
좌심방
하대정맥

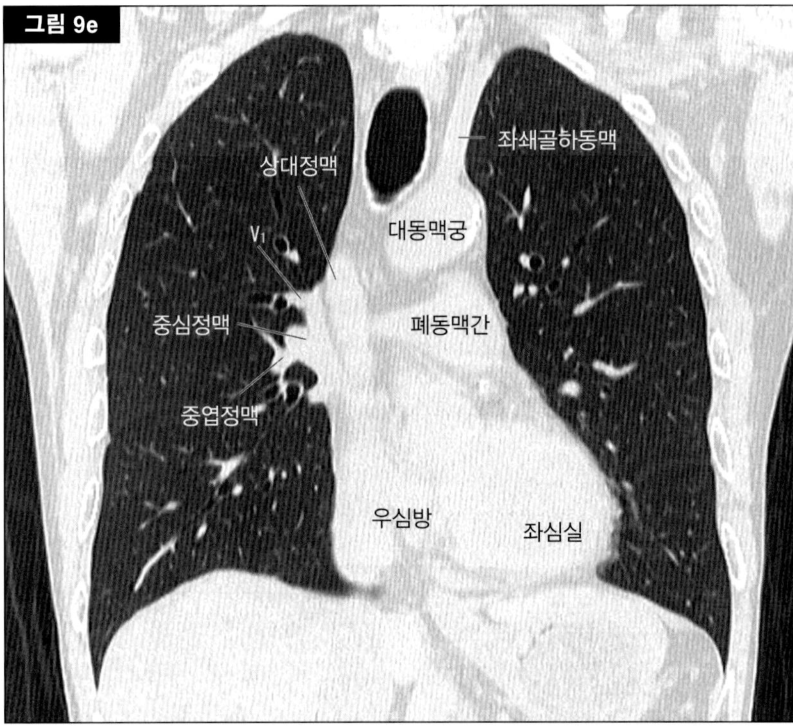
좌쇄골하동맥
상대정맥
대동맥궁
V1
중심정맥
폐동맥간
중엽정맥
우심방
좌심실

그림 9e

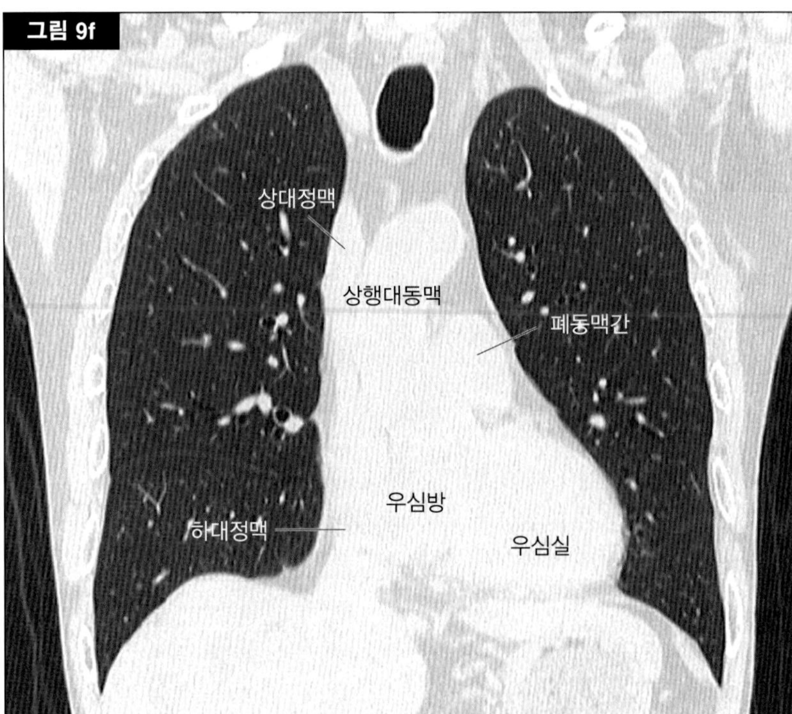
상대정맥
상행대동맥
폐동맥간
우심방
하대정맥
우심실

그림 9f

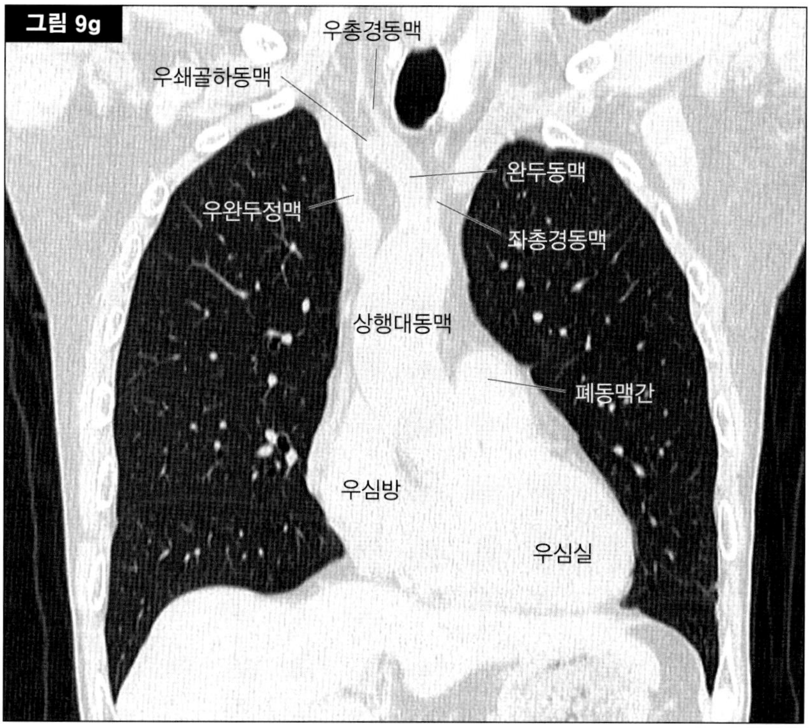
그림 9g
우총경동맥
우쇄골하동맥
완두동맥
우완두정맥
좌총경동맥
상행대동맥
폐동맥간
우심방
우심실

그림 10a~h 흉부 CT 영상(가로단면, 종격 조건)

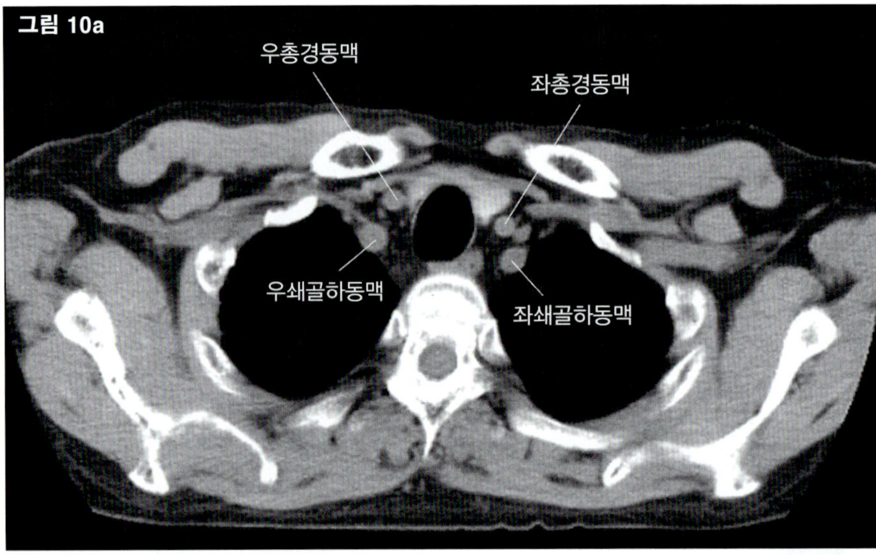

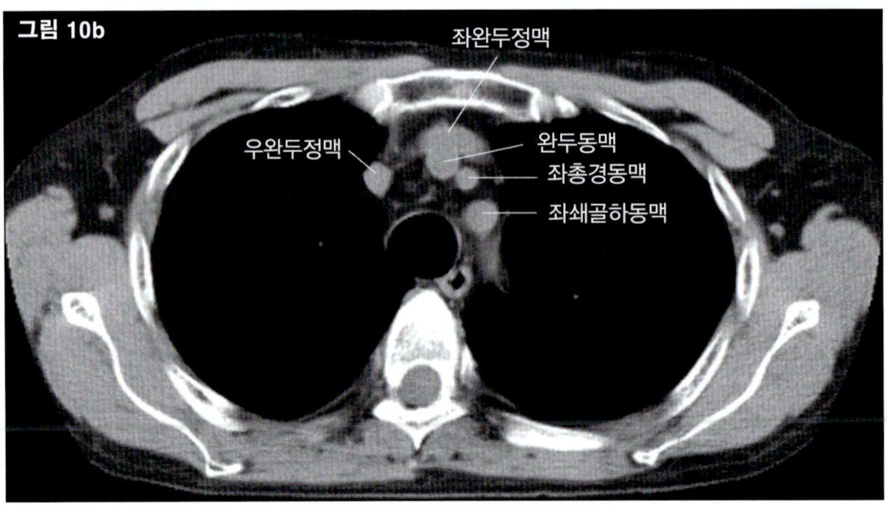

그림 10c

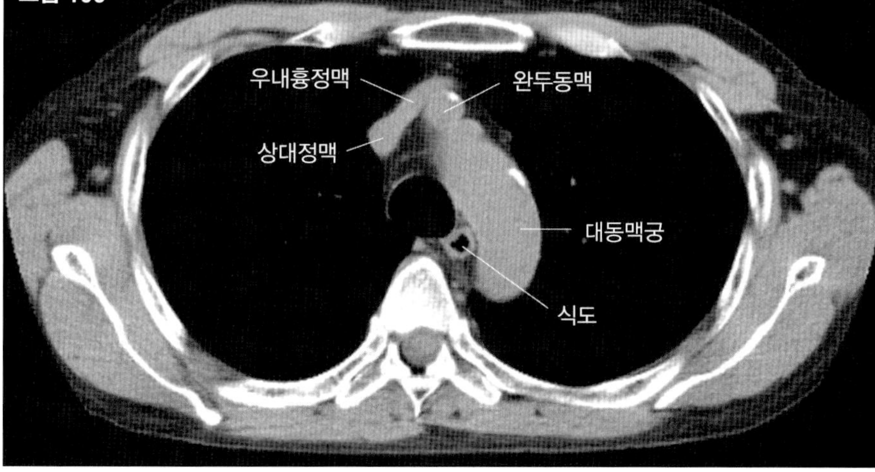

그림 10d

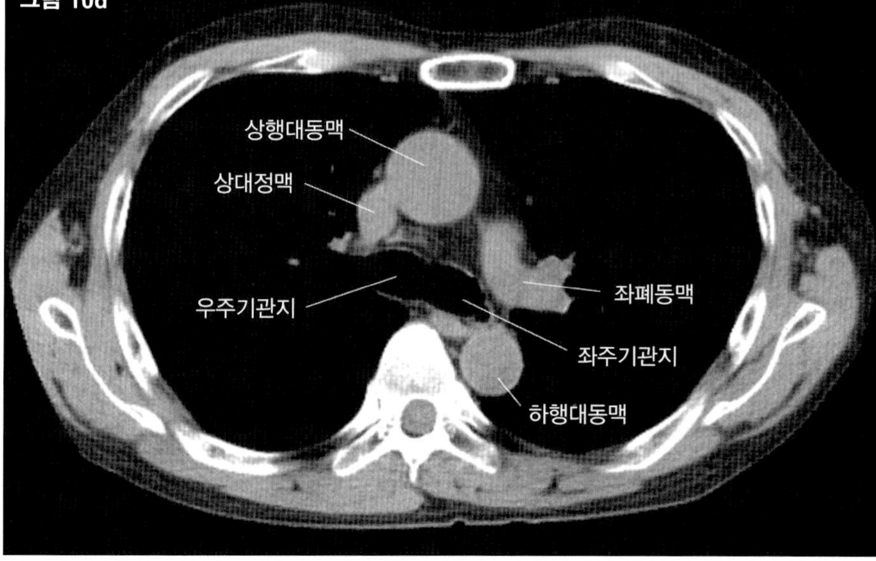

그림 10e

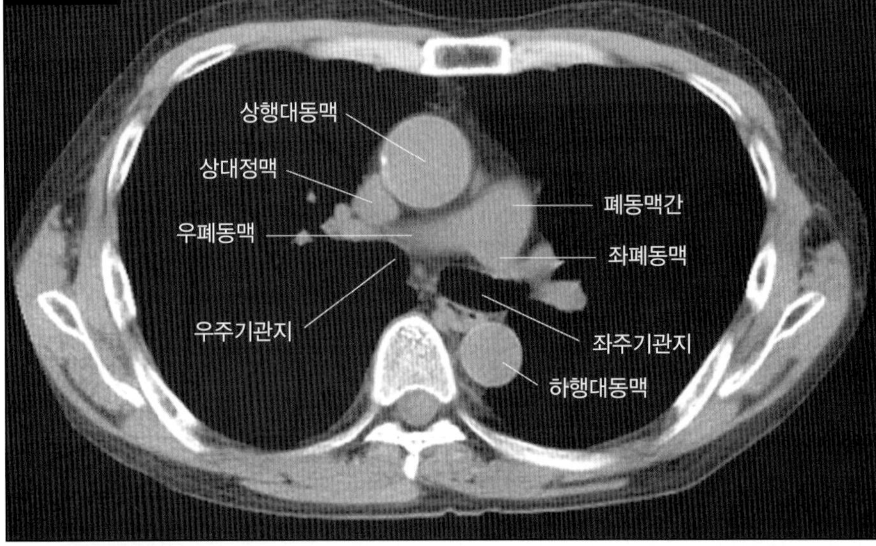
상행대동맥
상대정맥
폐동맥간
우폐동맥
좌폐동맥
우주기관지
좌주기관지
하행대동맥

그림 10f

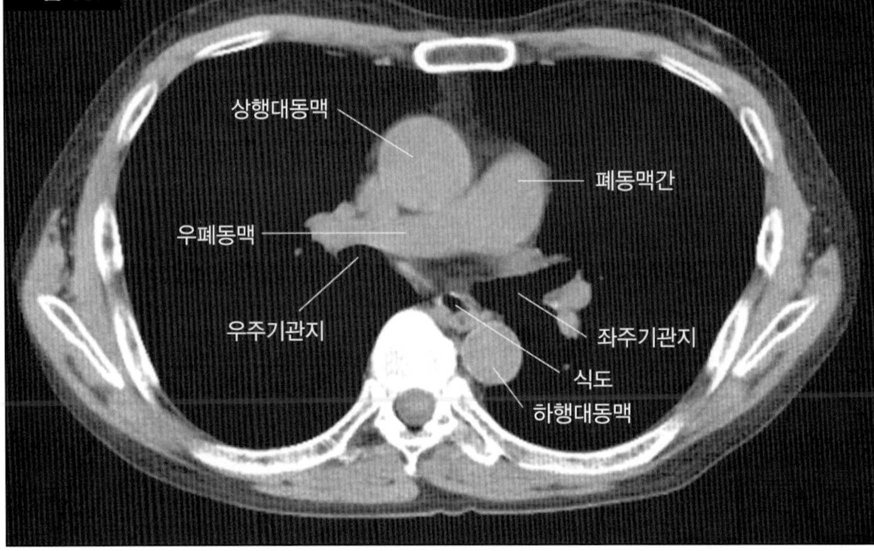
상행대동맥
폐동맥간
우폐동맥
우주기관지
좌주기관지
식도
하행대동맥

그림 10g

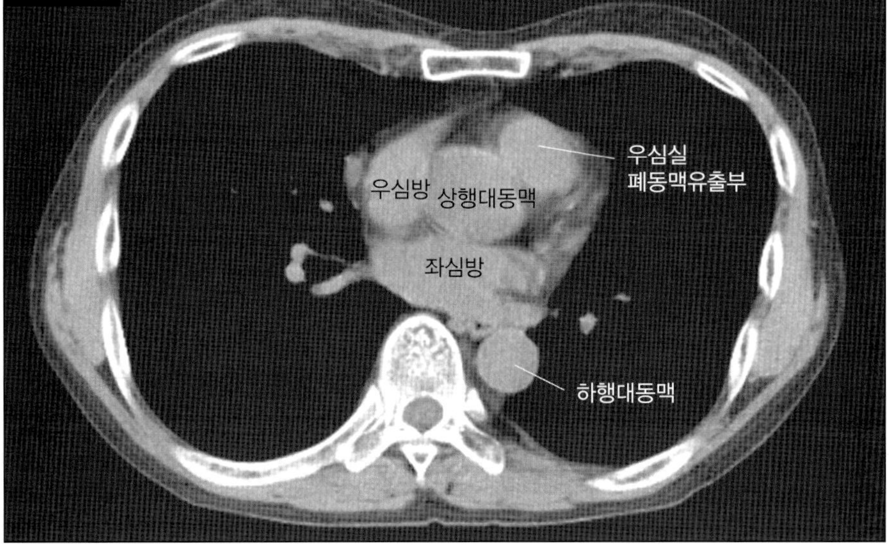

그림 10h

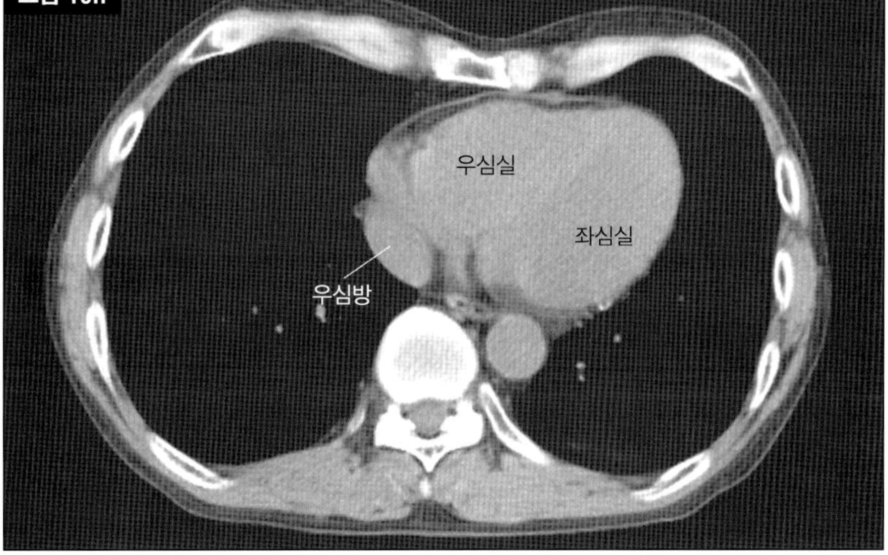

제2장

판독을 위한 각 부위의 평가

1. 촬영 조건의 평가

Master point

- 좌우 쇄골흉골단과 추체극돌기의 거리가 같은가?
- 늑골횡격막각(C-P angle)을 평가할 수 있는가?
- 중앙음영(심장)을 통해 추간판이 보이는가?
- 심흡기 시에 촬영되어야 한다.

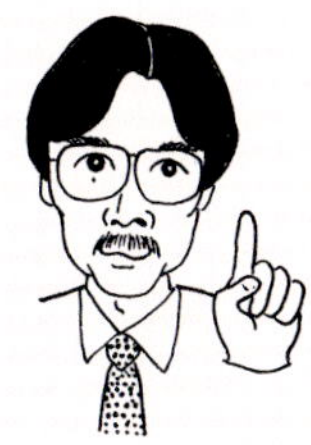

Training 1 좌우 쇄골흉골단(cleidosternal end)과 추체극돌기의 거리를 확인한다.

- 쇄골흉골단과 추체극돌기의 거리가 같지 않으면 사위촬영(heterophoria)을 해야 한다.

그림 1은 우전사위(제1사위)이다. 사위촬영의 단점으로는 (1.　　), (2.　　), (3.　　), (4.　　)를 들 수 있다.

그림 1

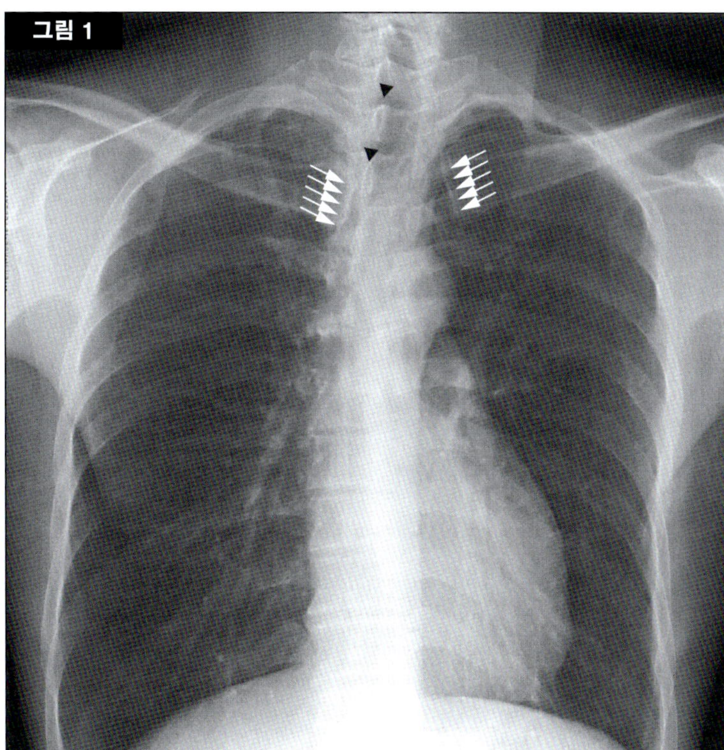

제1사위이다.
→: 쇄골흉골단, ▼: 추체극돌기, C-P angle이 들어가 있지 않아 흉수 평가를 할 수 없다.

정답 1. 기관의 편위를 읽을 수 없다, 2. 우측방기관선이 보이지 않는다(「제2장의 4. 상부종격의 평가」 참조 43쪽), 3. 심흉곽비를 측정할 수 없다, 4. 폐야결절 음영 크기를 비교할 수 없다.

Training 2 늑골횡격막각(C–P angle, costophrenic angle)의 평가

- 소량의 (5.　　) 파악이 중요하고, 그림 1처럼 늑골횡격막각(C–P angle)이 들어가 있지 않은 사진은 평가를 할 수 없다.

기억해 두어야 할 징후 1

◆ Extrapleural sign(extrapulmonary sign)

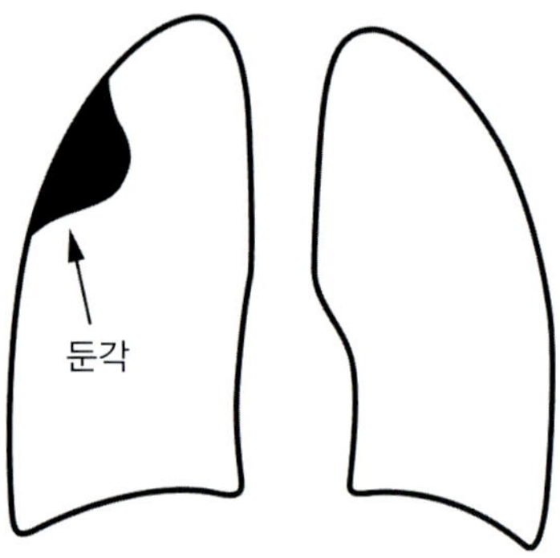

• 병변이 2장의 흉막 밖에 있다는 것을 나타낸다. 둔각이고, 변연이 선명하며, 접촉면이 넓은 경우가 많다. 종격측에서는 그다지 유용하지 않다(38쪽, 그림 19b, 78쪽, 그림 58a 참조).

◆ Incomplete sign

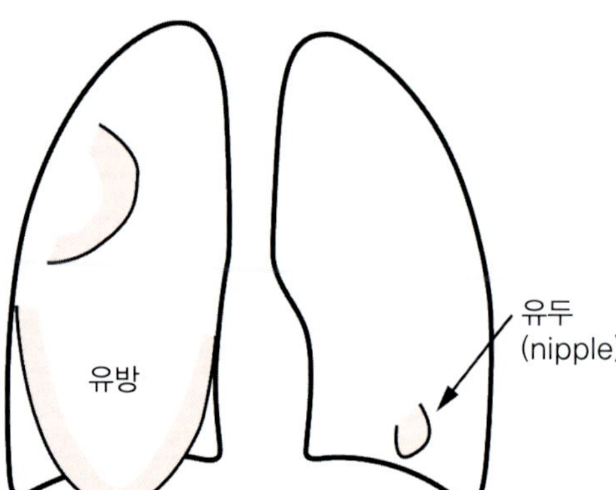

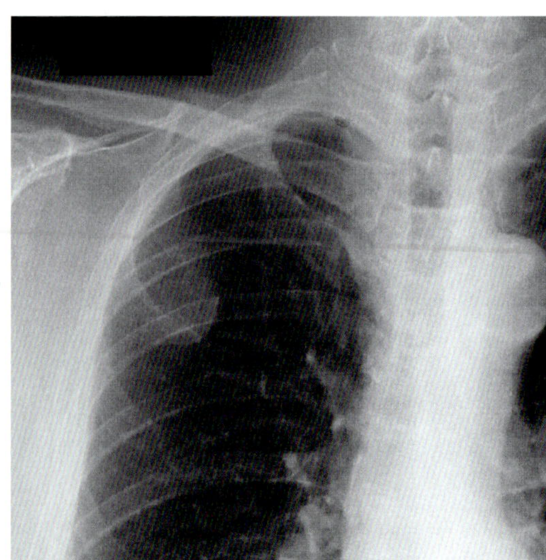

• 변연의 일부만 선명하게 보인다.
• 병변이 폐외에 있다는 것을 의미한다.

정답 5. 흉수

Training 3 중앙음영(심장)을 통해 추간판이 보이는 조건이 적절하다.

- 추간판이 보이는 조건에서 좌하엽(left lower lobe)이 정상이면 당연히 (6.　　)의 주행을 추적할 수 있다(그림 2).
- 관전압이 낮으면 뼈나 심장과 겹친 폐야의 contrast를 판별하기 어렵다(그림 3).

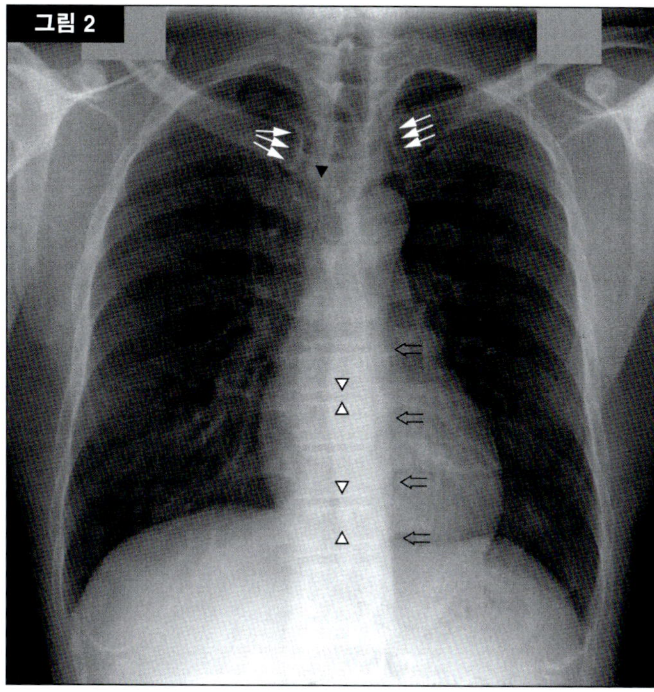

추간판이 보이는 조건이 적절하다. ⇐: 하행대동맥(descending aorta), ▽△: 추간판

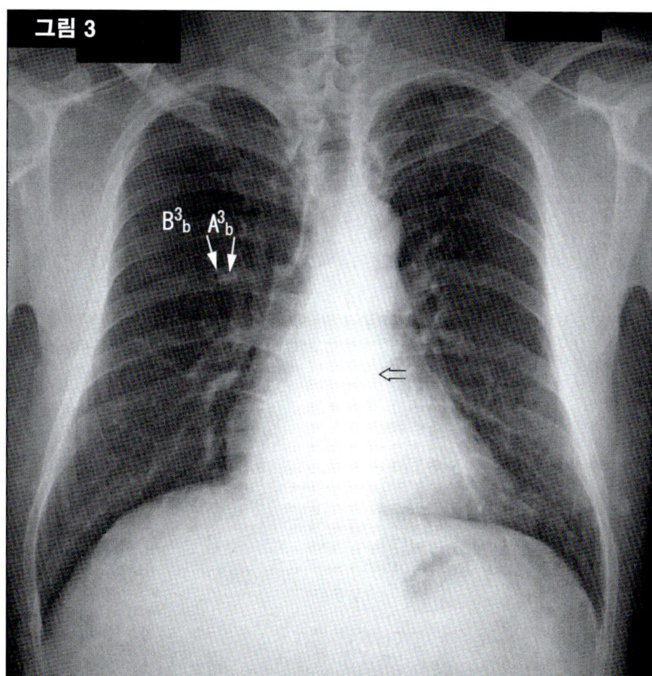

화살표(⇐) 아래의 하행대동맥이 보이지 않는 점에 주목한다.

정답 6. 하행대동맥

Training 4 추간판이 보이는 상태와 폐야 혈관 음영의 추적이 쉬운 것은 거의 평행하다.

- 폐동맥 음영은 흉벽에서 (7.   )cm 이내에서 보이지 않는 것이 정상이다.

Training 5 충분한 흡기(full inhalation) 시 촬영된 것이 필요(그림 4, 5)

- 사진 1장으로 충분한 흡기에서 촬영한 것인지 아닌지를 판단하기는 어렵다.
- 호기 촬영에서는 (8.   ), (9.   ), (10.   )가 문제가 된다.
- 하폐야(lower lung field)의 투과성 저하(하얗게 보임)는 병적상태와의 감별이 어렵다.

그림 4

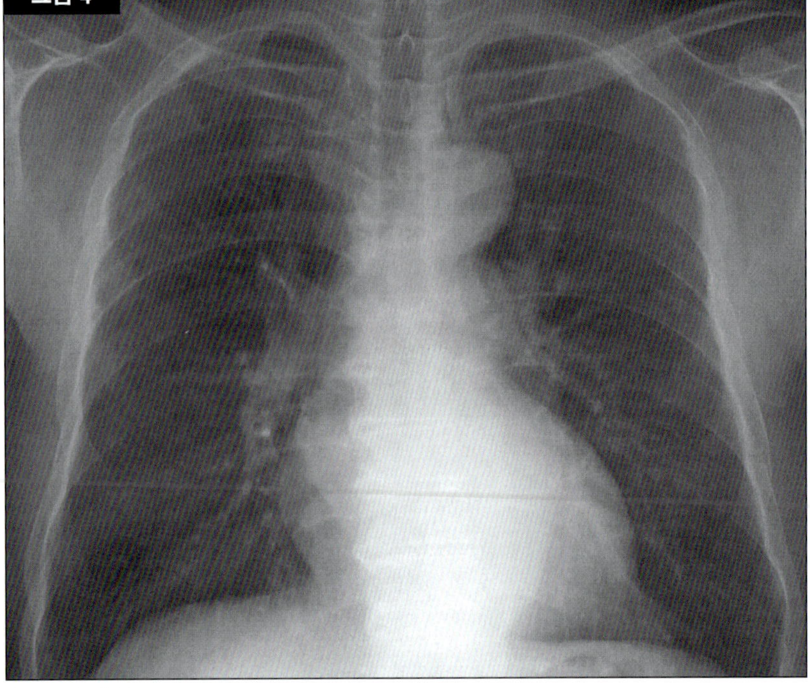

흡기 시 촬영

정답 7. 2, 8. 심장의 확대(심호기 시 반시계방향으로 회전하여 수평위가 된다), 9. 폐문부 음영의 확대, 10. 폐야의 투과성 저하

그림 5

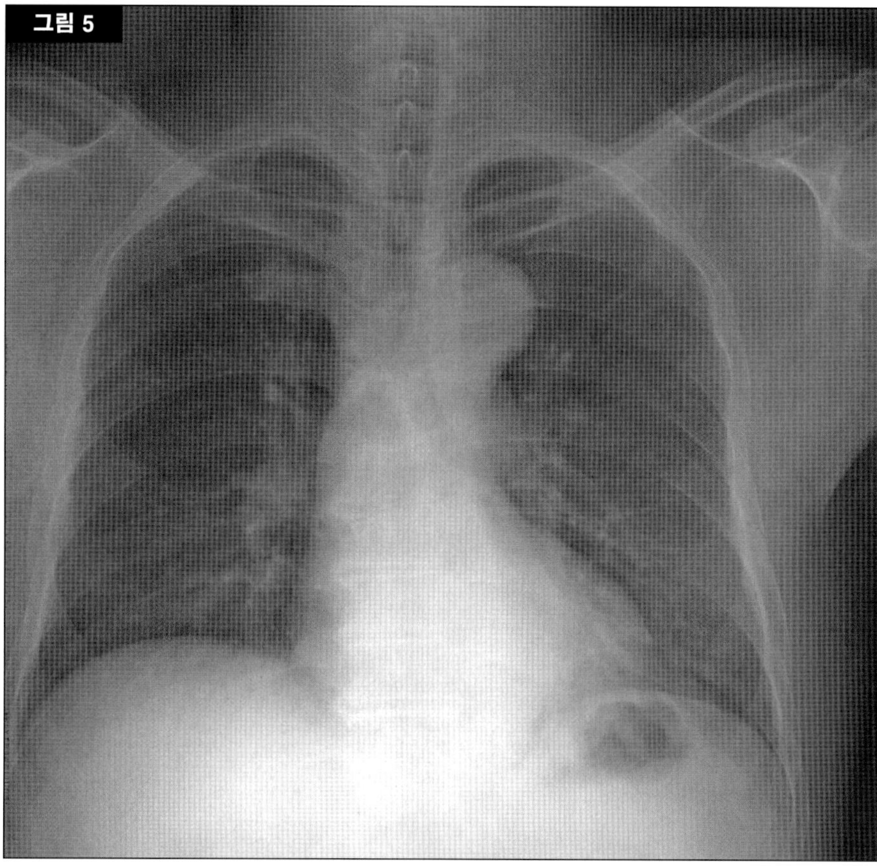

호기 시 촬영(그림 4와 동일한 증례). 폐문부가 확대하여 간유리 음영(ground glass opacity)이 있는 것처럼 보인다.

기억해 두어야 할 징후 2

◆ Thorn sign(wet pleura sign)

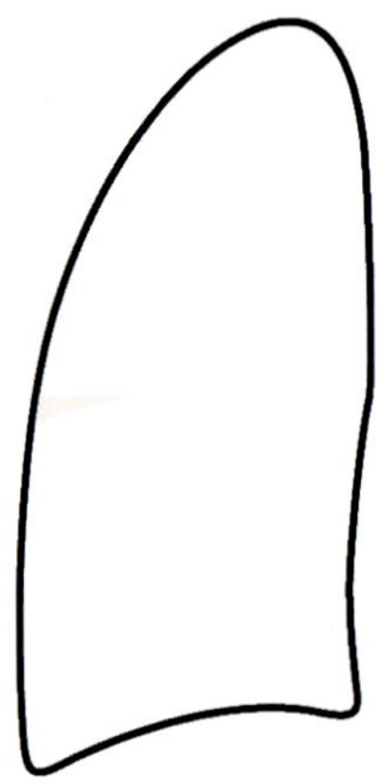

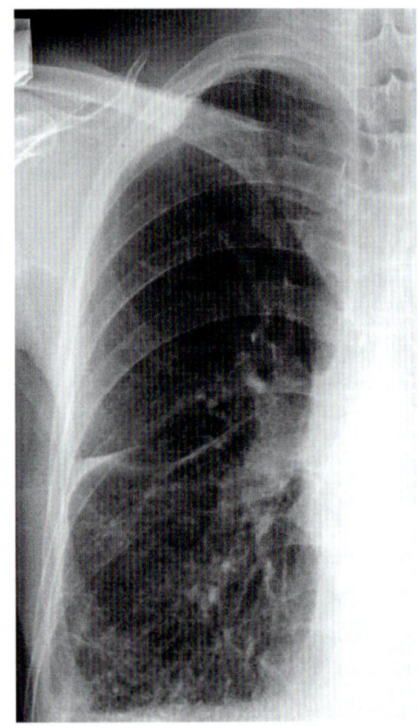

• 소엽간열(minor fissure)이 소량의 흉수 때문에 가시처럼 보인다. 순환상태를 파악하는 데에 매우 유용하다.

◆ Vanishing tumor(pseudotumor)

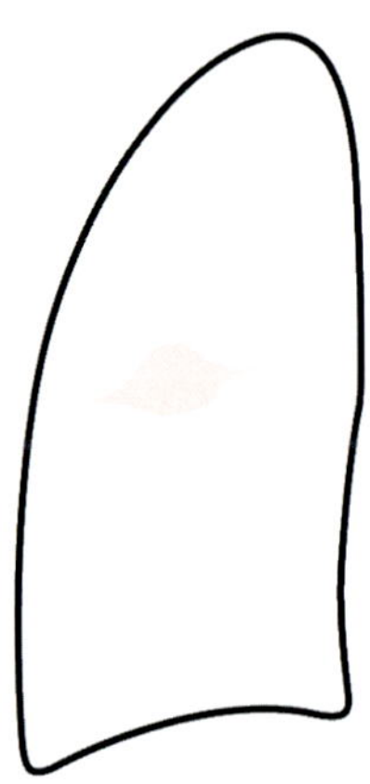

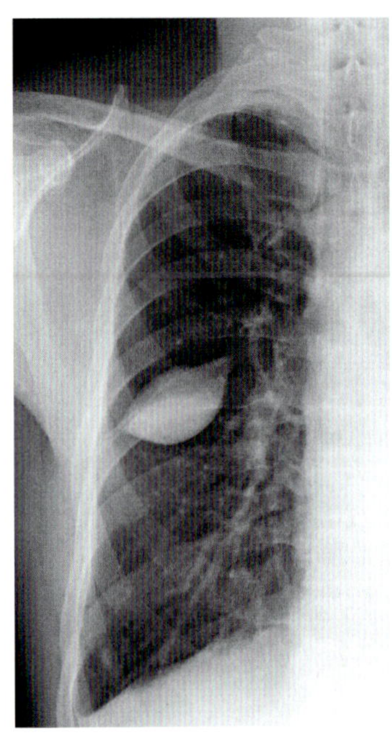

• 국한성으로 대량의 흉수가 엽간에 저류하여 종괴 모양으로 보인다. 심부전 치료로 소실된다.

2. 연부조직의 평가

Master point

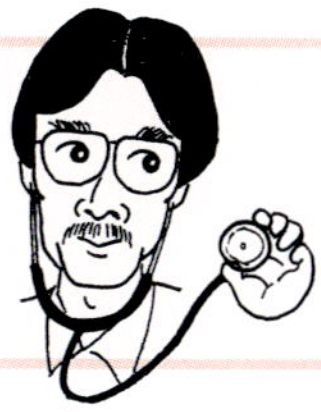

- 연부조직은 폐야음영에 심각한 영향을 준다.
- 특히 유방의 음영을 고려한다.

Training 1 연부조직에 접하는 이물질을 인식한다.

- 티셔츠의 무늬(그림 6)나 모발을 이상 음영으로 잘못 보지 않도록!

그림 6

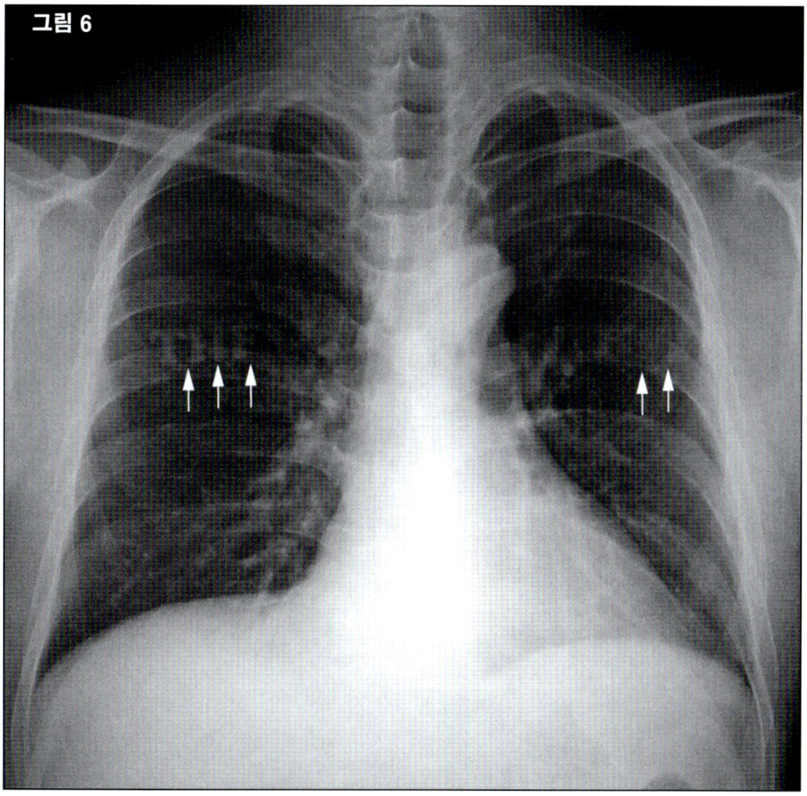

화살표(↑)는 티셔츠의 무늬이다. 하지만 인공물임을 명확하게 판단할 수 없을 때는 주의를 기울인다.

- 그림 7의 사람의 머리 형태가 (1.　　)임을 알 수 있다.
  머리카락에는 요오드 성분이 존재한다.

그림 7

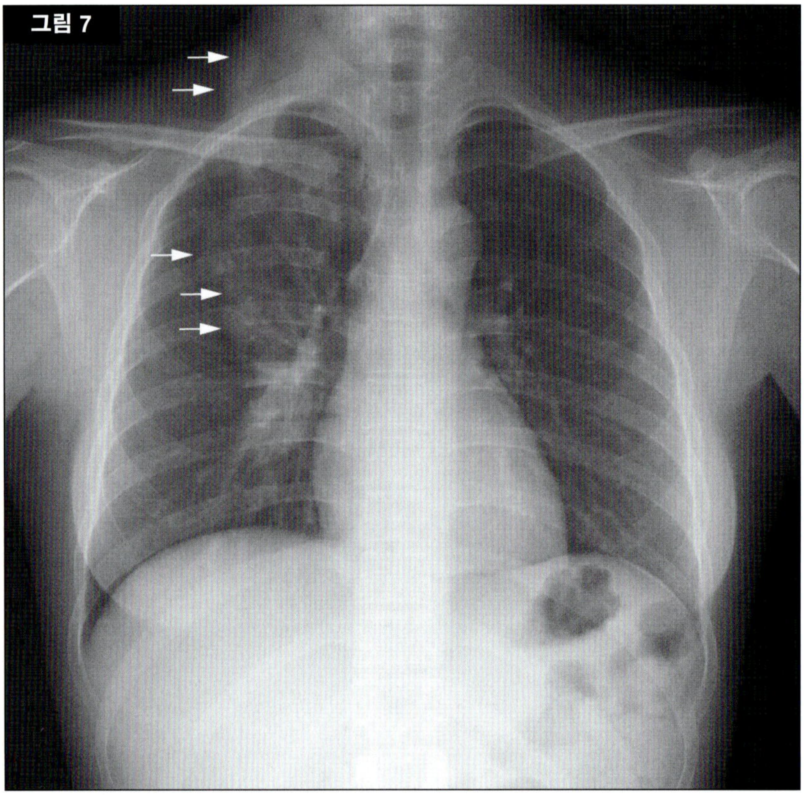

머리카락(→)을 이상 음영으로 오인하지 않도록 한다.

정답 1. 땋은 머리

Training 2 연부조직에 있는 것은 폐야에 투영된다.

- 그림 8에서는 소결절 음영이 (2.　　)의 폐야에 보인다. 이것이 유두인지 여부를 판단하기 위해서는 양측에 존재하는지를 확인하거나, 납 등으로 유두를 표시하여 재촬영한다.
- 그림 9에서는 우폐의 투과성 항진이 눈에 띈다. 이것은 (3.　　)이므로 골전이나 림프절 종대의 유무에 주의를 기울인다.
- 여기에서는 유방의 유무로 폐야의 투과성이 좌우 크게 다르다는 점을 이해해 둔다.

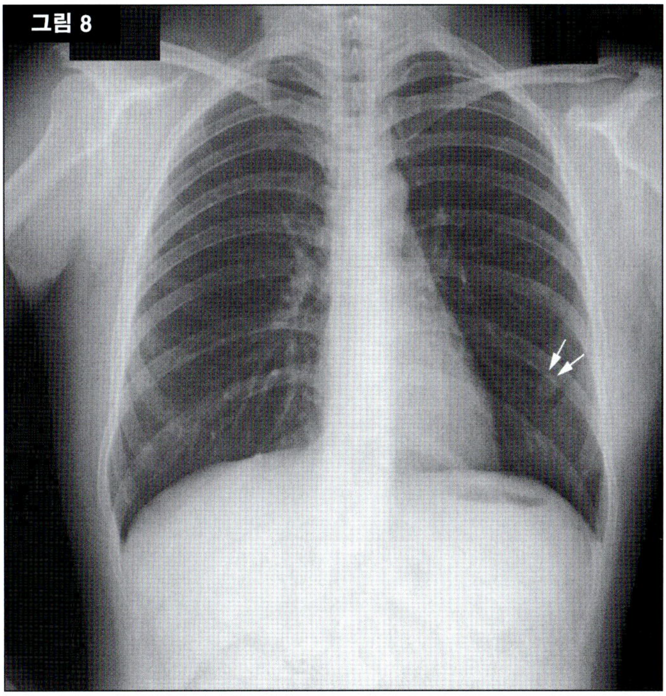

유방과 일치하는 데다가 양측성으로 보이면 걱정할 필요 없음

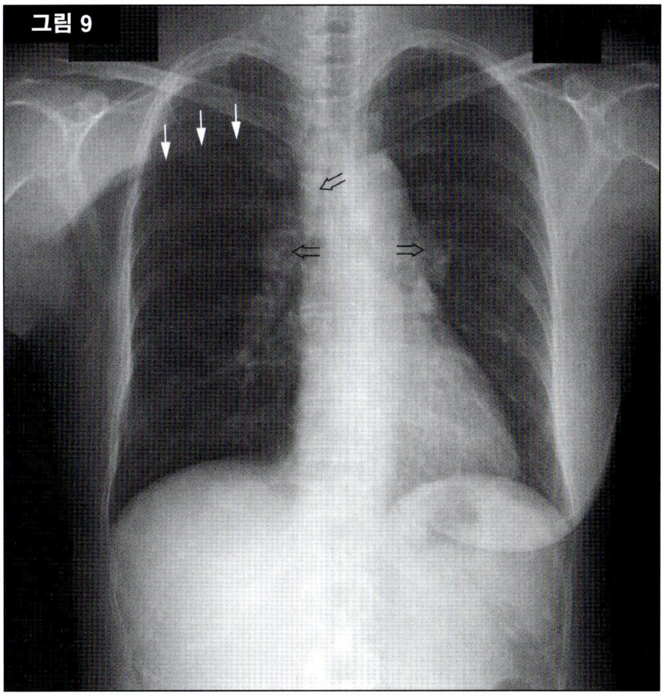

우측에 유방 라인이 없음. 화살표(⇐)는 림프절 종대

정답 2. 좌측, 3. 우측 유방절제 후(남성은 대흉근 결손 예인 경우가 있음)

Training 3 연부조직의 확대

- 혈관 밖으로 빠져 나간 수분은 측흉부(lateral thoracic region) 벽의 두께로 알 수 있다. 그림 10, 11은 피하조직의 (4.　　)의 변화를 나타내고 있다.
- 본 증례에서는 림프계의 울혈로 (5.　　), (6.　　), (7.　　)가 보인다.

그림 10

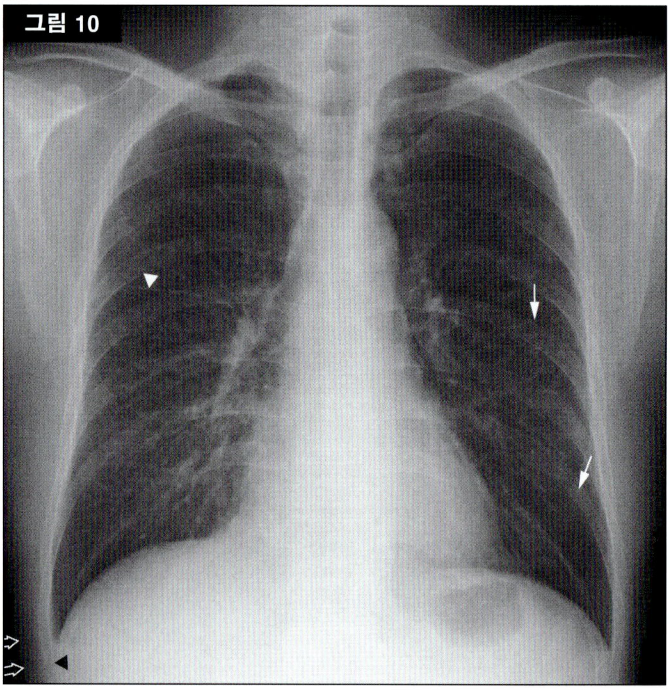

폐야 전체에 망상 음영이 보이고(Kerley line↓, 59쪽 참조), 소엽간열이 두껍고(▽) 소량의 흉수(▲)가 보인다. 화살표(⇒)는 피하조직의 변연

그림 11

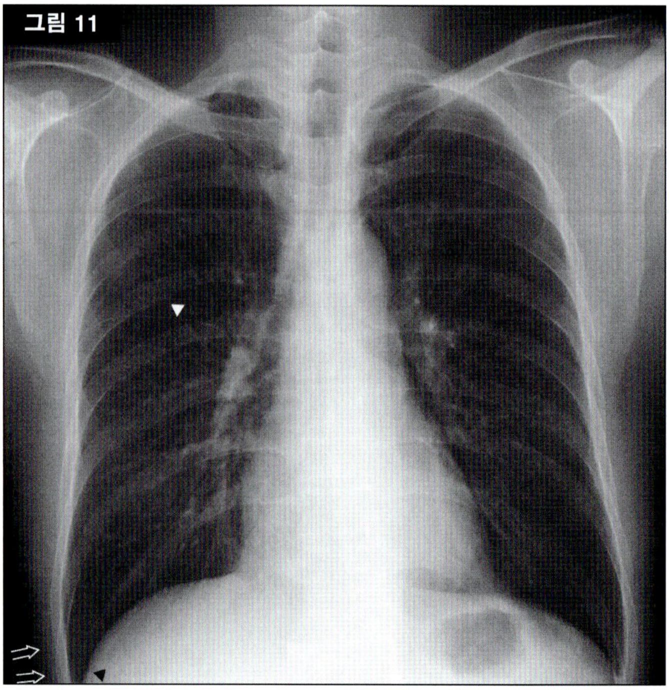

그림 10에 비해 심흉곽이 축소되었고, 피하조직(⇒)도 얇아져 있다.

정답 4. 부종, 5. 소엽간중격의 비후, 6. 엽간흉막의 비후, 7. 흉수저류

Training 4 이소성 석회화

- 만성 신부전이나 부갑상선기능항진증 등, 칼슘 대사에 이상이 있으면 지방층을 따라 석회 침착으로 하얀 선이 나타나는 경우가 있다.
- 그림 12에서는 유방에 석회화를 보인다.

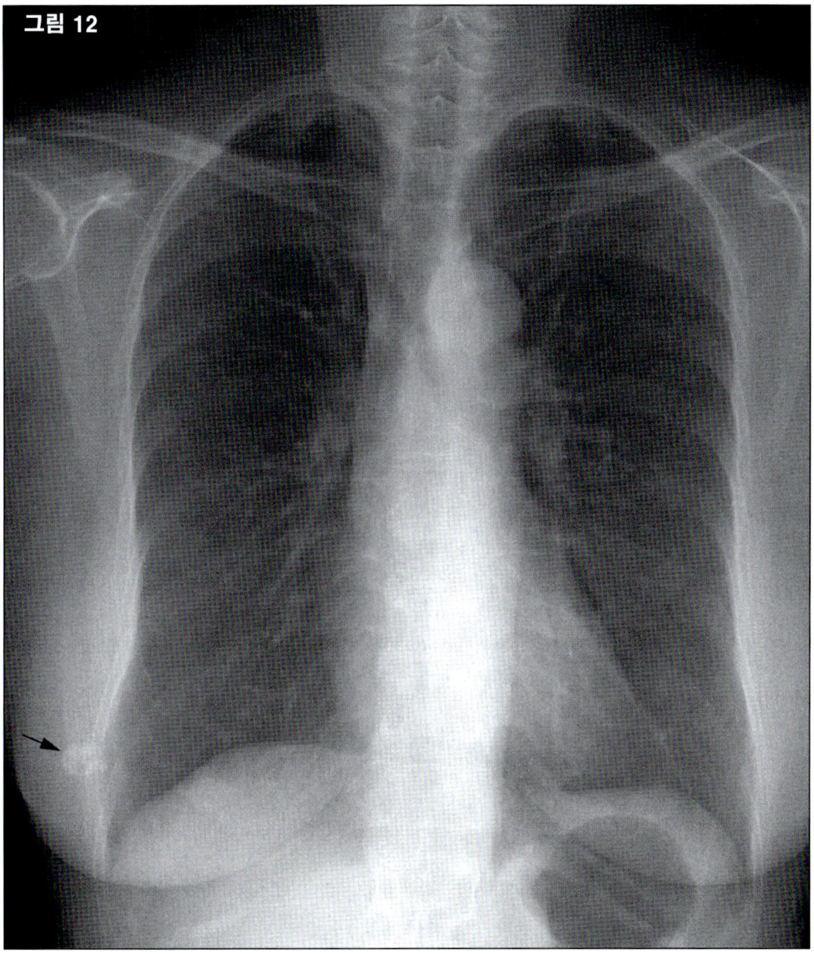

화살표(→) 부분에 석회화를 보인다.

기억해 두어야 할 징후 3

◆ Gloved finger sign, tram line(tubular shadow), mucoid impaction

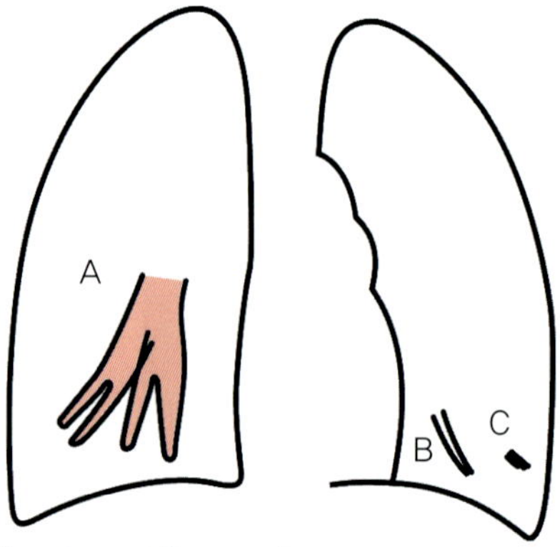

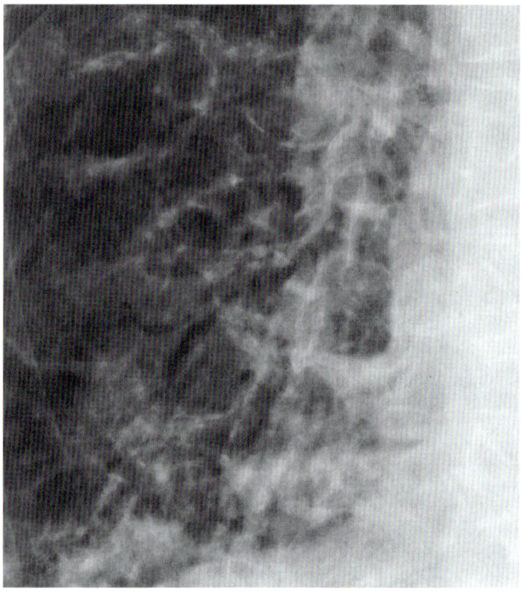

<A: gloved finger sign>

- 확장된 기관지 내에 점액이나 고름이 고여 장갑을 낀 손가락같이 보인다.
- 원통형 기관지확장증인 경우에 보인다(37쪽, 그림 17a 참조).

<B: tram line(tubular shadow)>

- 만성 염증의 결과, 세포 침윤이나 섬유화 등으로 기관지벽이 기차길처럼 보인다.
- 기관지확장증, 만성 기관지염 등에서 보인다.

<C: mucoid impaction>

- 기관지 내에 분비물이나 고름이 가득 차 있다.

기관지확장증에서는 상기의 A, B, C가 동시에 나타나는 경우가 있다.

◆ Apical cap

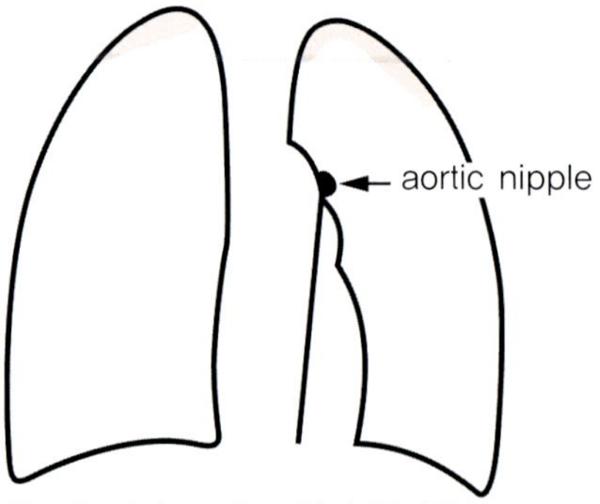

- 폐첨부를 따라 모자 모양의 증가음영.
- 노화나 폐결핵에서 보인다. 편측성인 경우에는 흉수, 외상 후에는 흉부대동맥 손상(좌), 조기의 pancoast tumor(38쪽, 그림 19a 참조) 등에 주의.
- 좌심장 제1궁에서 유두 같은 돌출(aortic nipple). 좌상늑간정맥(LSIV, left superior intercostal vein)을 단면으로 자른 모양을 보고 있다.

◆ Rib notching

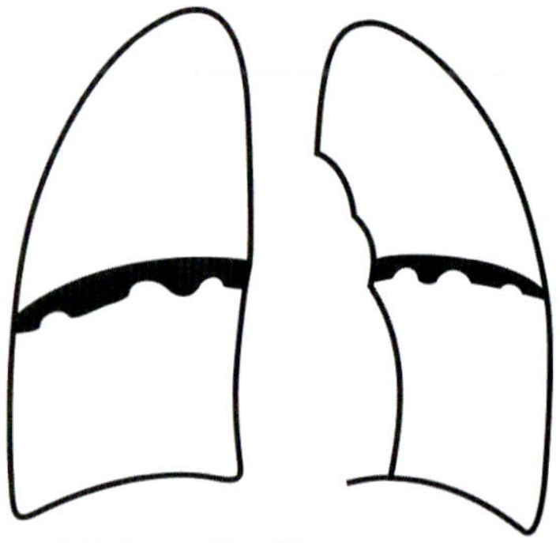

- 늑골하연에 보이는 함요.
- 늑간동 · 정맥이나 신경의 확대에 의함.
- 대동맥협착증, 쇄골하동맥폐쇄, 고안동맥염, 상대동맥증후군, 신경섬유종 등에서 보인다.

3. 뼈의 평가

Master point

- 뼈 자체의 변화와 뼈에 겹치는 음영과의 감별이 중요하다.
- 늑골 번호는 폐야의 「번지, 주소」이다.
- 폐는 부드러운 장기라서 병변의 상태에 의해 쉽게 용적이 변할 수 있다. 축소나 과팽창은 횡격막의 위치로 판단할 수 있고, 정상인 우횡격막의 위치는 후방 제10늑간이다.

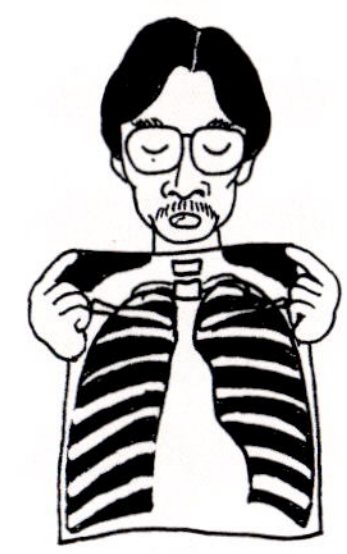

Training 1 뼈 자체의 변화

- 뼈 자체의 변화에는 포크형 늑골(그림 13), 추체의 골극(그림 14), bone island(그림 15a, b), 골절(고령자나 스테로이드 내복 예에서 종종 일어난다)(그림 16) 등이 있다.

그림 13

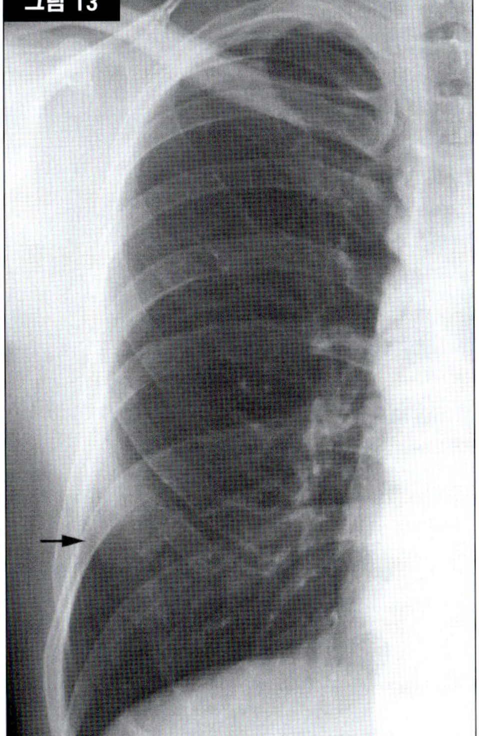

포크형 늑골(→)

그림 14

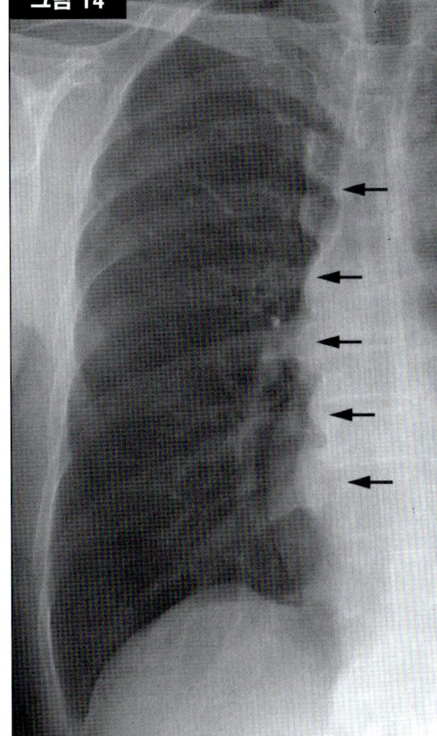

추체의 골극(←)

그림 15a

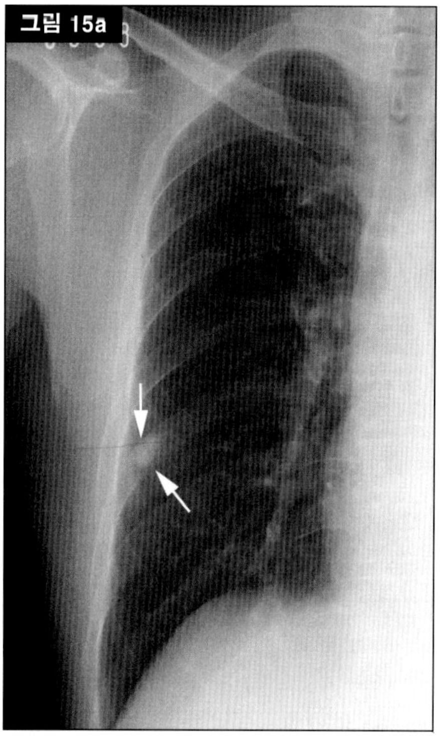

bone island(→)

그림 15b

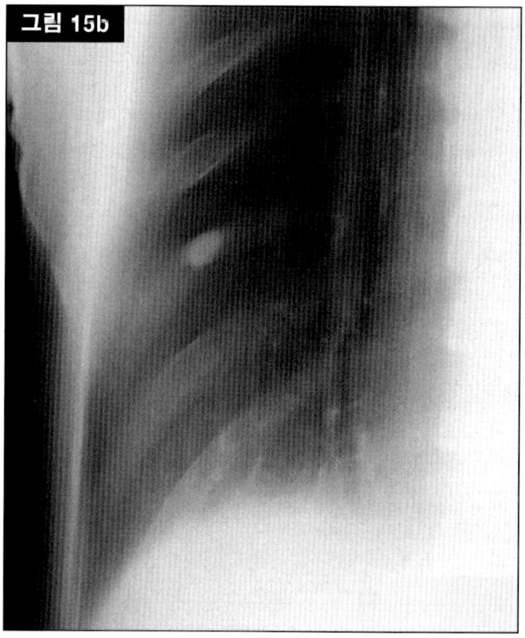

a의 단층사진. 단층 5cm(확대)

그림 16

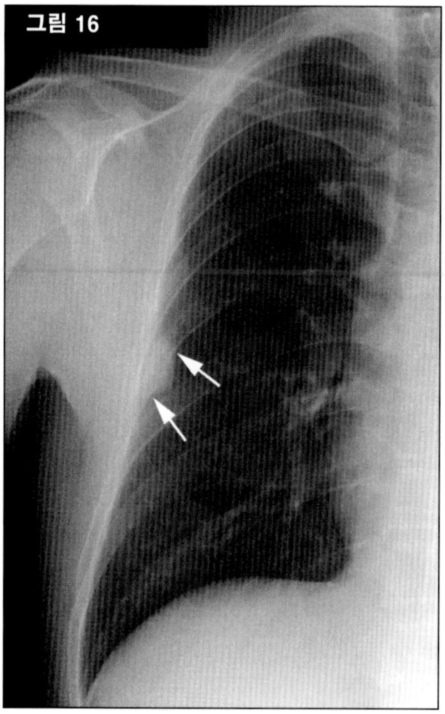

골절, 늑골하연이 끊어져 있다(←).
가골 형성을 보인다.

Training 2 늑골의 골화(ossification)

- 일반적으로 (1.   )으로 일어나며, 제1늑골에서 시작한다. 그 후 제(2.   )늑골에서 차례로 위로 올라온다(그림 17a, b).

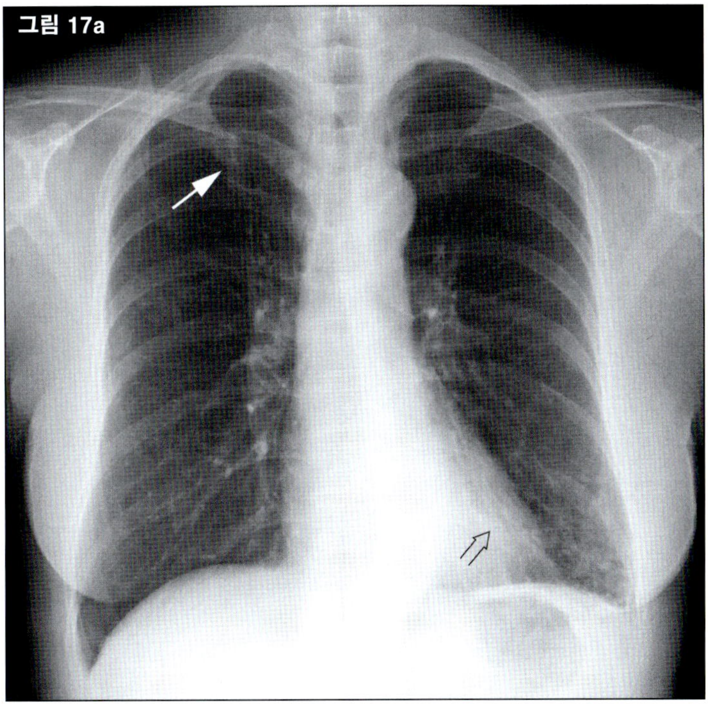

그림 17a

제1늑골의 골화처럼 보인다(→). 좌우 대칭이 아니라는 것에 주의. 좌하폐에는 기관지확장에 의한 띠 모양의 음영이 보인다. 화살표(⇒)는 gloved finger sign(확장된 기관지 내에 분비물이 저류)(34쪽 참조).

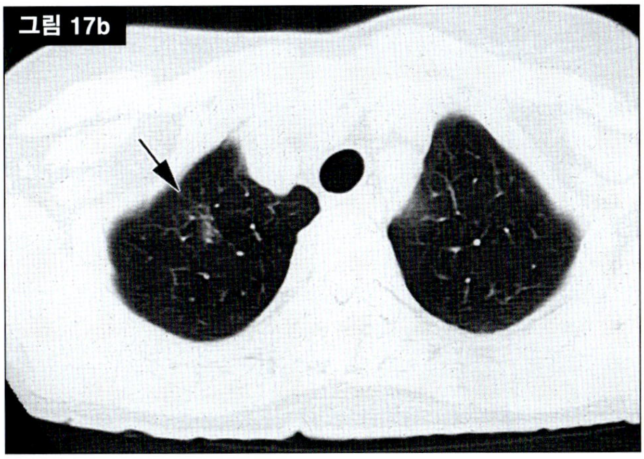

그림 17b

우폐첨부에 옅게 농도가 짙어진 것이 보이고, 경기관지 폐생검(trans-bronchial lung biopsy)에 의해 선암으로 진단. 늑골의 골화 영상이 비대칭일 때 주의한다.

정답 1. 좌우 대칭, 2. 12

Training 3 골전이 영상, 골침윤

- 골전이에는 골형성성 전이와 (3.　　)성 전이가 있다(그림 18).
- 그림 19a는 오른팔 통증과 Horner 증후군(동공축소, 안검하수, 안구함요)을 나타내게 된 (4.　　)의 증례이다. 그림 19b는 제(5.　　)늑골이 녹아 있다.

그림 18

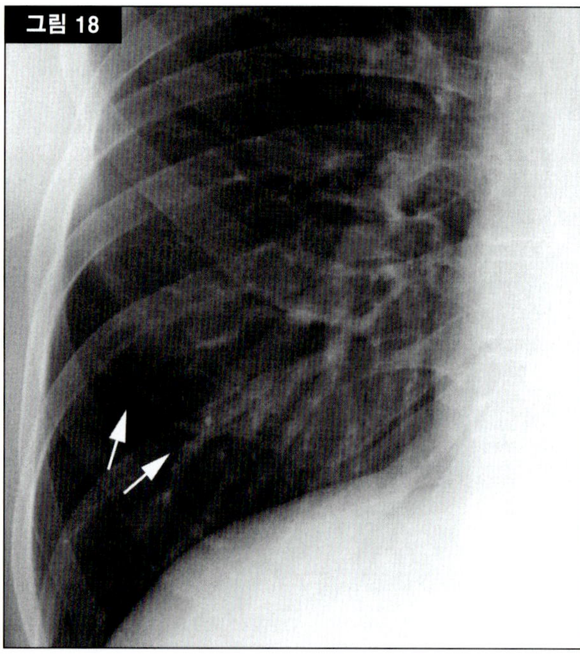

늑골의 골용해 영상(→)

그림 19a

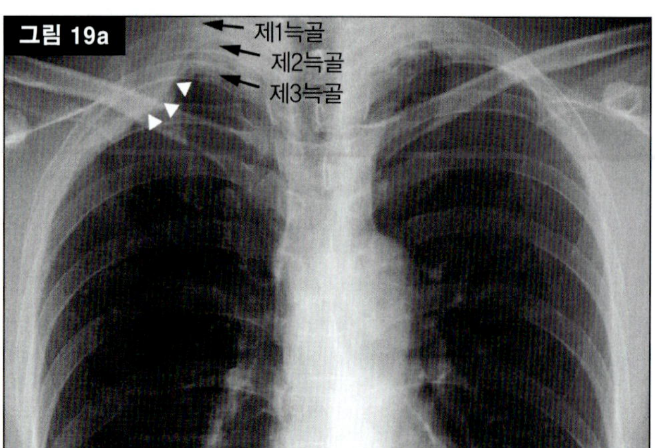

양측 폐첨에 흉막비후를 생각하게 하는 영상을 보이며, 특히 우측에서 뚜렷하다(△). 이 시점에서 제2늑골은 확인할 수 있다.

그림 19b

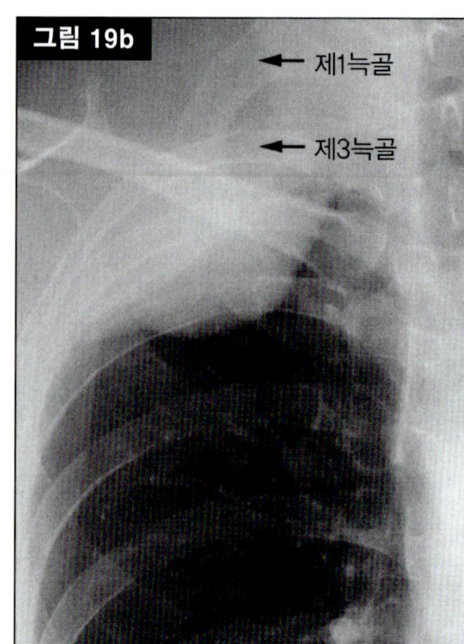

a의 1개월 후의 사진

정답 3. 골용해(osteolysis), 4. pancoast tumor, 5. 2

Training 4 뼈와 겹쳐진 폐야의 이상 음영은 좌우를 비교하여 판독할 수 있다.

- 그림 20의 증례에서는 쇄골이나 늑골을 좌우 비교해보면 (6.　　)의 음영이 높은 것을 확인할 수 있다(그림 20a, b).

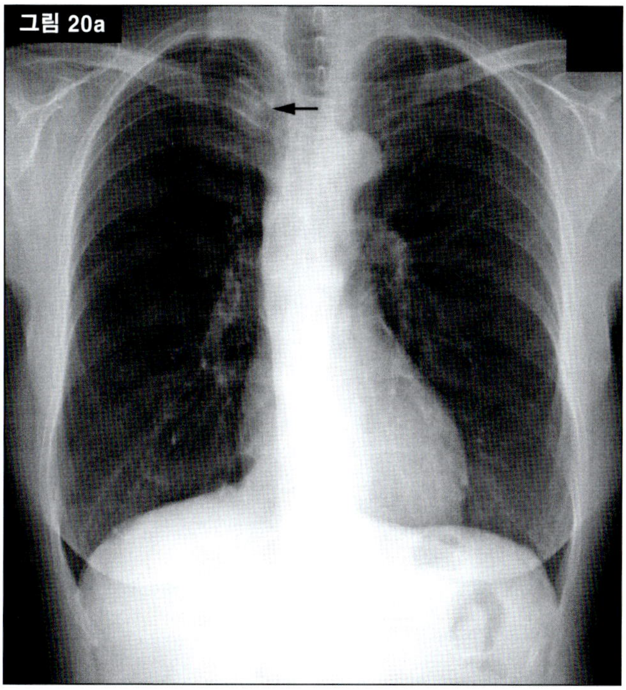

그림 20a

뼈와 이상 음영이 겹쳐 있다(←).

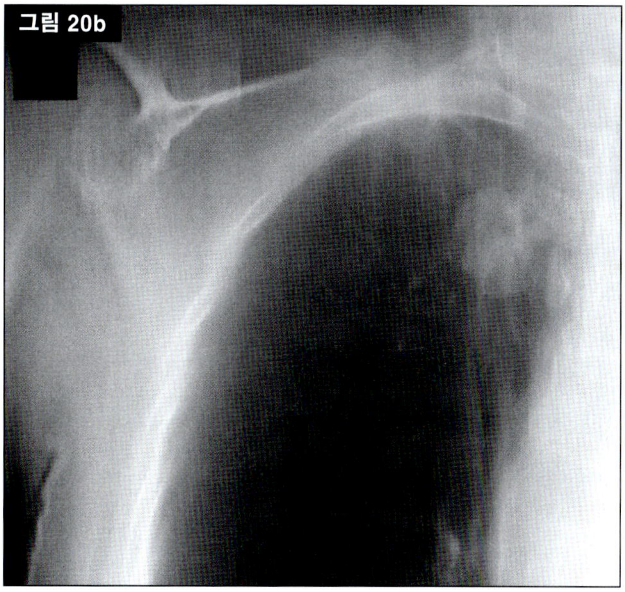

그림 20b

a의 단층사진. 내부에 반투명한 영상을 보이는데, 선암이었다.

정답 6. 오른쪽 쇄골흉골단

- 또한 뼈의 윤곽을 정확하게 추적하는 것도 중요하다. 그림 21a, b에서는 전방 제2늑골과 후방 제(7.   )늑골이 겹쳐진 부분에서 약간 벗어난 곳에 음영을 확인할 수 있다(후방 늑골을 세는 방법은 그림 22a 참조).

그림 21a

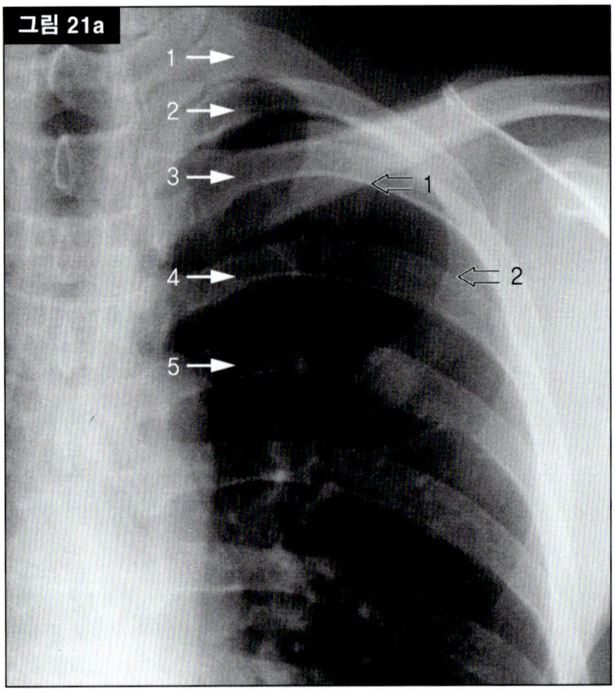

→: 후방 늑골 번호, ⇐: 전방 늑골 번호

그림 21b

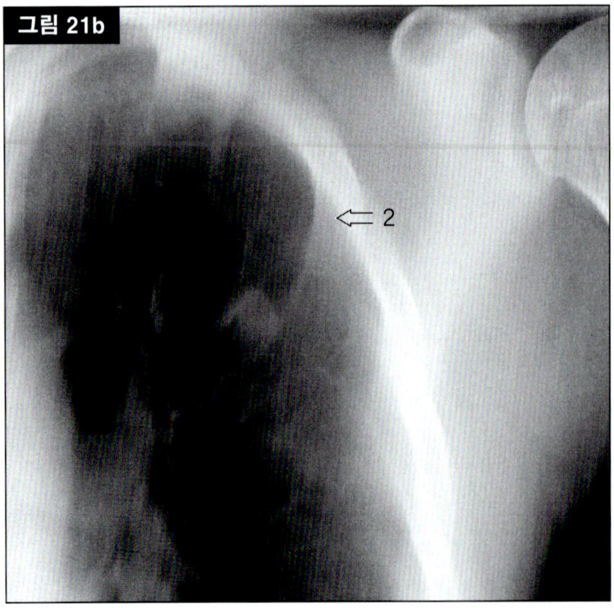

a의 단층사진(8cm), 선암이었다.

정답 7. 5

Training 5 폐의 병변은 횡격막의 위치로 추정할 수 있다.

- 폐는 부드러운 장기라서 폐의 병변 상태에 따라 쉽게 용적이 변할 수 있다.
- 섬유화의 경우에는 (8.) 가 일어나고, 폐기종의 경우에는 (9.)이 일어난다. 이들은 횡격막의 위치로 판단할 수 있다.
- 정상에서의 우횡격막 위치는 후방 제(10.)늑간이다. 제(11.)늑골이 보이면 과팽창이라고 할 수 있다. 오른쪽 횡격막은 왼쪽 횡격막보다 (12.), 또는 같은 위치이다. 왼쪽이 높으면 정밀검사를 한다. 우>좌의 한계는 (13.) 의 범위이다.
- 그림 22a와 같이 후방 늑골을 세는 방법은 우선 전방 제1늑골(I)을 찾고 이것을 앞에서 뒤로 더듬어 본다. 그 바로 아래에 있는 것이 후방 제2늑골이며, 이하 3, 4, 5로 센다. 이것은 중요하다.
- 그림 22b에서는 우횡격막의 위치는 후방 제9늑골에 있으며 횡격막 상승이 있다(제7늑골의 골절에 의한 흉통으로 흡기 부족).

그림 22a

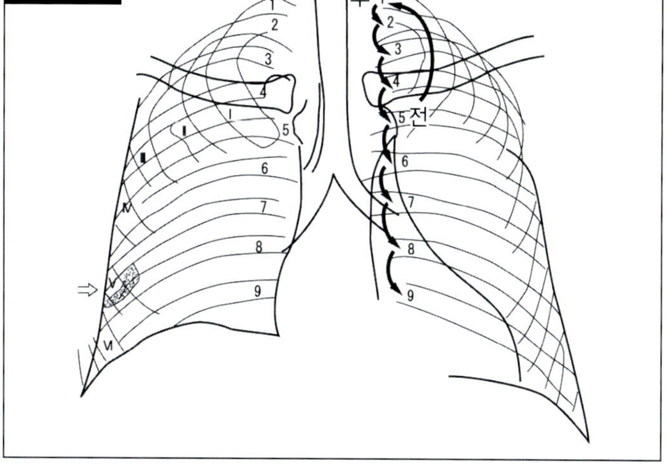

b의 설명도. Ⅰ, Ⅱ, Ⅲ…는 전방 늑골의 번호, 1, 2, 3…은 후방 늑골의 번호이다.

그림 22b

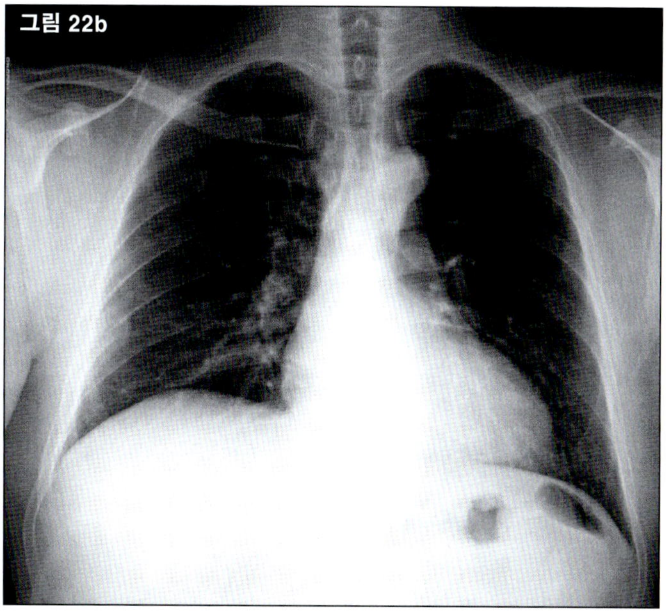

횡격막 상승이 있다.

정답 8. 폐 축소, 9. 폐의 과팽창, 10. 10, 11. 11, 12. 높다, 13. 늑간 1개

Training 6 폐의 병변은 소엽간열의 위치로 추정할 수 있다.

- 소엽간열(minor fissure)은 약 80%의 증례에서 확인할 수 있다. 정상인 예에서의 위치는 전방 제(14.　　)늑골하연이다.
- 그림 23에서 소엽간열의 위치는 전방 제4늑골까지 하향하였다. 하폐야의 망상 음영의 존재로 하폐의 섬유화와 그에 따른 축소가 추정되지만 횡격막은 거의 정상 위치를 유지하고 있다. 이상으로부터 상폐야의 대상성 폐기종성 변화의 존재가 의심된다.
- 소엽간열 두께의 변화는 흉수저류의 초기 변화, 즉 순환계의 변화를 예민하게 반영한다(28쪽 thorn sign 참조). 이밖에 흉막의 비후 등의 소엽 변연성 병변도 반영하여 두꺼워진다. 정상인의 두께는 (15.　　)mm 이하이다. 또한 두께의 변화가 중요하다.
- 그림 23에서도 약간 두꺼운 소엽간열이 관찰된다.

그림 23

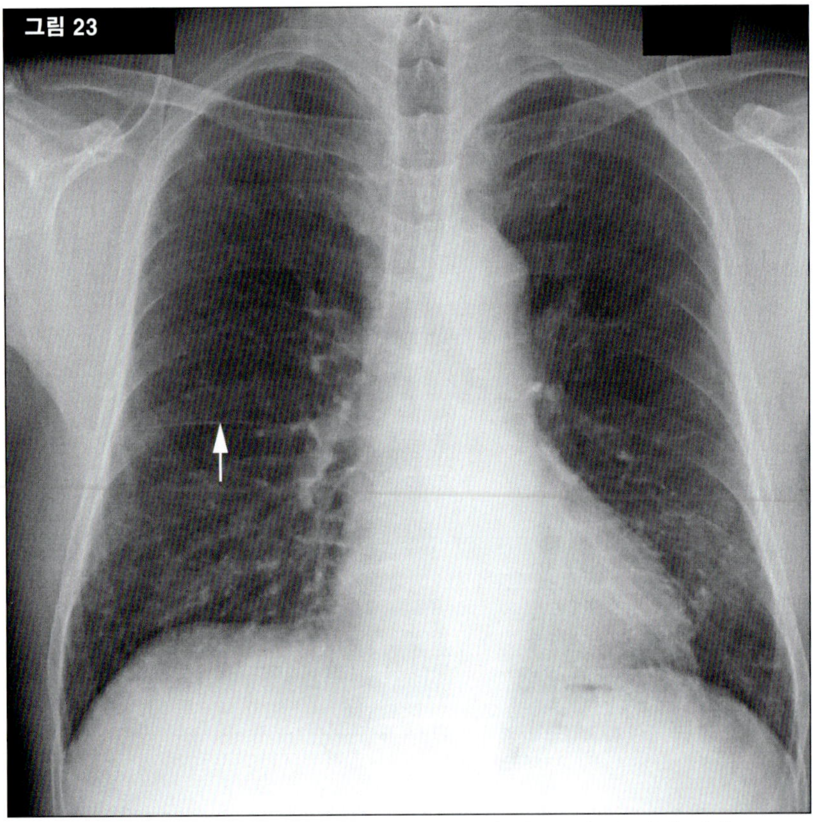

소엽간열은 전방 제4늑골과 겹친 위치(↑). 횡격막은 후방 제10늑간에 있다.

정답 14. 3, 15. 1(0.4~1.0)

4. 상부종격의 평가

Master point

- 기관의 편위는 없는가?
- 우측방기관선(right paratracheal stripe)의 비후는 5mm 이상을 말한다.
- 기정맥궁(azygous venous arch)의 확대는 10mm 이상을 말한다.

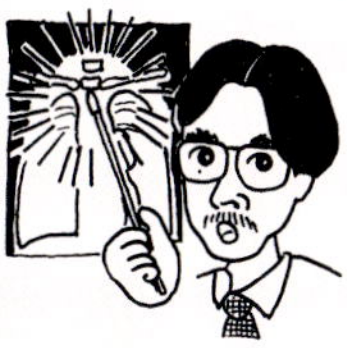

Training 1 기관의 주행 평가는 사위촬영이 아닌 것을 확인한 후에 실시한다.

- 기관은 거의 종격의 중앙을 주행하지만 고령자에서는 동맥경화로 대동맥궁이 휘면서 이에 의한 압박이 일어나 아래쪽 기관이 약간 오른쪽으로 편위하는 경우가 있다.
- 기관이 그림 24에서는 (1.　　)으로 편위하고, 그림 25에서는 (2.　　)으로 편위하여 갑상선종대가 의심된다.

그림 24

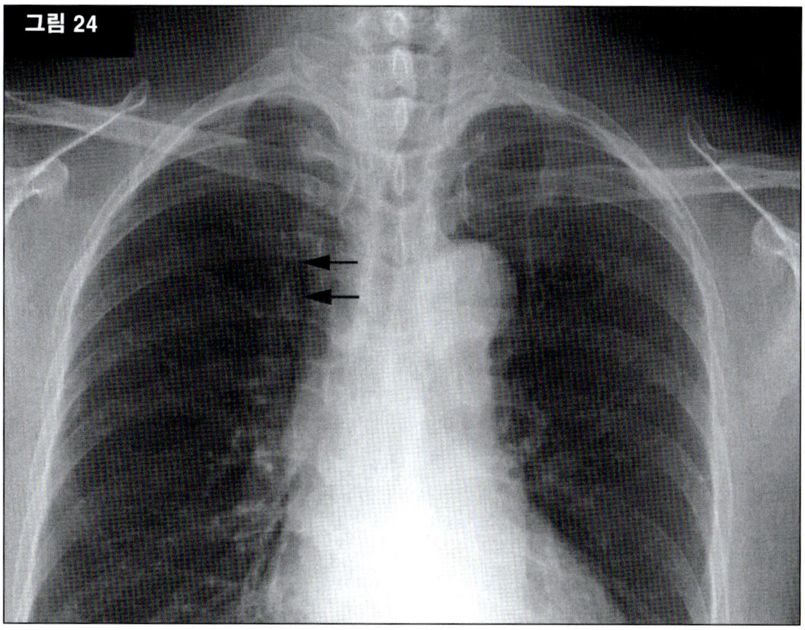

화살표(←)는 상대정맥이며, 의심스러우면 CT 촬영을 한다.

정답 1. 왼쪽, 2. 오른쪽

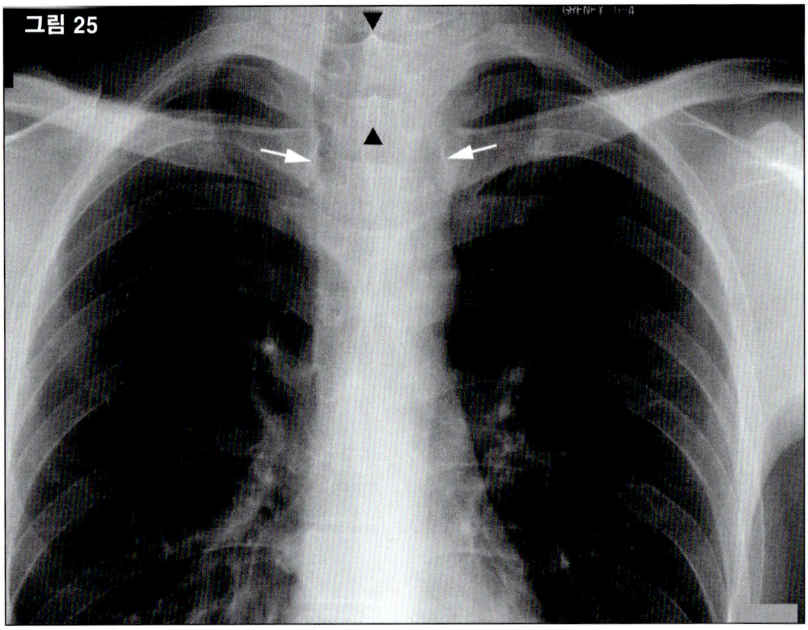

쇄골흉골단(→)과 극돌기(▼)의 위치관계로 사위가 아님을 확인할 수 있다.

● 그림 26은 (3.)이다.

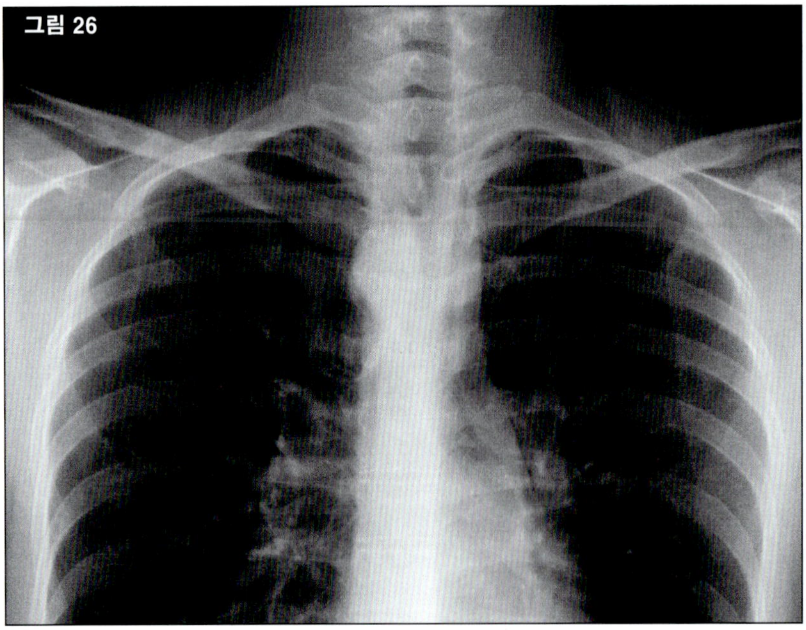

대동맥궁이 정상 위치에 있지 않다는 것이 진단의 근거가 된다.

정답 3. 우대동맥궁(right sided aortic arch) 예

Training 2 상대정맥과 대동맥궁으로 본 상종격의 해부(그림 27)

- 그림 27의 ①은 (4.), ②는 (5.), ③은 (6.)이다.

그림 27

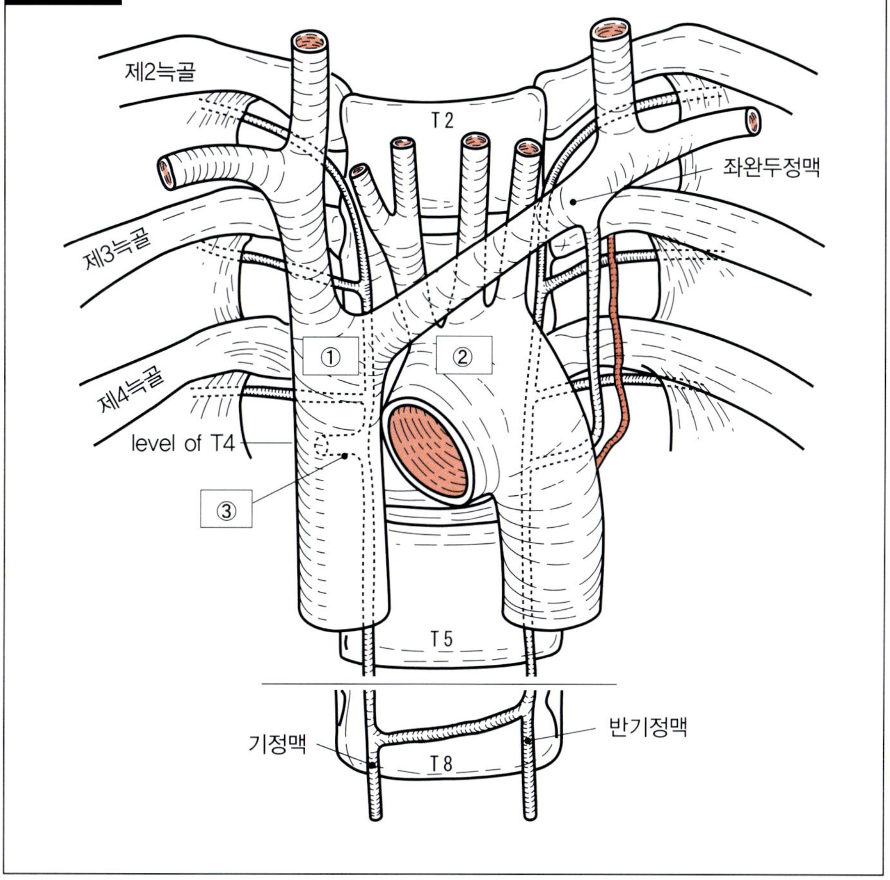

정답 4. 상대정맥, 5. 대동맥궁, 6. 기정맥궁

Training 3 폐동맥과 기관지로 본 상종격의 해부(그림 28)

- (7.)(그림 28의 ①)에서 분기된 좌폐동맥은 좌주기관지를 넘어가고 있다. 우폐동맥은 기관 앞을 거의 수평으로 가로질러 (8.)(그림 28의 ②)로 연결된다. 이 혈관의 두께는 흡기 시 15mm까지를 정상으로 보고, 근방의 늑골과 같은 두께이다.
- (9.)(그림 28의 ③)은 순환계의 영향을 받고, 입위에서는 (10.)mm 이상으로 확대된다고 보고 있다. 임신, (11.), 심장눌림증, 상대정맥 폐색, 문맥압 항진 등으로 확대된다.

그림 28

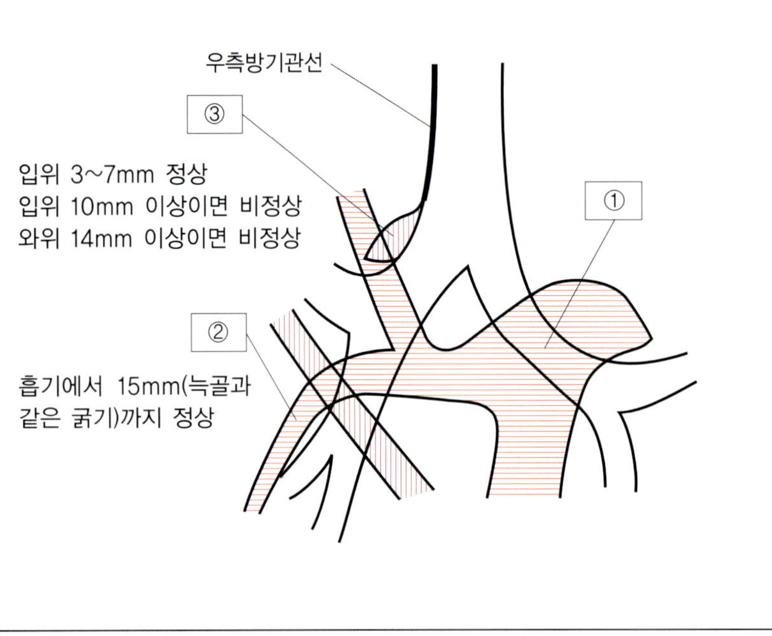

정답 7. 폐동맥, 8. 중간폐동맥, 9. 기정맥궁, 10. 10, 11. 심부전

Training 4 우측방기관선(right paratracheal stripe) 비후의 유무

- 기정맥궁에서 약 2cm 상방에서의 폭(우측방기관선)(그림 28)이 (12.)mm 이상일 때 비후한 것으로 판단된다.
- 이것은 기관점막에서 폐의 장측흉막 사이의 두께이고,
  - 기관종양, (13.)(대부분의 경우가 기관종양. 그림 29a, b),
  - (14.),
  - 흉수,
  - 식도 병변(그림 30a, b, 그림 31a, b).
  - 폐종양(그림 32a, b)에서 비후한다.
- 우측방기관선에 접하는 병변이기 때문에 우측방기관선이 소실하였다(silhouette sign+)고도 할 수 있다.

그림 29a

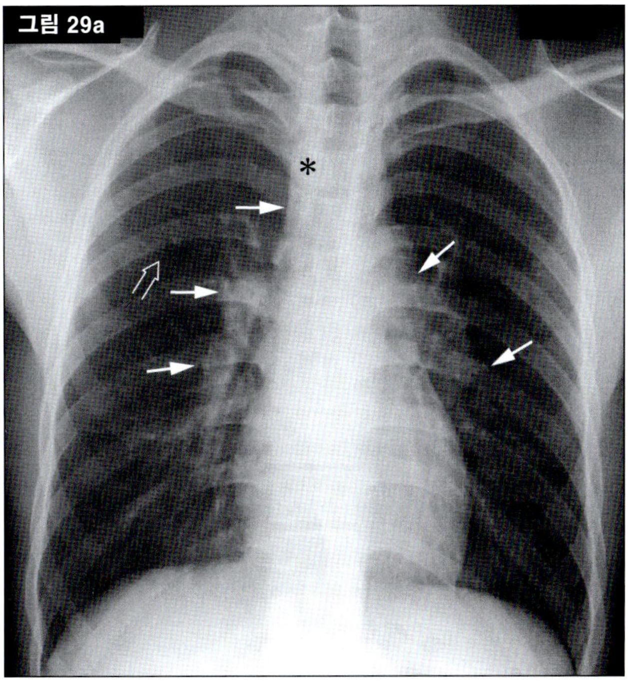

사르코이드증(sarcoidosis)의 증례. 우상폐야의 혈관 음영을 추적하기 어렵고(⇒) 소립상 음영의 존재를 뒷받침한다.
*: 우측방기관선의 비후, →: 림프절 종대

그림 29b

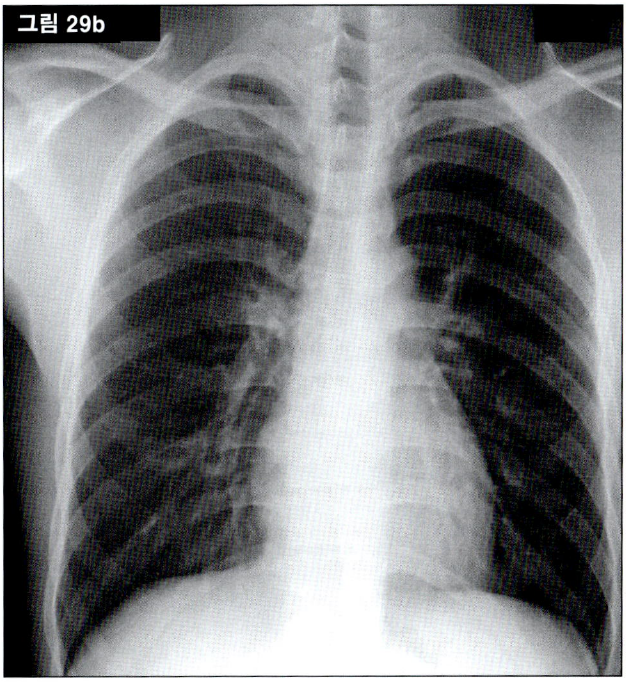

a의 15개월 후의 사진. 거의 소실됨.

정답 12. 5, 13. 우측기관림프절 종대, 14. 종격종양

그림 30a

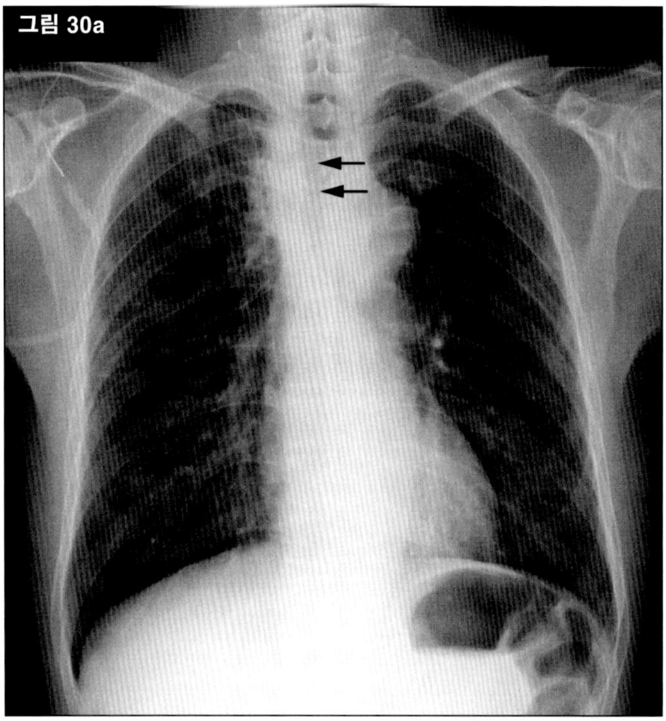

식도암이 종격으로 침윤. 카테터의 주행에 의한 상대정맥의 위치에 주목.

그림 30b

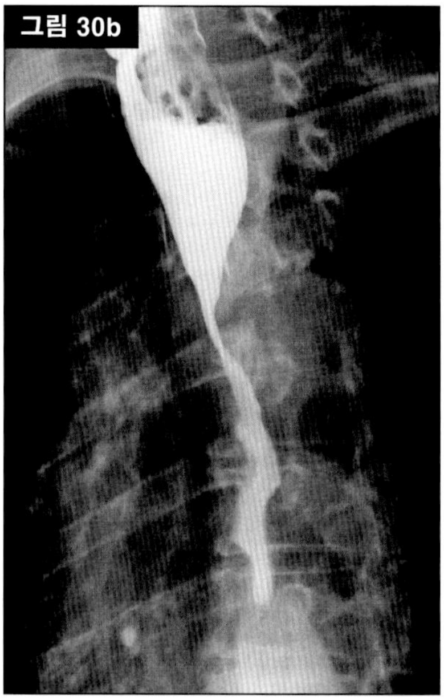

a의 식도조영. 깔때기 모양을 하고 있다.

그림 31a

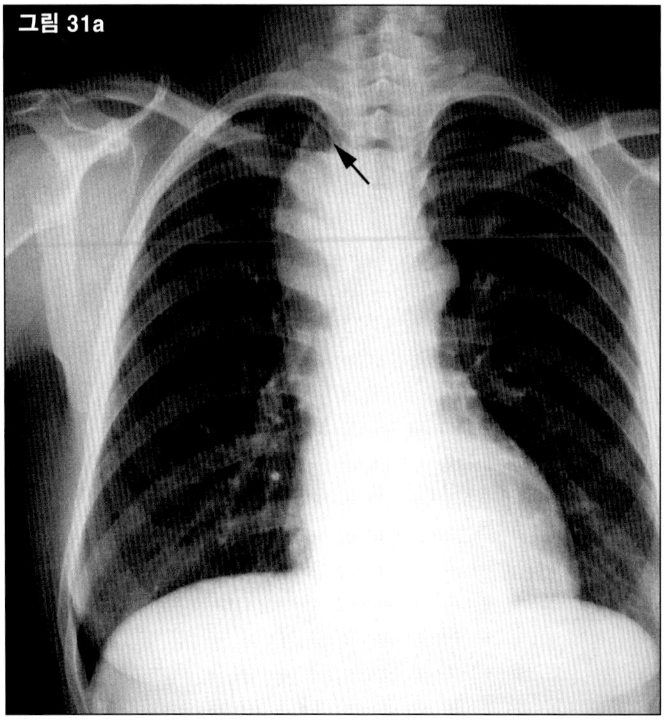

이완불능증(achalasia). →: 식도내강

그림 31b

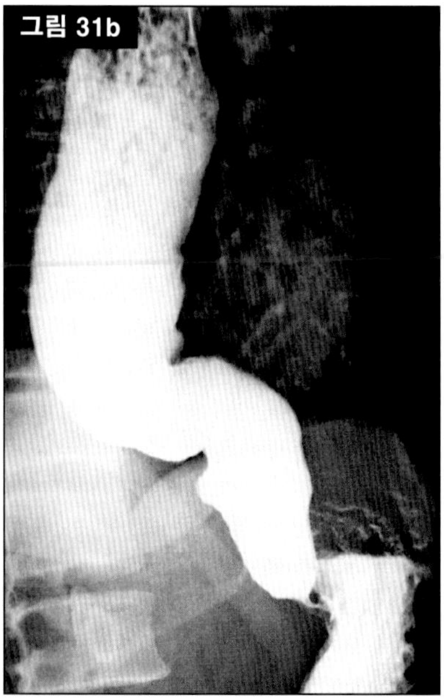

a의 식도조영

그림 32a

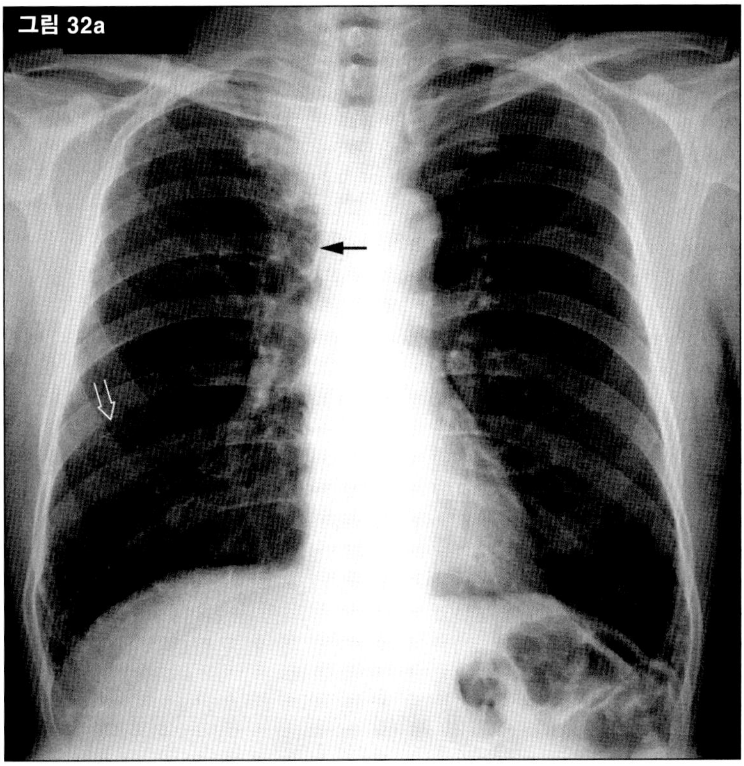

폐 편평상피암. 화살표(←)보다 위쪽에서는 우측방기관선이 보이지 않는다. 소엽간열이 하방편위(⇐)

그림 32b

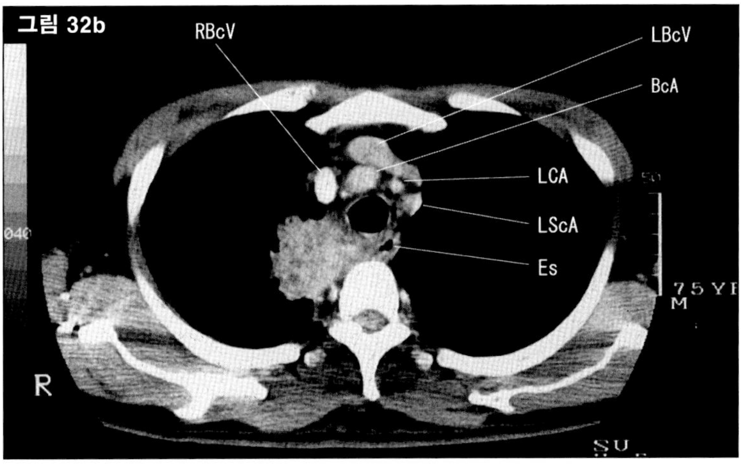

a의 CT 영상. RBcV: 우완두정맥, LBcV: 좌완두정맥, BcA: 완두동맥, LCA: 좌총경동맥, LScA: 좌쇄골하동맥, Es: 식도

기억해 두어야 할 징후 4

◆ Silhouette sign

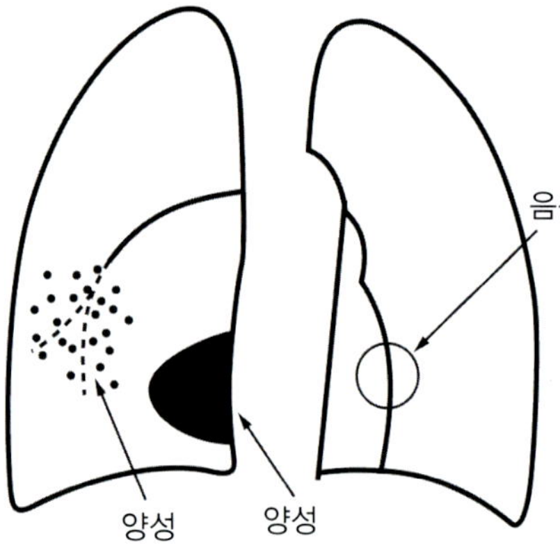

<silhouette sign과 폐구역>

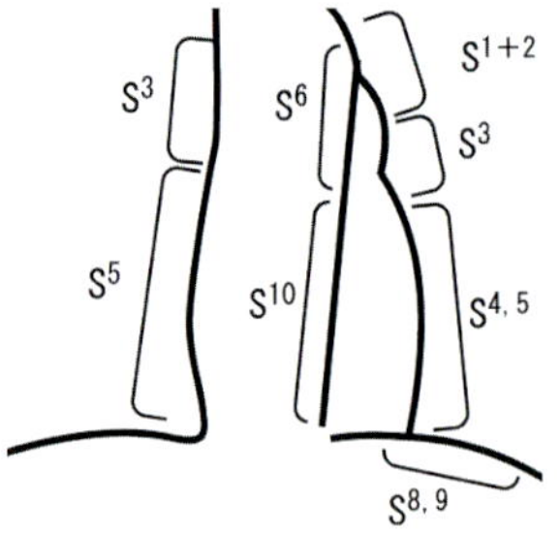

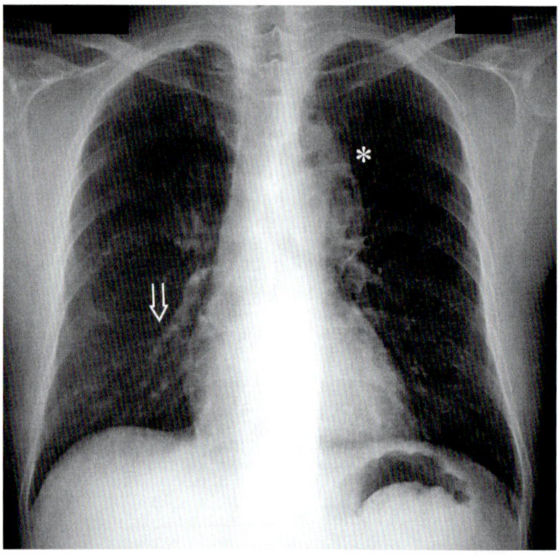

대동맥궁의 변연이 명확하지 않다(∗)(폐암 증례). 또한 우하폐야에서 혈관 음영을 추적하기 어렵다(⇓)(간질성 폐렴의 존재).

- 흉부 X선 판독의 기본 징후이다. 같은 농도의 병변이 접하면 경계가 선명하지 않게 된다.
- 심장, 대혈관, 횡격막뿐만 아니라 폐의 혈관 음영이 보이는 정도에 따라 폐야의 과립상, 망상 음영의 존재를 관찰할 수 있다.

◆ Cervicothoracic sign

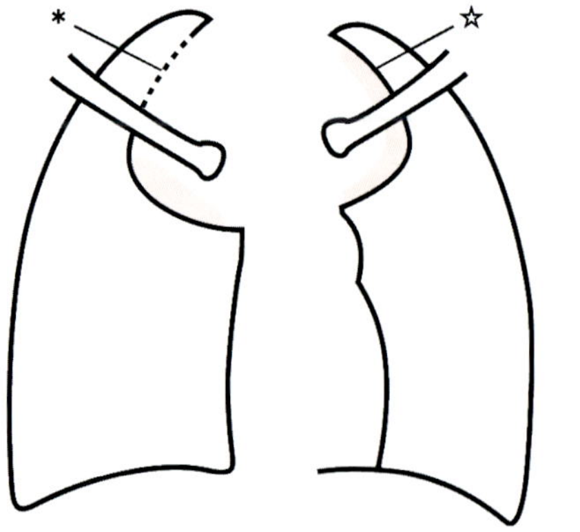

- Silhouette sign의 일종. 폐첨부 부근의 음영이 쇄골보다 위에서 변연이 선명하지 않으면(∗) 전종격인 것(기관보다 앞)이며, 쇄골보다 위에서 선명하면(☆), 후 · (중)종격에 병변이 있을 가능성이 높다.
- 우완두동맥이 굴곡한 예에서는 쇄골보다 위의 음영은 보이지 않는다(사진).

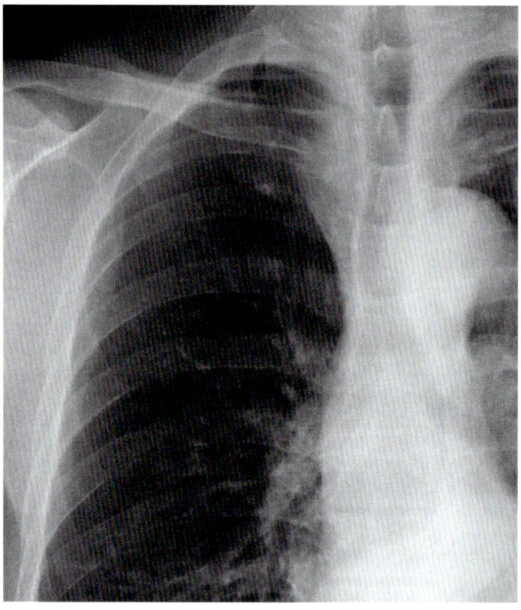

5. 심장(중앙음영)의 평가

Master point

- 중앙음영을 하나의 덩어리로써 파악하지 말고 심장, 대혈관 등을 나누어 생각한다.
- 심장 확대를 이해하는 방법은? 이것을 해결하는 열쇠는 우심실은 오른쪽에 없고, 좌심실은 왼쪽에 없다는 것을 이해하는 것이다.
- 심장 음영의 형태 이상을 관찰한다.
- 심장의 변연이 추적 가능한가?
- 중앙음영을 통해 하행대동맥이 보이는가?
- 중앙음영 내에 반투명한 영상이 없는가?
- 폐야의 이상 음영과 심장 음영이 겹쳐 있을 때 발견하기 어렵다.

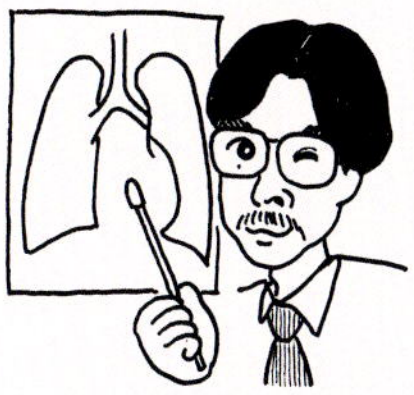

Training 1 중앙음영의 해부학적 관계(그림 33)

- 위치관계에서 보면 우심실은 오히려 (1.　　), 좌심실은 (2.　　)이라고 불려야 하는 부위이다.
- 우심방은 심우연 하부를 형성한다. 좌심방은 기관분기부의 바로 아래에 있다(10쪽 「제1장의 3. 폐의 정상 해부」 참조).

그림 33

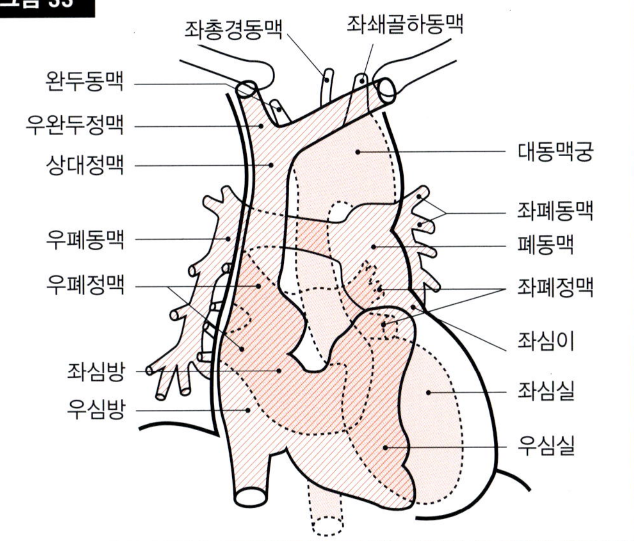

중앙음영을 구성하는 심장, 대혈관 종격 음영

정답 1. 전심실, 2. 후심실

Training 2 심확대(cardiac dilatation)를 발견했을 때의 주의점

- 심흉곽비는 변화의 파악이 가장 중요하다. 흡기 부족이나 횡격막이 거상한 병태, 즉 (3.　　) 이나 (4.　　)에서는 외관상으로도 확대가 일어난다.
- 평가하기 어려운 경우로는 (5.　　)나 (6.　　), 횡격신경마비. 심변연이 선명하지 않을 때 등이다.

Training 3 우심실 확대의 특징

- 측면 영상에서 retrosternal clear space(흉골 뒤의 검은 공간)에 주목하여, 심장의 전면이 흉골각에서 아래 흉골까지의 (7.　　) 이상을 차지할 경우, 우심실 확대라고 할 수 있다(그림 34)(95쪽 「제2장의 9. 측면 사진의 평가」 참조).

Training 4 좌심실 확대의 특징

- 좌심실이 확대하면 반시계방향으로 회전하기 때문에 정면 영상에서는 왼쪽 제4궁의 확대와 함께 심첨부가 좌하방으로 돌출하는 특징이 있다. 측면 영상에서 cava triangle에 주목하고, 이것이 축소 또는 소실하였다면 좌심실 확대라고 할 수 있다(그림 35).
- 구체적인 기준은 그림 35의 A의 길이가 (8.　　)cm 이상 또는 B의 길이가 (9.　　)cm 이하일 때 좌심실 확대가 의심된다.

그림 34

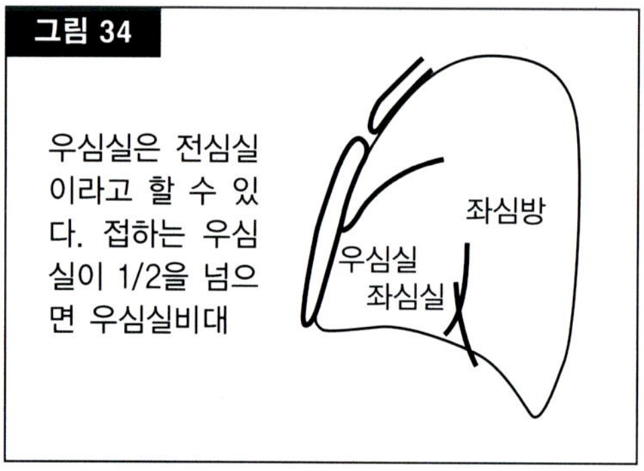

그림 35 좌심실 확대의 기준치

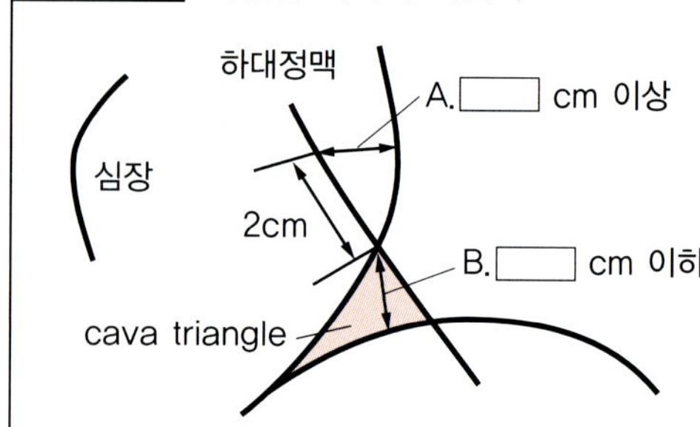

정답 3. 임신, 4. 복수저류, 5. 측만증, 6. 흉수저류, 7. 1/2, 8. 1.8, 9. 0.75

Training 5 형태의 이상

- 그림 36a는 (10.   )이 밖으로 튀어나온 부분이 확인되며, 우심계로의 부하가 추정된다 (그림 36b).

그림 36a

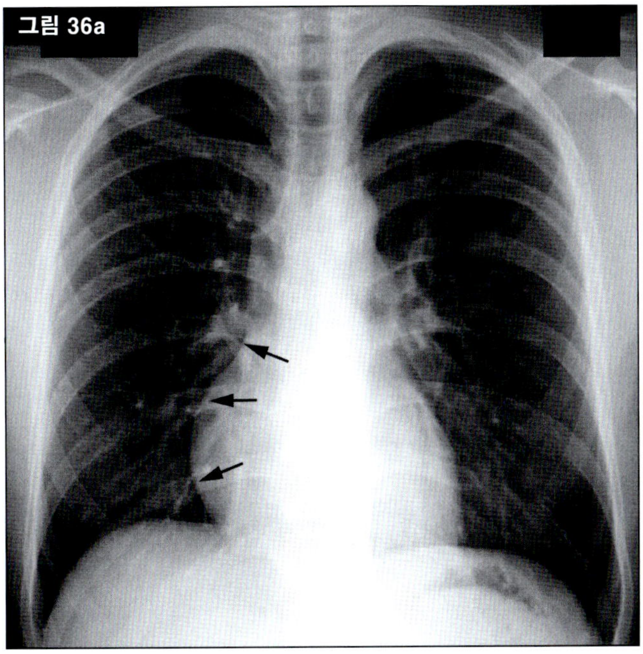

갑작스러운 호흡곤란을 호소하며 내원.
←: 심우연, 폐야의 이상 음영은 뚜렷하지 않다.

그림 36b

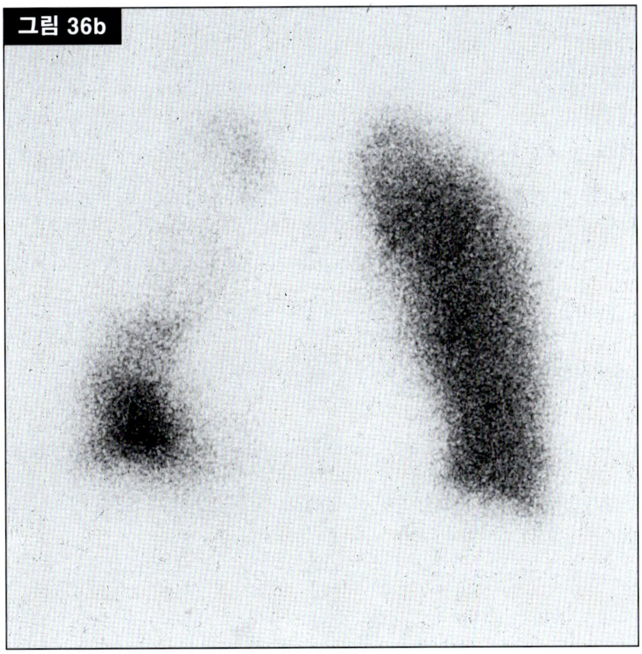

a의 폐혈류 신티그램(정면). 결손이 여러 엽에서 관찰된다(폐혈전색전증).

정답 10. 우심방

Training 6 심장의 변연을 추적한다.

- 그림 37에서는 (11.　　)측의 심변연이 이중으로 보인다. 감별질환으로서 종격종양, 대동맥류, (12.　　)를 들 수 있다(double contour).

그림 37

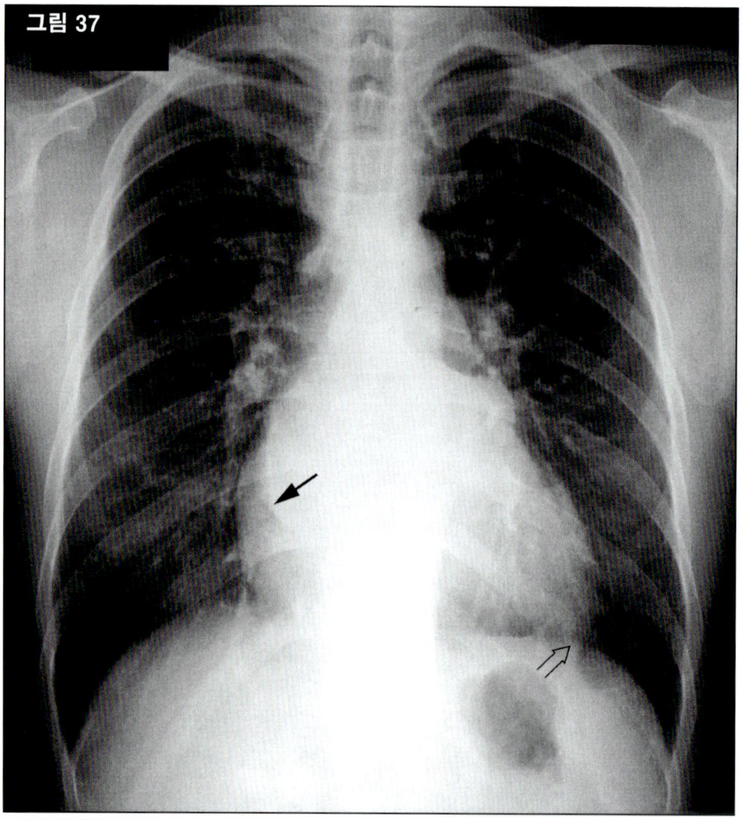

화살표(←)는 double contour를 나타낸다. 심흉곽비의 확대가 있다. 본 증례는 승모판협착증에 의한 좌심방 확대. ⇒: 횡격막의 tenting

Training 7 하행대동맥의 변연을 추적한다.

- 23쪽 「제2장의 1. 촬영 조건의 평가」에서 설명한 것처럼 중앙음영을 통해 (13.　　)이 보이는 조건에서는 하행대동맥의 변연을 추적할 수 있다. 판독을 할 수 없다면 (14.　　)의 병변을 의심한다(91쪽, 그림 77 참조).

정답 11. 우, 12. 좌심방 확대, 13. 추간판, 14. 좌하엽

Training 8 공기음영이 중앙음영 속에서 발견되는 경우는 거의 없다.

- 그림 38a에서는 중앙음영 내에 반원형의 종괴 음영이 보인다. 공기음영 같은 것이 존재하므로 (15.)가 의심된다(그림 38b).

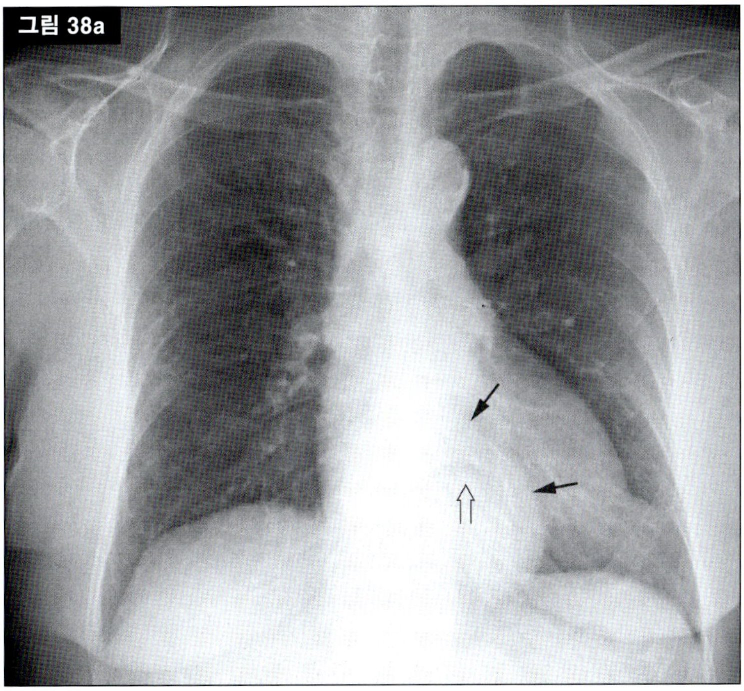

←: 종괴 음영. 화살표(⇒)는 공기음영 ?

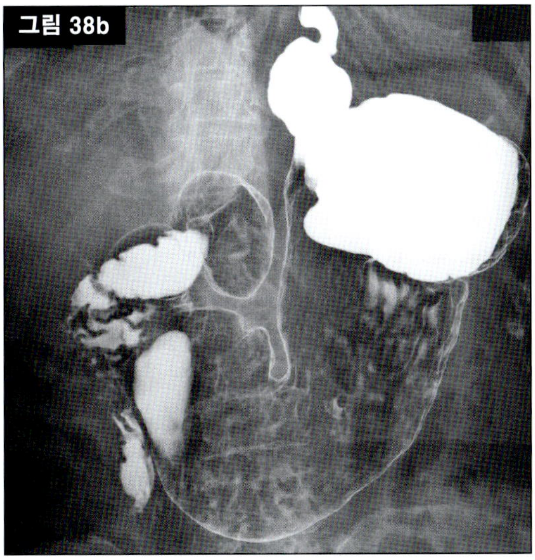

a의 위 투시. 배와위

정답 15. 식도 열공 헤르니아

Training 9 좌심부전의 흉부 X선 사진 소견의 정리

- 심부전 징후, 체액 균형을 파악하는 데에 매우 중요한 소견이다.
- 좌심부전은 다음의 3기로 나뉜다.

(1) 폐울혈(제1기)

평균 좌심방압이 정상일 때는 상폐야 폐정맥의 지름(A)이 하폐야 폐정맥(B)보다 가늘며(A<B), 울혈의 초기(평균 좌심방압 15mmHg 정도)에서는 A=B가 되고, 울혈이 강해지면 (좌심방압 25mmHg) A>B가 된다(그림 39a, b).

그림 39a

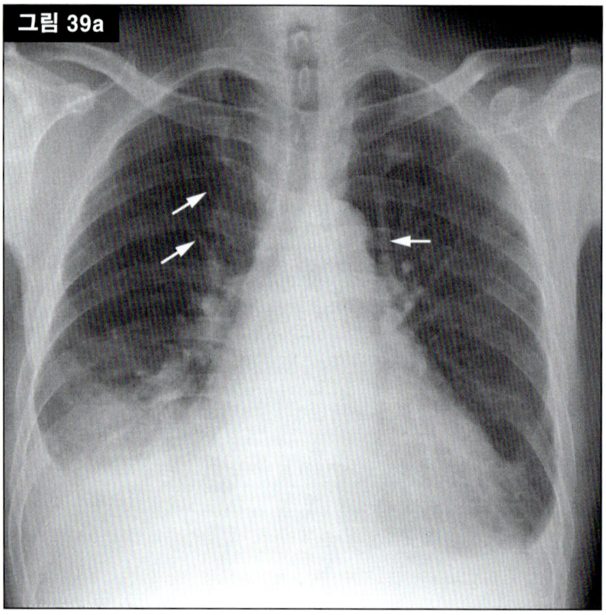

심확대. 양측 흉수. 화살표(↑)는 폐정맥의 확장을 나타낸다(A>B).

그림 39b

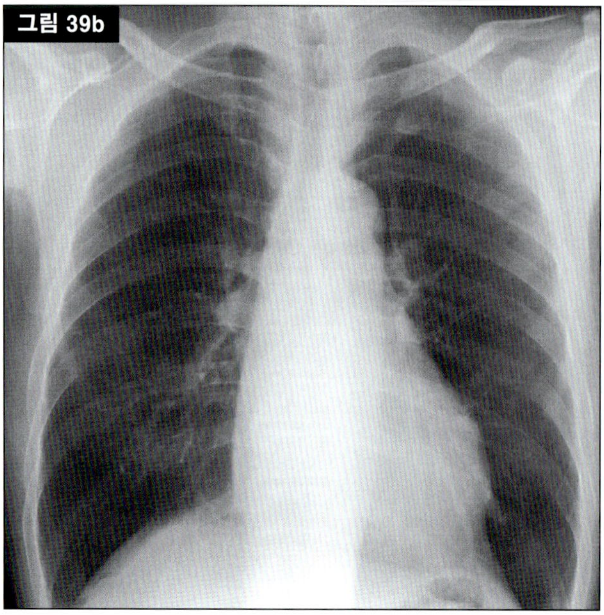

치료 후(a의 사진촬영 후 10일째). 거의 정상 영상을 보이고 있다(A<B).

(2) 간질성 폐부종(제2기)

폐정맥압이 높아지면 삼투압작용으로 수액이 교질내로 빠져나와 간질성 부종이 출현. 이것은 다음 소견으로 추정할 수 있다.

① 소엽간중격의 음영(Kerley line)(그림 40), ② 기관지 주위 조직의 불분명(peribronchial cuffing sign)(그림 41a, b), ③ 폐문부의 불분명(perihilar haze), ④ 소엽간열의 비후 영상〔wet pleura sign이나 thorn sign(28쪽 참조)은 엽간 흉수의 초기 영상이다〕, ⑤ 기정맥궁의 확대(46쪽 참조)

그림 40

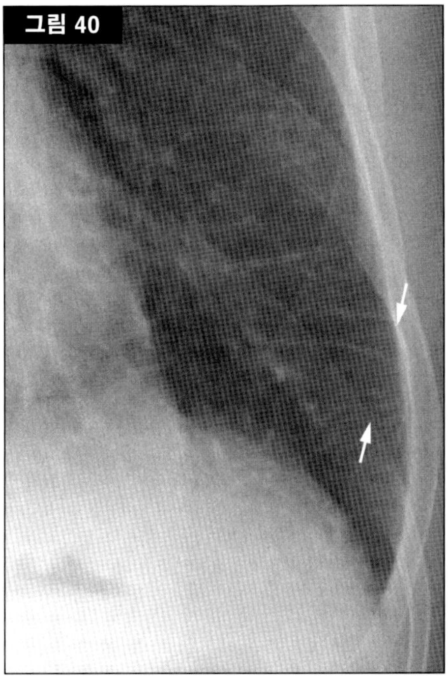

Kerley line(→)

그림 41a

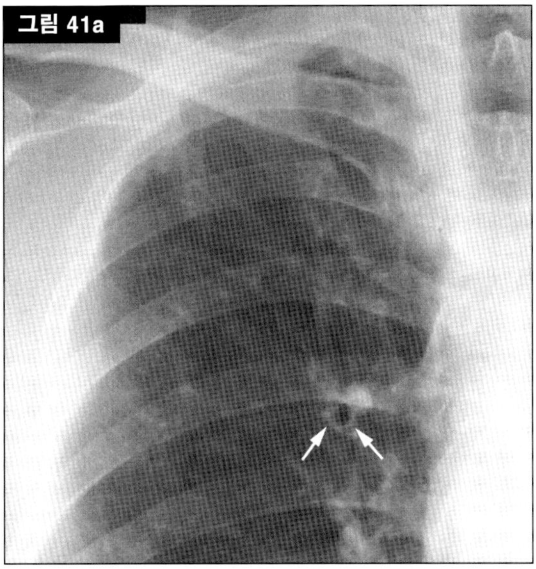

peribronchial cuffing sign(→)(59쪽 참조)
기관지(B^3b)의 벽 비후

그림 41b

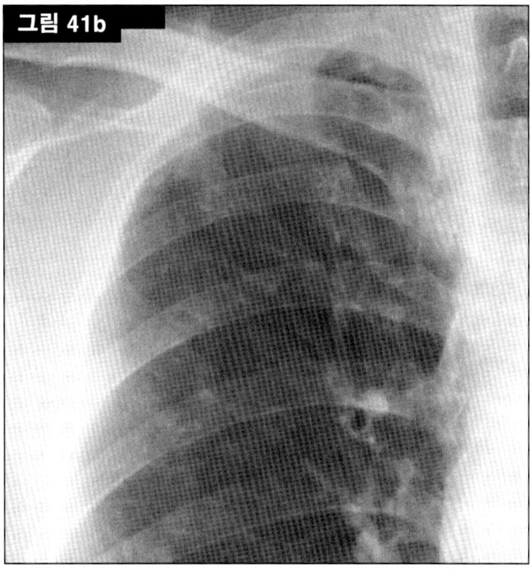

a와 같은 증례. 심부전의 개선으로 a에 비해 벽이 얇아졌다. 단, 호흡 상태에 주의한다.

(3) 폐포성 폐부종(제3기)

흉수저류(오른쪽에서 시작하고, 대부분은 양측성. 엽간 흉수인 경우 있음)가 일어난다.

폐문을 중심으로 한 나비모양의 음영(butterfly shadow)(그림 42)이 보이며, 흉곽벽에 가까운 부분에서는 호흡운동에 의해 림프류의 울체가 적어 음영을 소홀히 하게 된다. 음영 안에 종종 공기-기관지 음영(air bronchogram)(60쪽 참조)이 보인다.

그림 42

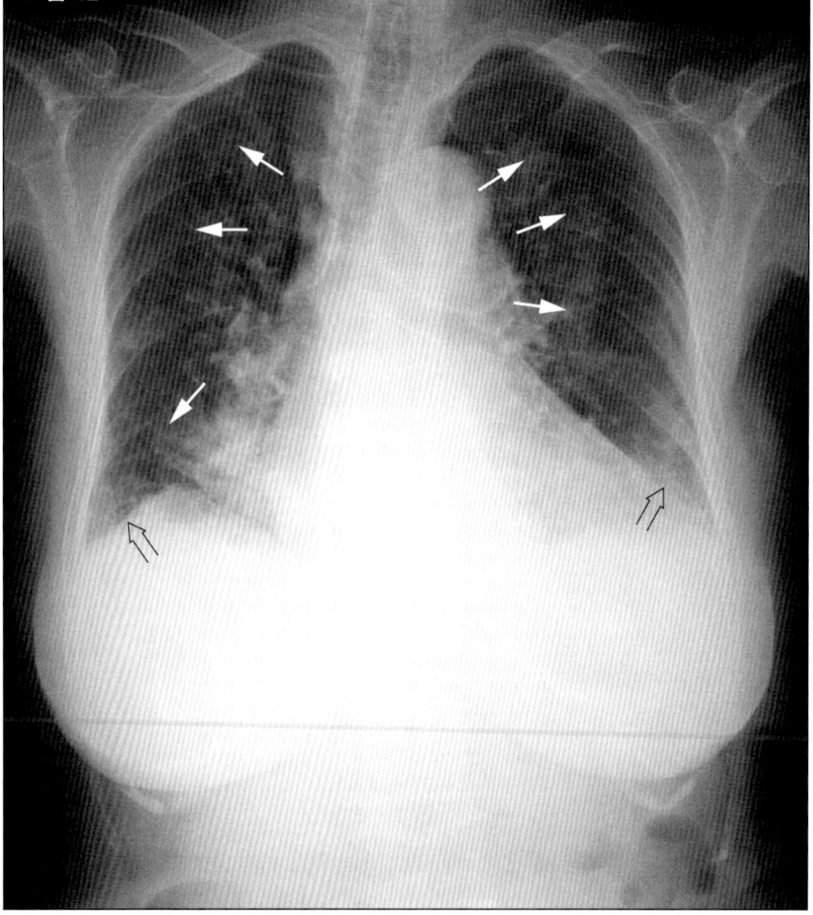

심부전에 의한 나비모양의 음영(butterfly shadow)(↑), 심확대, 양측에 흉수(⇒)가 있다.

기억해 두어야 할 징후 5 (계속)

◆ Kerley line(septal line)

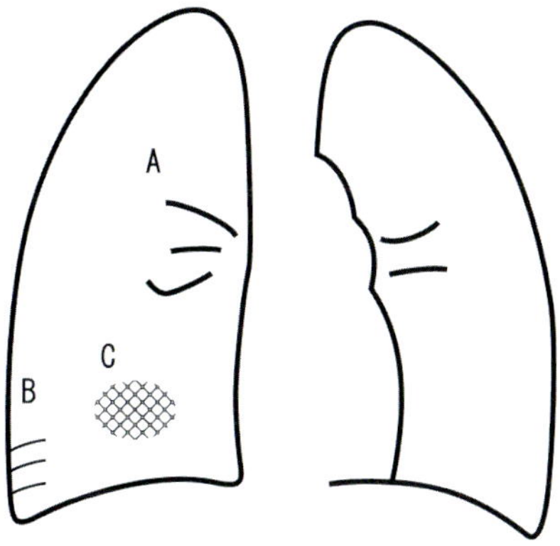

Kerley A: 폐야에서 폐문을 향한다. 두께 1mm, 길이 2~6cm의 선상 음영

Kerley B: 폐야 외측 흉벽에서 내방으로 주행. 두께 1mm 이하, 길이 2cm 전후. interlobular septa는 이 부위에서 발달하여 쉽게 관찰된다.

Kerley C: 폐야에 보이는 망상 음영(reticular density).

- 간질의 변화이다.
- 폐의 림프액은 흉막하 간질강 → 이차소엽간중격 → 혈관이나 기관지 주위 → 폐문림프절로 흐른다. 림프류의 흐름이 방해를 받으면 폐문림프절보다 상류에 소견이 나타난다.
- Kerley line은 이차소엽간중격의 비후를 반영한다.
- A, B, C로 나뉘는데, 부위에 따라 나눌 필요는 없고 septal line으로 충분하다(57쪽, 그림 40).
- 폐울혈은 비교적 조기에 관찰된다.
- 급성과 만성 질환의 병태로 나뉜다.

  급성: 폐부종(좌심부전, 신부전, 과잉 보액, 기흉 시 재팽창, 고지폐부종), 과민성 폐렴

  만성: 림프류로 장애(암성 림프관증, 방사선폐장염), 승모판협착, 진폐증(pneumoconiosis), 혈철소증(hemosiderosis), 사르코이드증, 간질성 폐렴(특발성, 교원병성)

◆ Peribronchial cuffing sign과 Perivascular cuffing sign

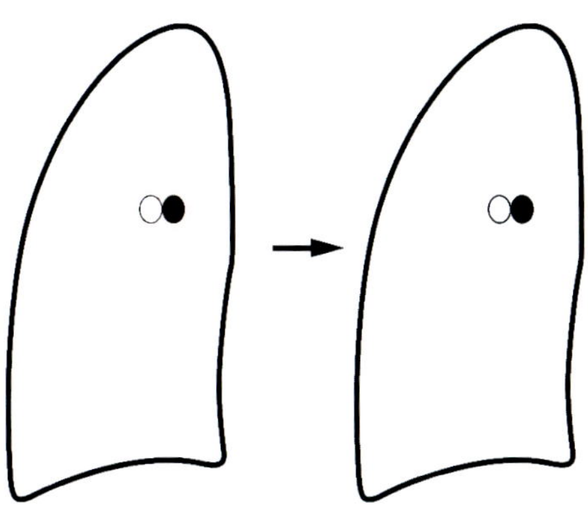

개선된 경우

- 오른쪽의 우상엽전분절의 기관지와 폐동맥은 우상엽기관지구와 같은 높이에 있으며, 왼쪽의 B^3b와 A^3b는 기관분기부보다 1cm 정도 위에 보인다.
- 울혈이 있을 때 이들 주위 조직에 징후가 나타난다(57쪽, 그림 41a).

(계속) 기억해 두어야 할 징후 5

◆ Pseudodiaphragma(subpulmonic effusion)

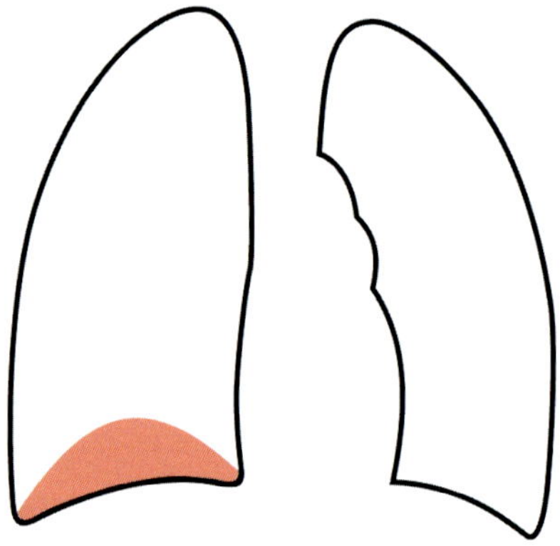

• 흉수저류처럼 meniscus 모양은 아니다(흉막의 유착 때문)(66쪽, 그림 47a).

◆ Butterfly shadow(bat wing sign)

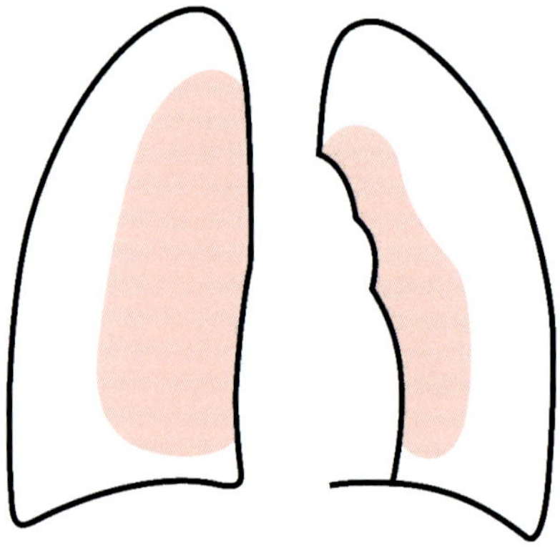

• 중심부에 진한 폐포성 음영. 말초폐는 보전된다.
• 폐부종 영상, 폐포단백증(58쪽, 그림 42, 81쪽, 그림 64 참조)에서 나타난다.

◆ Air bronchogram

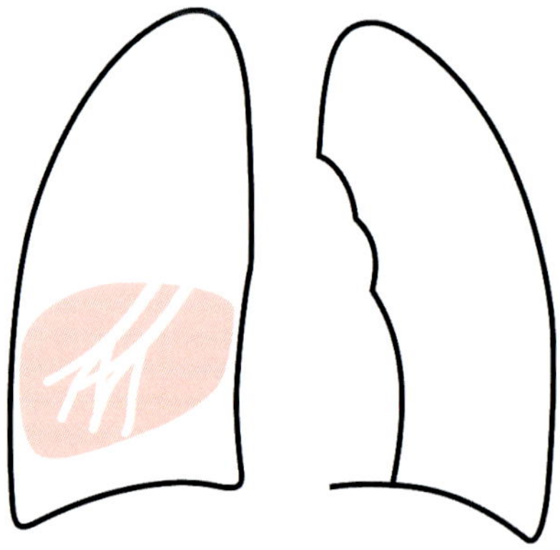

• 기관지 내의 공기가 주위의 폐병변에 의해 나뭇가지 모양의 공기음영으로 보인다.
• 폐포성 병변(폐렴, 폐부종, ARDS)을 시사하지만, 간질성 폐렴에서도 보이는 경우가 간혹 있다.

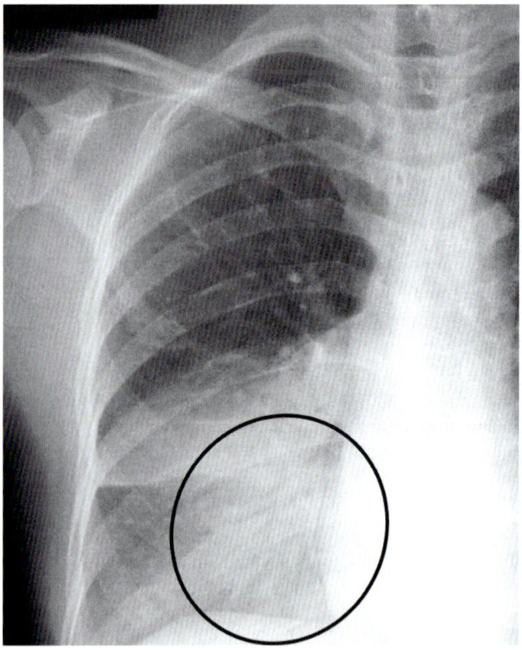

6. 횡격막의 평가

Master point

- 횡격막의 소견은 많은 정보를 준다.
- 정상인의 횡격막 위치는 후방 제10늑간이다.
- 보이는 폐야가 폐의 전부가 아니며, 횡격막과 중첩되는 폐야는 크다.
- 다음과 같은 경우에 검사가 필요하다.
  - 우횡격막이 좌횡격막보다 낮은 위치에 있는 경우
  - 우횡격막이 좌횡격막보다 늑간 1개 이상으로 높은 경우
  - 좌횡격막－위 공기음영 사이의 거리가 1cm 이상인 경우

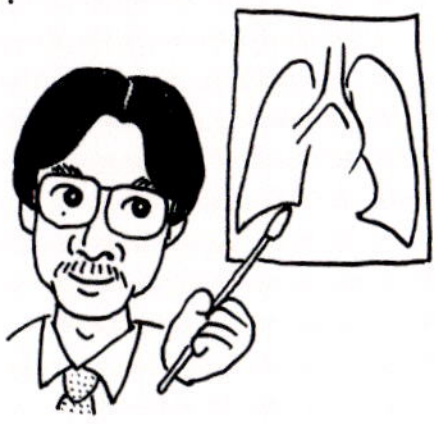

Training 1 횡격막에서 파악할 수 있는 폐의 과팽창

- 과팽창이란 폐포벽의 파괴를 동반하지 않는 확장이다. 반면, 폐기종이란 종말세포기관지 아래의 기강의 비가역적 확장으로 폐포벽의 파괴가 존재한다. 이 두 가지 차이를 이해해 둔다.
- 폐기종(그림 43a)이 의심스러운 소견에는 심장이 떨어져 있는 모양(drop－heart), 횡격막 하방이동, 횡격막의 돔 소실, 폐야의 투과성 항진 등이 있다.
- 후방의 제(1.)늑골이 보이는 경우, 횡격막 하방이동이라고 한다.
- 횡격막의 돔 소실(그림 43b)은 전흉벽의 후부와 횡격막이 만드는 각도가 (2.)° 이상이거나, 돔의 정점까지의 거리가 (3.)mm 이내(그림 43c)인 것에서 알 수 있다.
- 흉곽 전후 지름의 증대로 인한 흉골 후면의 투과성 항진은 흉골각에서 3cm 아래인 지점에서 상행대동맥까지의 거리가 (4.)mm 이상이 된다.
- 섬유화가 혼재되었을 때는 폐기종성 변화를 과소평가할 우려가 있으므로 주의한다(그림 44a, b).

정답 1. 11, 2. 90, 3. 26, 4. 23

그림 43a

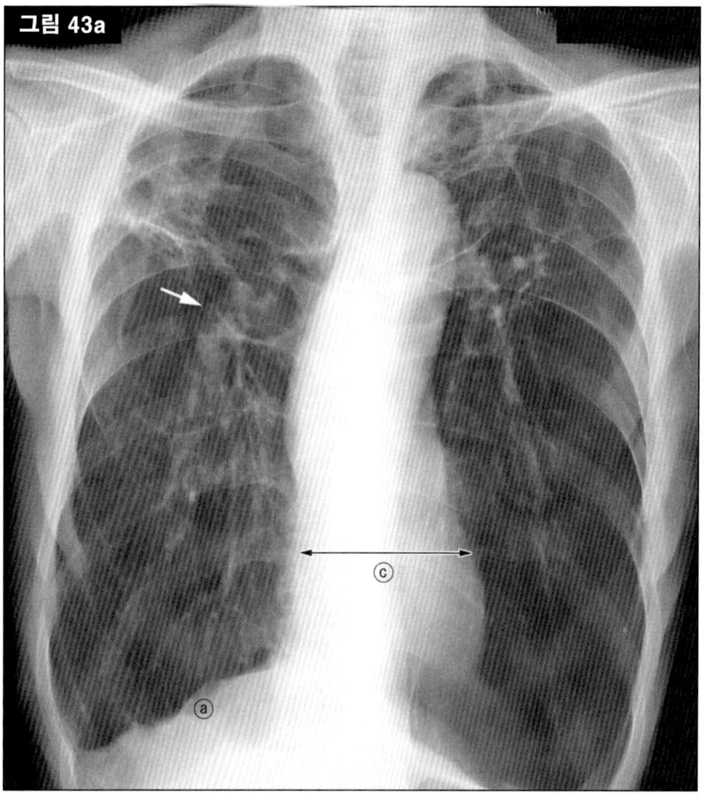

결핵후유증 + 폐기종, 후방의 제11늑골을 넘어 제12늑골이 보인다. 그 밖에 폐기종의 소견이 있다(ⓐ: 횡격막 하방이동과 돔 소실, ⓒ: 심장이 떨어져 있는 모양). 폐동맥의 확대(화살표)로 폐고혈압이 초래되었다고 추정된다.

그림 43b

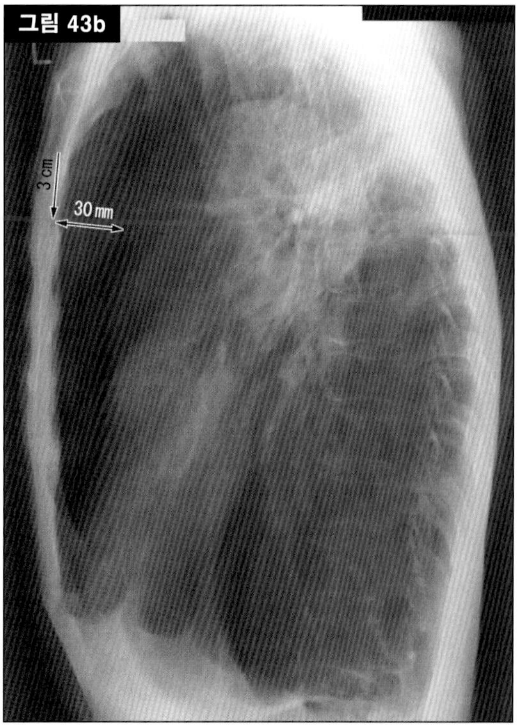

a의 측면 촬영. 횡격막 돔이 소실되었다. 흉골 후방의 clear space의 확대가 중요하다. 흉골각에서 3cm 아래인 지점에서 상행대동맥까지의 거리가 30mm로 증대되었다.

그림 43c

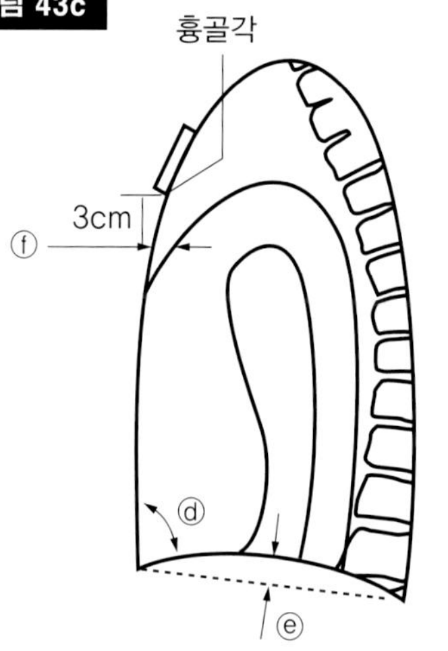

ⓐ 횡격막
PA에서 제11늑골 아래
ⓑ 횡격막의 흡기와 호기의 가동성이 1/2 늑간 이내
ⓒ 심장이 떨어져 있는 모양(drop-heart)
ⓓ 90° 이상
ⓔ 26mm 이내
ⓕ 흉골각에서 3cm 아래인 지점에서 23mm 이상

그림 44a

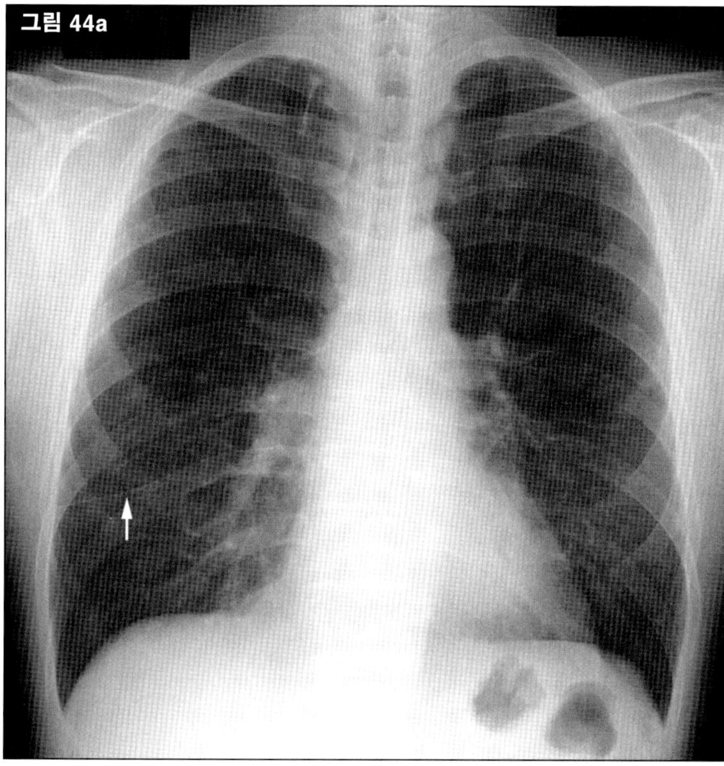

소엽간열(↑)의 위치가 현저히 아래로 이동되었고, 하폐야의 수축으로 상폐야의 폐기종성 변화가 과소평가될 수 있다.

그림 44b

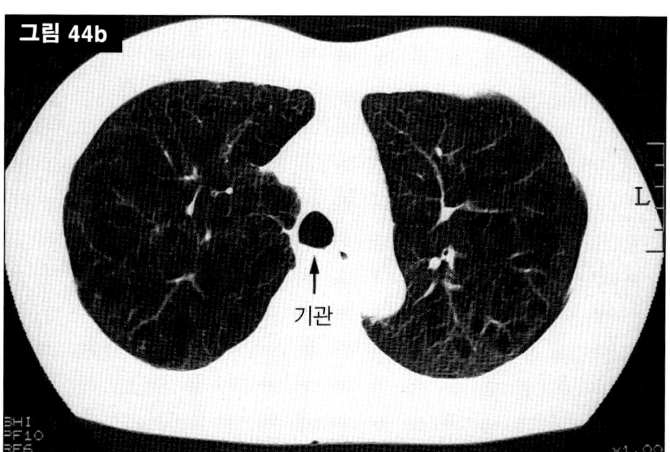

상폐야에는 저음영(LAA, low attenuation area)을 보인다.

Training 2 횡격막과 중첩된 폐야

- 횡격막이나 중앙음영과 중첩된 폐야에 대해서는 많은 것을 이해하고 있어야 하며(그림 45), 측면 영상이 없으면 판별하기 어렵다.

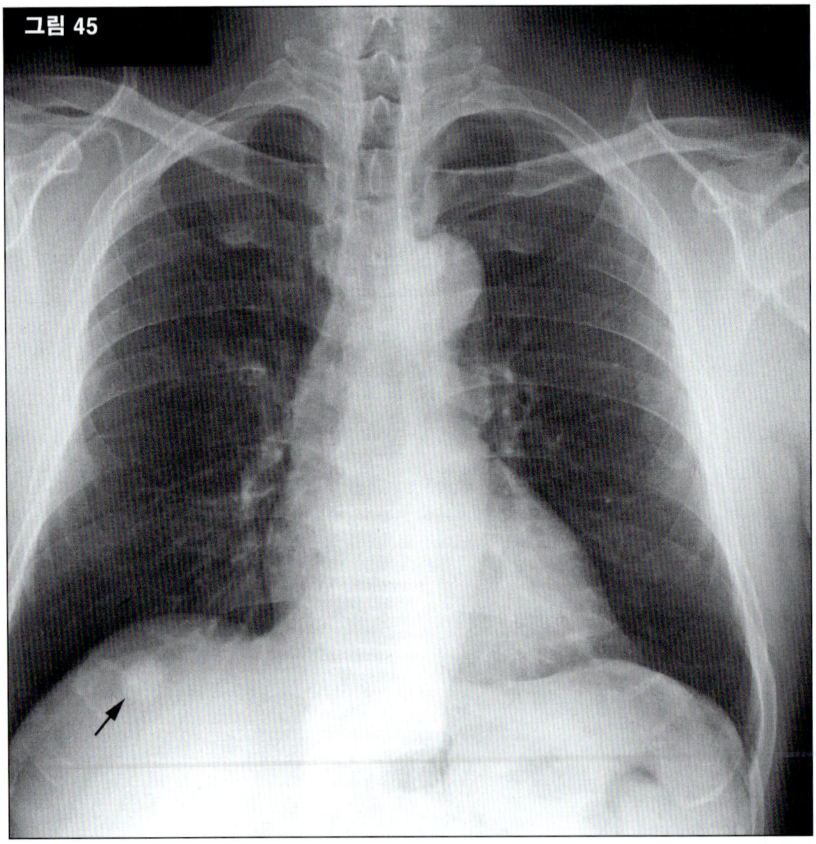

폐야 음영을 놓치는 경우의 대부분은 심장이나 뼈와 중첩되거나 또는 본 증례(폐편평상피암)처럼 횡격막과 중첩된 경우(→)이다.

Training 3

우횡격막이 좌횡격막보다 낮거나(그림 46a, b), 우횡격막이 좌횡격막보다 늑간 1개의 높이보다 높은 경우(그림 47a, b)

- 좌우의 차이가 정상 범주를 벗어나면 반드시 정밀검사한다. CT 등의 정밀검사에서 이상이 없어도 부끄러워할 일이 아니다.
- 좌우 차가 있을 때 염두에 두어야 할 부위별 질환은 다음과 같다.
  횡격막: 횡격신경마비(그림 46a, b), 횡격막이완증, 횡격막하농양.
  흉강: 폐하 흉수(subpulmonic effusion)(그림 47a, b), 외상.
  폐: 무기폐, 폐혈전색전증.

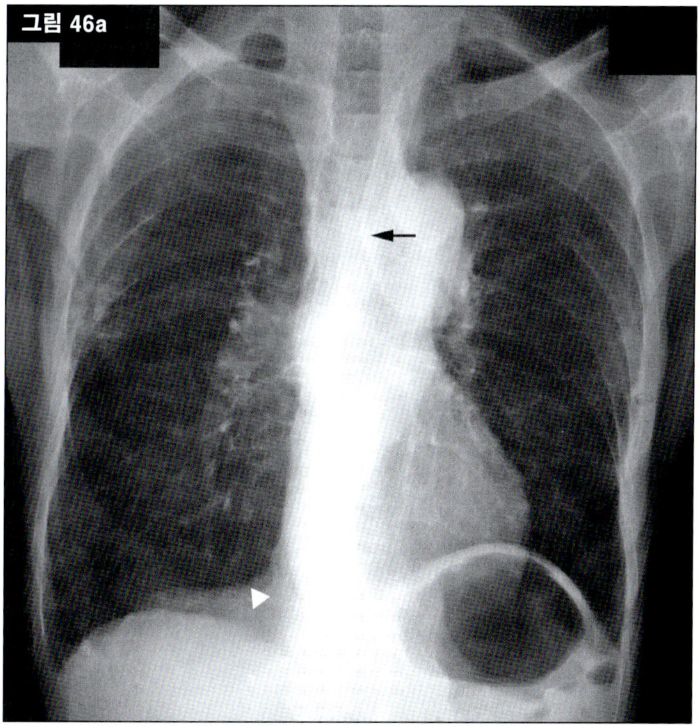

그림 46a

우횡격막의 위치는 후방 제12늑골이다. 기관 하부가 오른쪽으로 약간 편위한 것은(←) 대동맥 구불거림 때문인지도 모른다. ▽: 심막지방

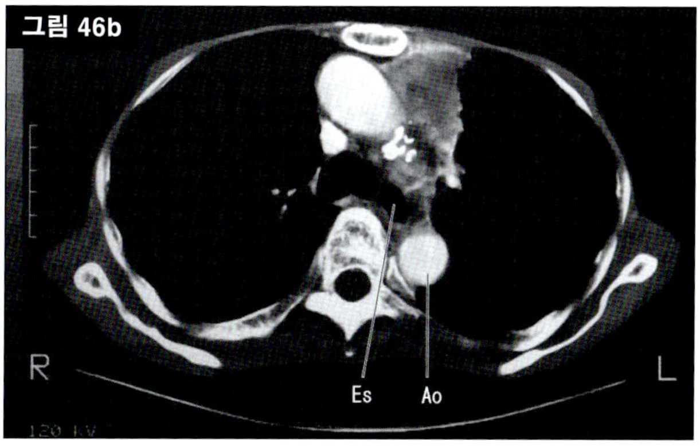

그림 46b

a의 CT 영상. 폐암으로 횡격신경마비. 횡격신경은 $C_3\sim_5$에서 나와 전사각근의 앞, 폐문의 앞을 지나 횡격막에 이른다. Ao: 하행대동맥, Es: 식도

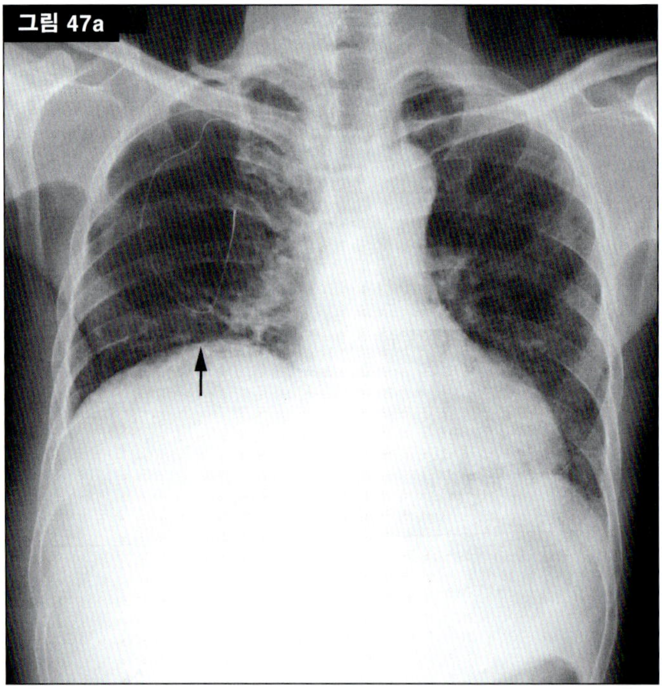

폐하흉수(subpulmonic effusion) 증례. 우횡격막은 후방 제7늑간에 있으며 좌횡격막보다 약 추체 1개 정도 높다. 화살표(↑)는 위횡격막(pseudodiaphragma). 이 경우 폐하흉수인지 어떤지는 b처럼 측와위(decubitus position)에서 확인할 수 있다.

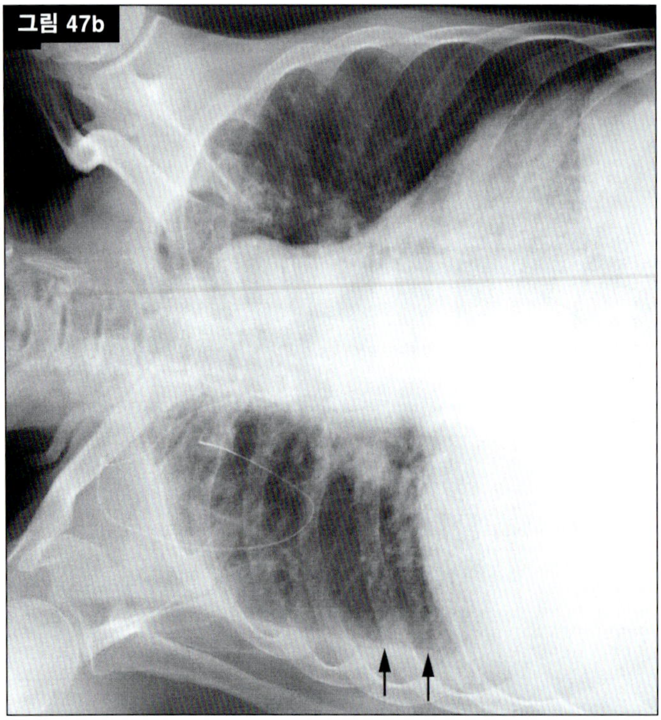

a의 우측 측와위 X선 사진. 본 증례에서는 우측만 보여주고 있지만, 흉수가 의심될 때는 좌우 측와위를 촬영한다. 본 증례는 간경변증에 의한 흉수저류(↑). 측와위를 취하면서 흉벽쪽으로 이동하였다. 측와위를 취해 아래에 있던 횡격막이 약간 상승한 것처럼 보이지만, 이 증례에서는 폐하흉수의 일부가 남아 있는지도 모른다.

Training 4 좌횡격막-위 공기음영 사이의 거리가 1cm 이상인 경우

- 원인으로는 좌폐하흉수, 복수, 간좌엽의 종대, 비장의 종대, 횡격막하농양, 위체부 종양 등이 있다.

7. 폐문부의 평가

Master point

- 폐문부의 정의에 대해 공부한다.
- 폐문부에 보이는 이상이 반드시 폐문부에 있는 것은 아니며, 하엽상분절이나 폐문보다 앞의 병변일 수 있다.
- 폐문림프절 종대와 폐동맥 확장을 구별한다.

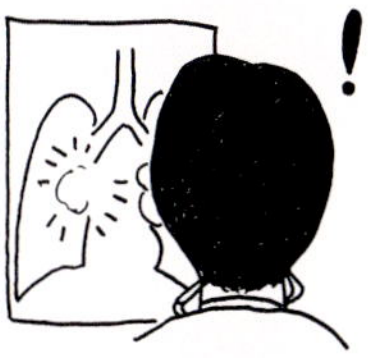

Training 1 폐문부의 정의를 이해하기 위해 필요한 폐문부의 혈관 해부 (그림 48)

- 폐동맥은 우심실을 나온 후 좌주기관지 앞에서 좌우 폐동맥으로 분기한다.
- 우폐동맥은 수평으로 우외측으로 향하며, 우주기관지의 앞에서 상간동맥을 분기하여 그 후 중간폐동맥이 되어 기관지를 따라 하행한다.
- 좌폐동맥은 좌주기관지를 넘어 폐저부로 향한다.
- 폐정맥 안에서 우상엽과 중엽에서 나온 혈류는 우상폐정맥으로, 우하엽에서 나온 혈류는 우하폐정맥으로, 좌상엽에서 나온 혈류는 좌상폐정맥으로, 좌하엽에서 나온 혈류는 좌하폐정맥이 되어 좌심방으로 되돌아간다. V_2와 V_3가 합류한 혈관을 중심폐정맥이라 부르며, 또한 V_1과 중엽에서 나온 정맥이 합류하여 우상폐정맥이 된다.

그림 48

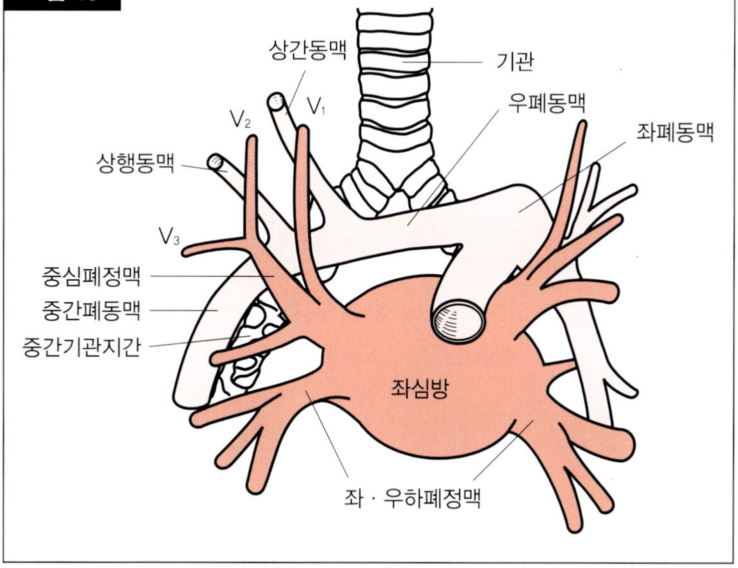

Training 2 폐문부의 정의(그림 49)

- 우폐문: (1.   )과 중심정맥(V_2와 V_3가 합류한 혈관)의 교점.
- 좌폐문: (2.   )과 좌주기관지 상연을 연결한 선의 중간점.
- 정상인에서는 좌폐문부가 오른쪽보다 높은 위치이다.

그림 49

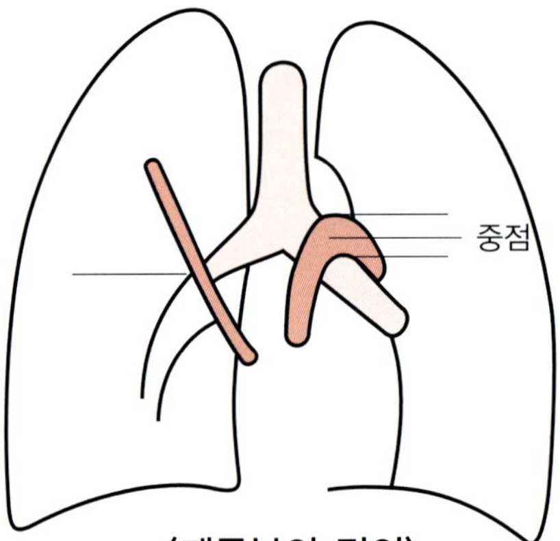

〈폐문부의 정의〉

우폐문: 중심정맥(우상폐정맥)과 중간폐동맥의 교점
좌폐문: 좌폐동맥 상연과 좌주기관지 상연의 중간점

Training 3 폐문부에 이상이 의심되면 바로 흉부 CT를 촬영한다(그림 50, 51, 52).

Training 4 우폐문림프절 종대

- 정상인 우폐문은 「>」와 같은 모양을 하고 있고, 상각은 (3.   ), 하각은 (4.   )이다.
- 「>」가 「<」의 형태로 외측으로 튀어나와 있으면, 우폐문림프절의 종대라고 할 수 있다(그림 50, 51).
- 우폐문부위의 농도가 짙거나 중하엽 폐동맥간의 윤곽이 매끄럽지 않거나(그림 52), 또는 중심정맥 내측의 투과음영부위가 소실되어 있는 경우, 우폐문림프절이 종대해 있을 가능성이 있다.

정답 1. 중간폐동맥, 2. 좌폐동맥 상연, 3. 중심정맥(우상폐정맥), 4. 중간폐동맥

그림 50

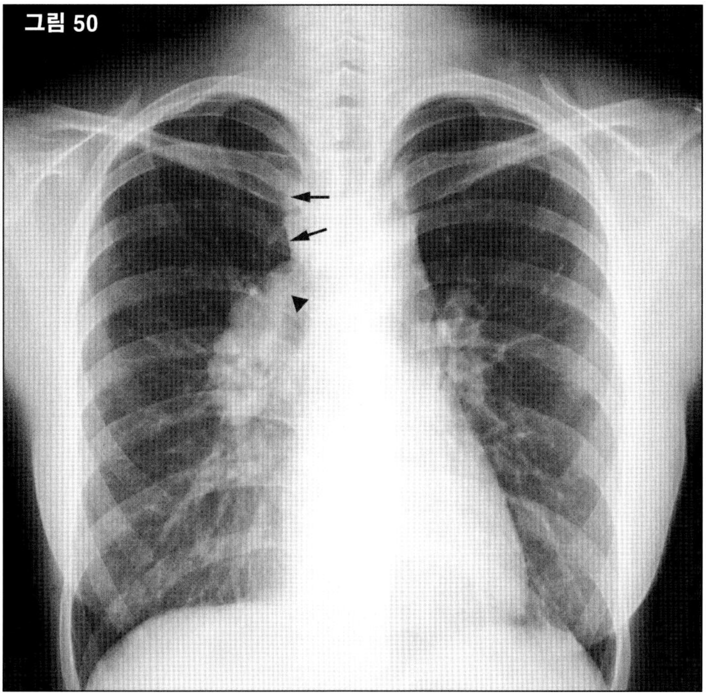

사르코이드증. BHL, 기관주위림프절 종대(←). (one-two-three sign: 70쪽 참조). 기정맥림프절 종대(▲)

그림 51

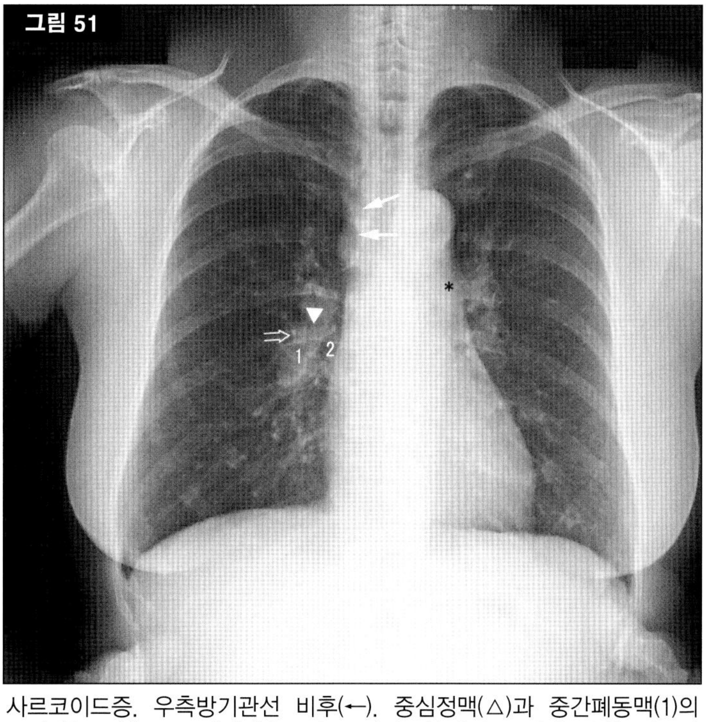

사르코이드증. 우측방기관선 비후(←). 중심정맥(△)과 중간폐동맥(1)의 교점에는 외측으로 튀어나온 고농도의 음영(⇒)이 보인다. 우측 폐문의 평가는 중간기관지간(2)의 투과성(공기음영) 때문에 평가하기 쉽지만 좌측의 폐문(＊)은 어렵다.

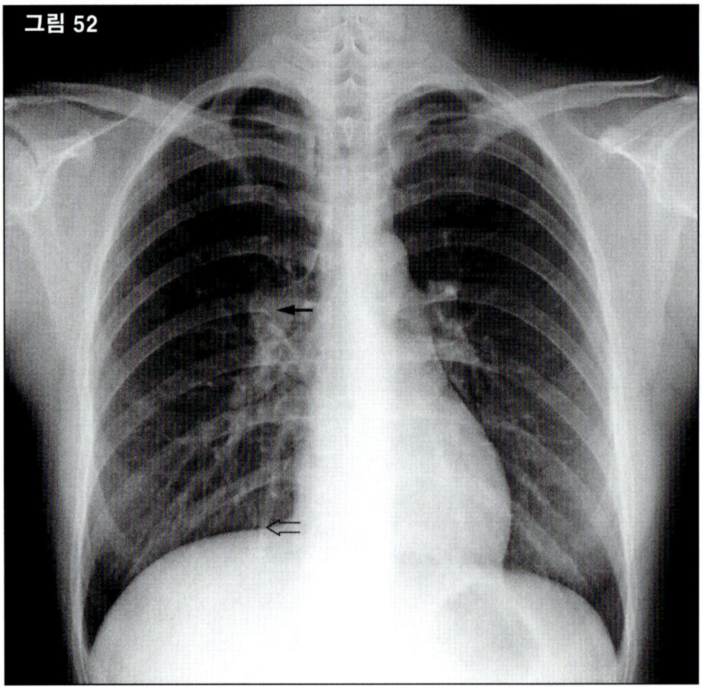

사르코이드증. 중간폐동맥의 기시부에 림프절 종대를 의심하게 하는 종괴 음영(←)이 보인다. ⇐: 하부엽간열(inferior accessory fissure)

기억해 두어야 할 징후 6

◆ one–two–three sign

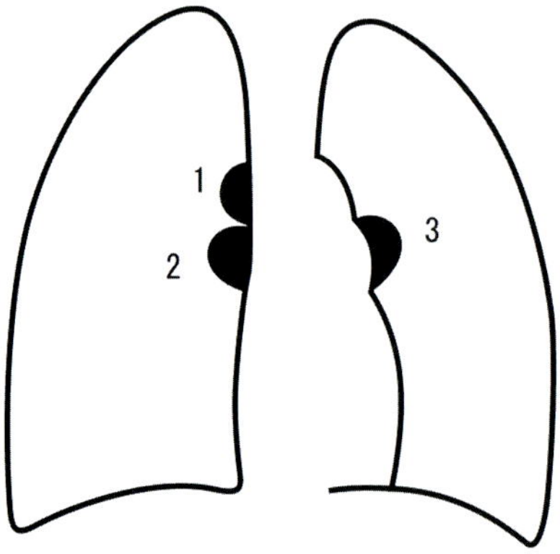

- 오른쪽 기관주위림프절과 양폐문림프절의 종대(69쪽, 그림 50 참조).
- 사르코이드증에서는 커진 림프절이 융합되지 않아 감자처럼 보인다.

Training 5 좌폐문림프절 종대

- 대동맥궁에서 좌폐동맥 상연으로 향하는 선에 팽창은 없는지(그림 53a), 좌폐동맥의 윤곽이 매끄러운지, 농도가 높은지 등을 체크하여 좌폐문림프절 종대를 파악할 수 있다.

그림 53a

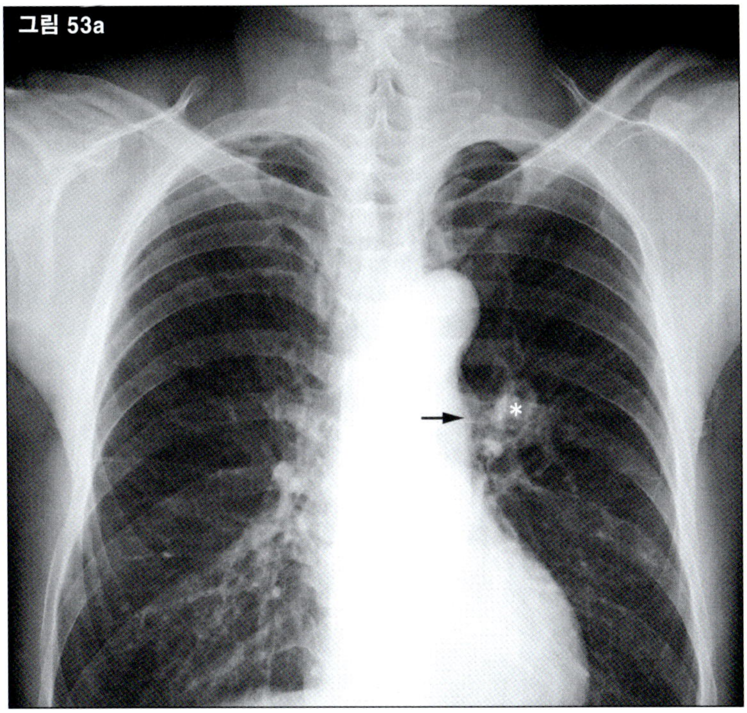

대동맥궁에서 좌폐동맥 상연으로 향하는 선에 팽창을 보인다(→). 또한 상엽 기관지의 기시부에 증가음영이 있다(*).

그림 53b

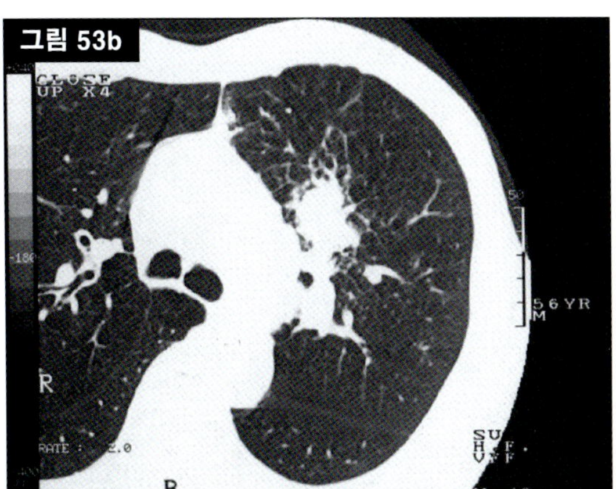

a의 CT. 좌상엽전분절에 폐선암이 있었다.

Training 6 양측 폐문부 림프절 종대(BHL) 및 BHL과 유사한 음영을 보이는 질환

- 양측 폐문부 림프절 종대(BHL, bilateral hilar lymphadenopathy) 및 유사한 음영을 보이는 질환은 다음과 같다.

  림프절 종대: 사르코이드증, 결핵증, 림프종, 폐암, 악성 종양의 림프절 전이, 진폐증, 폐감염증

  혈관확장: 선천성 심질환(좌-우 단락)(left to right shunt), 폐혈전색전증, 폐고혈압증

  기타: 호기 촬영, 폐문부보다 앞 또는 뒤의 폐야에 존재하는 종괴 음영

Training 7 폐문 앞뒤에 있는 폐병변은 폐문부에 투영된다.

- 폐문부에 투영되는 음영이 반드시 폐문부의 병변이라고 할 순 없다. 폐문의 앞뒤에 있는 병변도 폐문부에 투영된다는 사실에 주의해야 한다(그림 53a, b).

기억해 두어야 할 징후 7

◆ Thoracoabdominal sign

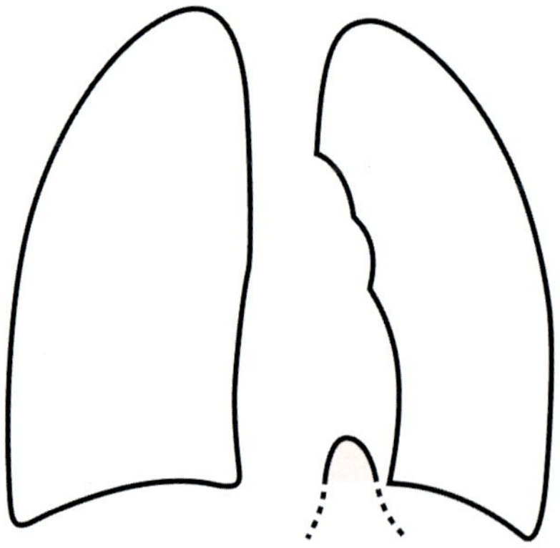

- silhouette sign의 일종. 흉복부에 걸쳐진 병변은 폐와 인접한 부분만 보이는 것뿐이다.
- 아래에 큰 병변이 존재할 수 있고, 이것을 iceberg sign이라고 한다.

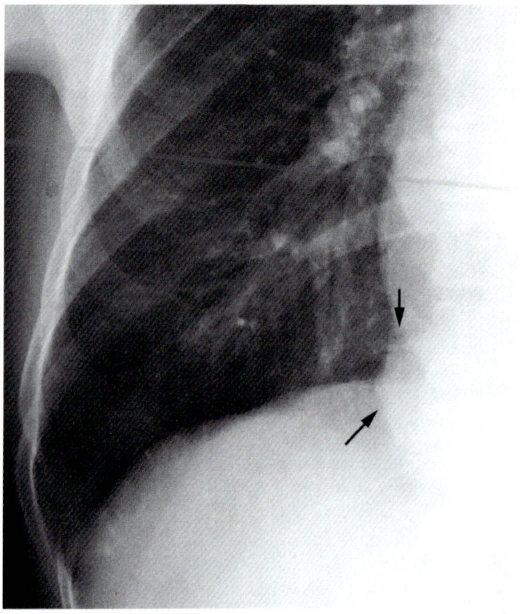

식도 육종

Training 8 폐동맥 확장은 폐문림프절의 종대와 유사하다.

- 그림 54에서는 오른쪽의 (5.　　)의 기시부에 고농도의 종괴 음영이 보이고, 또한 좌주기관지에 걸쳐 (6.　　)의 확장을 보인다(knuckle sign: 74쪽 참조).
- 폐고혈압증에서의 말초폐야는 혈관 음영이 감소되어 투과성이 항진된다(폐야가 깨끗하다고 표현한다).

그림 54a

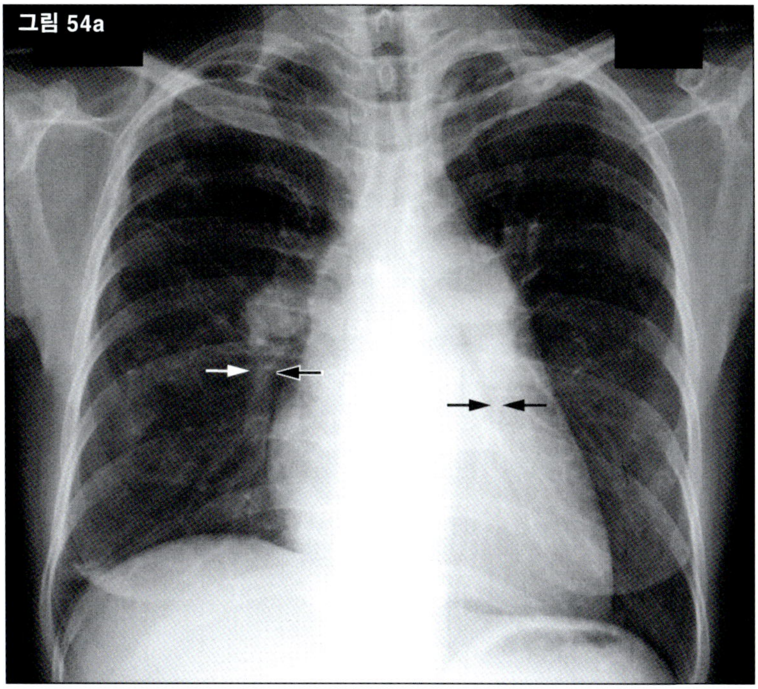

폐동맥의 확장이 보이며 또한 폐동맥이 갑자기 가늘어졌다(knuckle sign).

그림 54b

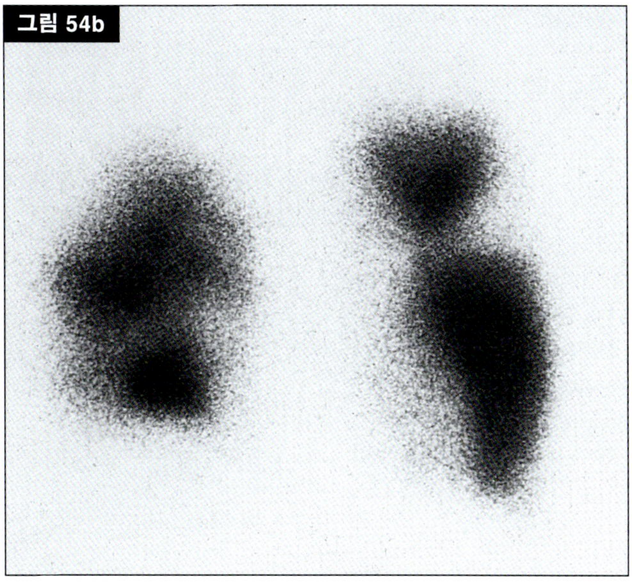

a의 폐혈류 신티그램(perfusion scan). 혈류 신티그램에서의 결손만으로 폐색전증의 진단을 확진하지 않는다. 환기 신티그램(ventilation scan)을 동시에 실시하면 진단적 의의가 높아진다. 혈전색전증의 혈류 신티그램에서는 공간적·시간적인 결손 영상이 중요하다. 즉, 1회의 신티그램에서 많은 엽에 걸쳐 결손 영상이 보이며 시간을 둔 신티그램으로 반복되는 내용을 파악할 수 있다.

정답 5. 중간폐동맥, 6. 좌폐동맥

기억해 두어야 할 징후 8

◆ Knuckle sign(amputation sign)

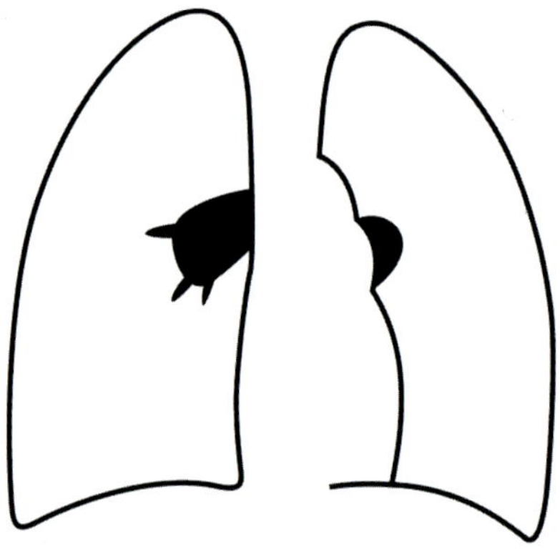

- 폐문부 폐동맥이 확장되어, 말초측의 폐동맥이 갑자기 가늘어진 모습.
- 정상인의 중간폐동맥의 굵기는 흡기 시 15mm 이하로 거의 늑골의 굵기와 비슷하다.
- 폐혈전색전증에서 나타난다(73쪽, 그림 54a 참조).

◆ Hilum overlay sign

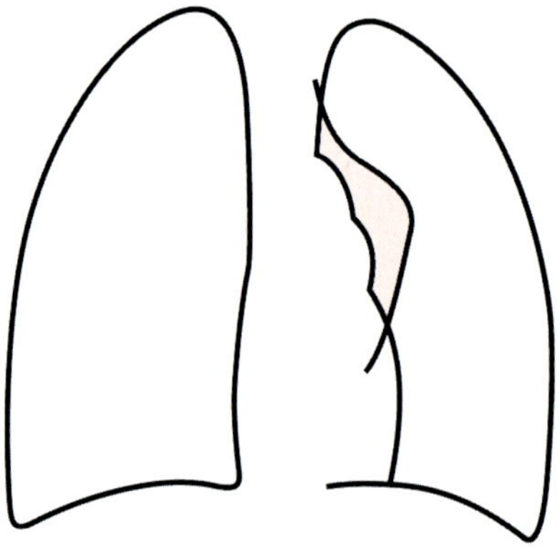

- silhouette sign의 응용 예
- 확대된 중앙음영과 중첩된 폐문이 보일 때에는 심확대나 심막액 저류보다도 종격종괴를 고려.

◆ Hampton's hump(☆)와 Westermark sign(∗)

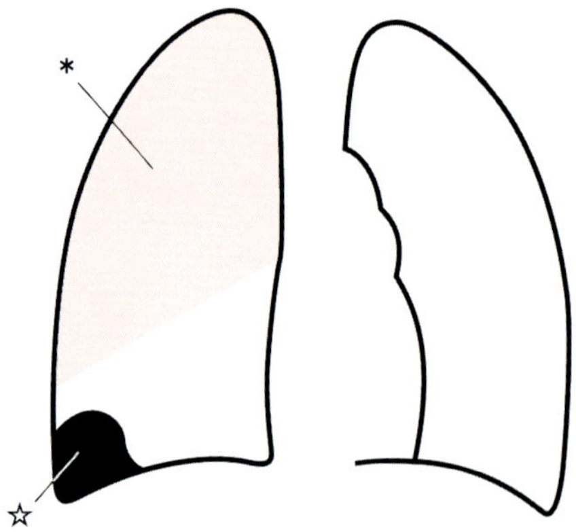

- 흉벽에 밑변을 가지며 폐문 쪽으로 튀어나옴.
- 폐혈전색전증에서 폐경색으로 진행되면 보인다(☆).
- 혈류감소로 투과성이 항진되었다(∗).

8. 폐야의 평가

Master point

- 폐야 음영을 진단할 때의 접근 방법에는 5Ds(5개의 D)가 중요하다.
- 간질성 음영이 무엇인지 이해했다면 폐포성 음영을 이해할 수 있다.
- 폐문리(lung marking)란 단어 사용을 피하고 올바른 분류를 한다.

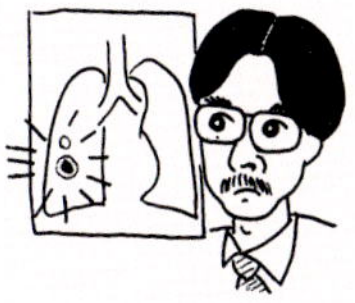

Training 1 5Ds란?

- 진단에 이르기 위해 Osaki는 5개의 D를 강조하였다(100쪽 참고문헌 7). 흉부 X선 사진의 기본을 이해하는 데 있어 매우 유용하다.
- 즉, density(밀도), dimension(위치), distribution(분포), definition(정의), development(진행)의 5개에 의해 6번째인 diagnosis(진단)에 도달할 수 있다.

Training 2 Density(밀도)의 차이는 음영 형성과 관련이 있다.

- X선 사진의 음영 형성에 관계하는 물질은 방사선흡수율이 작은 순으로 (1.), (2.), (3.), (4.)이다. CT는 분해능력이 뛰어나며 물은 0HU(hounsfield unit), 공기 −1,000HU, 폐 −800HU, 지방 −120HU, 근육 40HU, 뼈 350~1,000HU 정도이다.
- 흉부 X선 사진은 거의 X선을 흡수하지 않는 공기의 성질을 이용하여, X선 흡수율이 다른 폐병변의 존재, 즉 (5.)성 병변, (6.)성 병변, 면역 알레르기성 병변, 혈행역학적 병변 등을 검토하는 것이다.
- 이 중 앞의 3개가 3대 질병이며 감별진단 시에는 이것을 항상 염두에 둔다.

정답 1. 공기, 2. 지방, 3. 물, 4. 뼈(금속), 5. 종양, 6. 염증

Training 3 Dimension(위치)의 차이

- 흉곽은 앞뒤로 두께가 있으며 이들을 1장의 필름 위에 투영하기 때문에 중첩은 피할 수 없다. 따라서 흉곽 장기를 입체화하기 위해서는 측면사진을 촬영(95쪽 「제2장의 9. 측면사진의 평가」 참조)과 기관지 주행(그림 55a, b)을 암기해야 한다.
- 기관지의 주행을 외워두면, 기관지와 함께 주행하고 있는 폐동맥이 흉부 X선 사진에 보이기 때문에 도움이 된다.

그림 55a

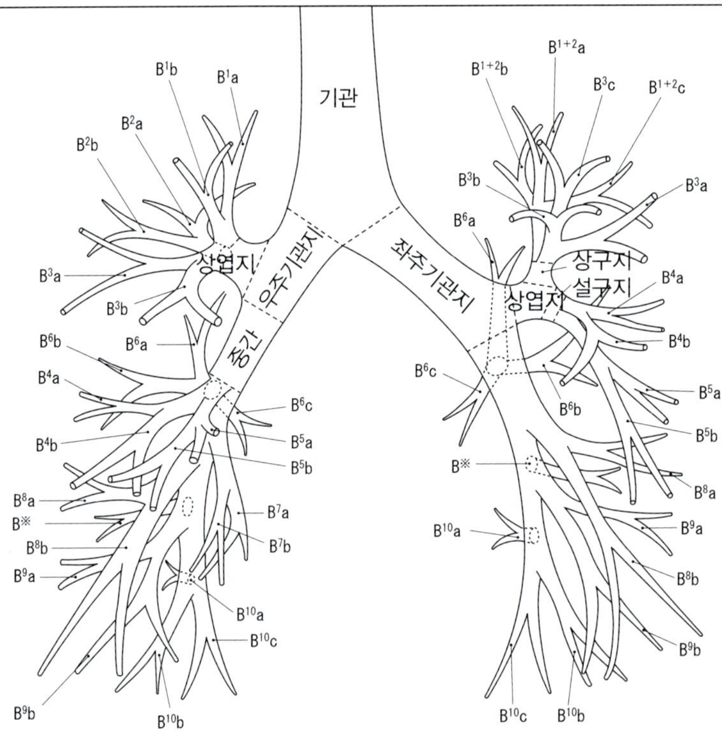

그림 55b 〈좌우의 상엽기관지를 외우는 방법 – 오른손의 법칙, 왼손의 법칙〉

A: 우상엽에서는 오른손 3개의 손가락을 각각 직각으로 만들고, 엄지(B^{1})를 위로, 검지(B^{2})와 중지(B^{3})는 외측으로 향하게 한다. $B^{3}b$는 몸의 정면을 향하게 한다.

B: 좌상엽 B^{1+2}에서는 왼손 3개의 손가락을 각각 직각으로 만들고, 엄지(a)를 위로, 검지(b)를 후방으로 향하게 한다. 중지(c)는 외측을 향하게 한다.

C: 좌상엽 B^{3}에서는 왼손 3개의 손가락을 각각 직각으로 만들고, 엄지(a)를 외측으로, 검지(b)를 전방으로 향하게 한다. 중지(c)는 위를 향하게 한다.

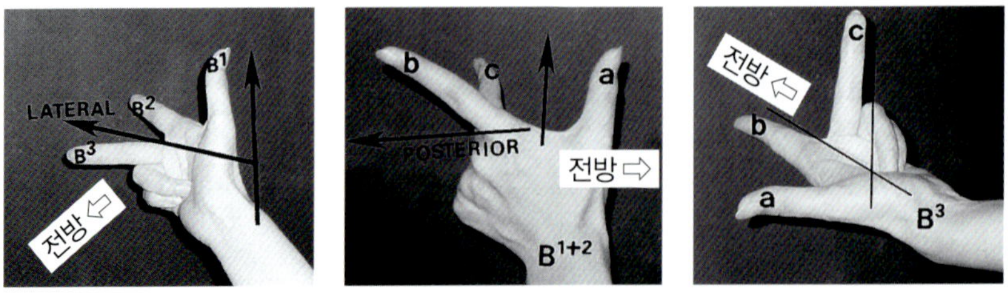

Training 4 Distribution(분포)와 폐병변의 특징

- 어떤 종류의 폐병변은 특유한 분포를 취하는 경우가 있다. 이 메커니즘은 입위 시 폐는 약 30cm의 높이가 있어 상부, 하부에서 환기, 혈류, 림프류, 장력 등의 상태가 다르다는 것과 관련되어 있다. 내측 영역, 외측 영역의 차이도 중요하다. 나아가 해부학적 특성, 기초질환의 유무 등이 관련된다. 각각 상태의 부위에 의한 차이는 다음과 같다. 또한 다음 본문 중의 Ⓐ~Ⓖ는 질환의 발생기전과 관련된다고 생각되는 현상을 나타낸다.

(1) 환기의 국소적인 차이

폐첨은 폐의 가운데에서 가장 움직임이 나쁜 부위이다. 폐의 전후로 비교했을 때는 후방일수록 움직임이 적다. 즉 환기는 아래, 전방일수록 양호하다. 그 때문에 Ⓐ 가래의 배출은 상폐에서는 불리하다.

(2) 혈류의 국소적인 차이

Ⓑ 혈류도 중력의 영향으로 폐하부 쪽이 풍부하다. 혈행성으로 진행되는 질병에서는 하폐야 우위의 분포가 된다.

(3) 환기혈류비($\dot{V}/\dot{Q}$)의 국소적인 차이

흡입된 입자의 잔존은 환기의 많고 적음만으로는 설명할 수 없다. 즉, 입자가 크거나 $\dot{V}/\dot{Q}$가 문제가 된다(그림 56).

입자가 큰 것 중에서 10μm 이상은 비강에서 걸러지며, 0.5μm 전후의 것은 확산과 중력으로 침강의 결합력이 최저가 되기 때문에 침착이 어렵다. 침착률이 높은 것은 1~2μm와 0.2μm 이하인 경우이다.

그림 56

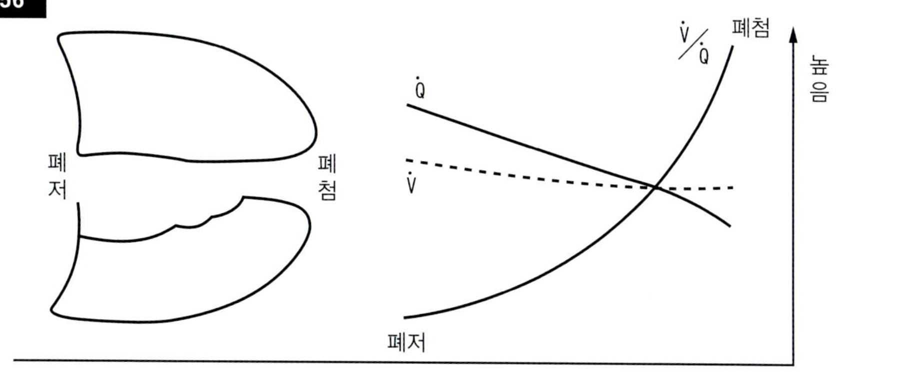

$\dot{V}/\dot{Q}$는 폐첨으로 향할수록 커지므로 Ⓒ 담배 등은 상폐일수록 농도가 짙다. 폐기종, 기종성 낭포가 상폐에서 시작하는 것과의 관련성이 추정된다. 또한 Ⓓ 폐첨부에서는 폐포내 산소 분압이 높고, 결핵균의 정착과 발육에 좋은 조건이다. Ⓔ pH는 상폐야에서 높다(알칼리증으로 기울어져 있음). 그 때문에 이소성인 석회화가 야기되기 쉽다.

(4) 림프류의 국소적 차이

림프류는 호흡운동에 의존하고 있다. 앞에서 설명한 것처럼 Ⓕ 상폐에서는 환기가 좋지 않아 림프류 울혈이 일어나기 쉽다. 또한 Ⓖ 폐의 내측부는 흉곽과 가까울수록 울혈이 보인다.

- 부위별로 나타나기 쉬운 질환은 다음과 같다(괄호 안의 Ⓐ~Ⓖ는 위에서 말한 발생기전을 의미한다).

상폐야에 나타나기 쉬운 질환: 폐결핵증(Ⓓ, Ⓕ)(그림 57), 폐기종(Ⓒ), 기포(bulla)(Ⓒ), 사르코이드증(Ⓕ), 랑게르한스세포조직구증(Ⓒ, Ⓕ)(그림 58a, b), 규폐증(silicosis)(그림 59), 아스페르길루스증(aspergillosis)/알레르기성기관지폐아스페르길루스증(Ⓐ), 이소성 석회화(Ⓔ).

그림 57

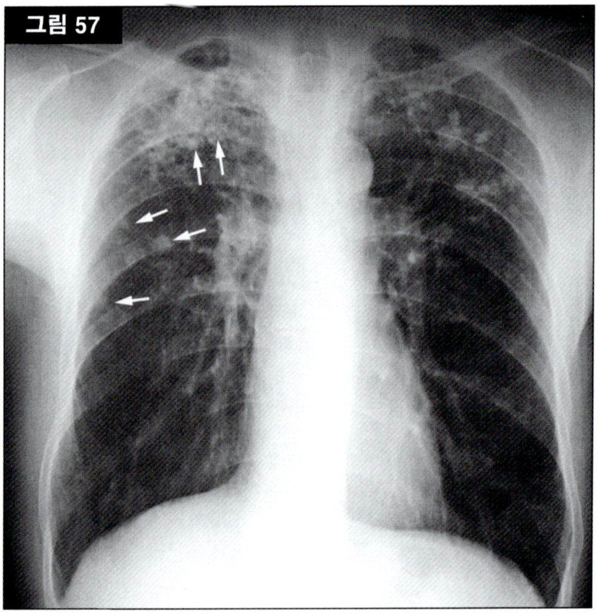

폐결핵. 양측 상폐야를 중심으로 산재한 병변(←)

그림 58a

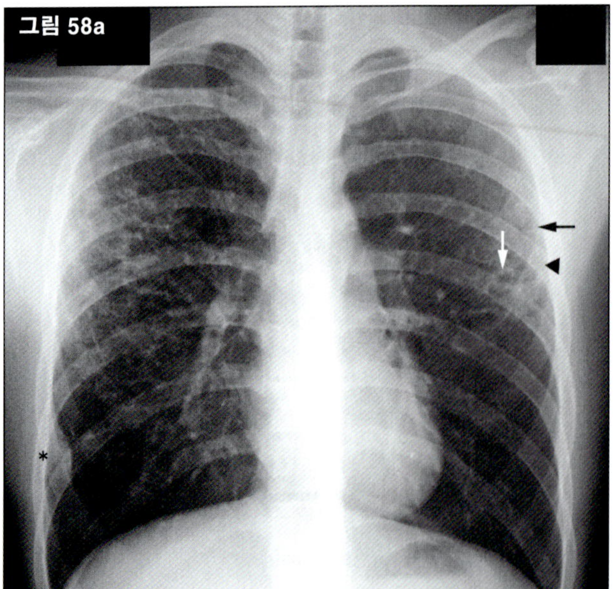

랑게르한스세포조직구증. 벽이 얇은 윤상 음영(←), 벽이 두꺼운 공동처럼 보이는 윤상 음영(↓), 소결절 음영(◀)이 보인다. 병변은 우>좌. 우하흉벽(*)은 지방종(extrapleural sign+)

그림 58b

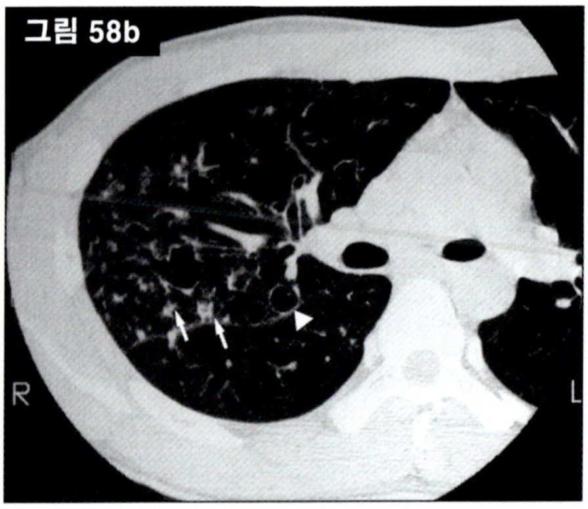

a의 CT 영상. 별 모양의 결절(↑). 비교적 벽이 두꺼운 낭포(△)가 보인다.

<u>상 · 중폐야에 나타나는 질환:</u> 사르코이드증(Ⓕ, Ⓖ)(그림 60).

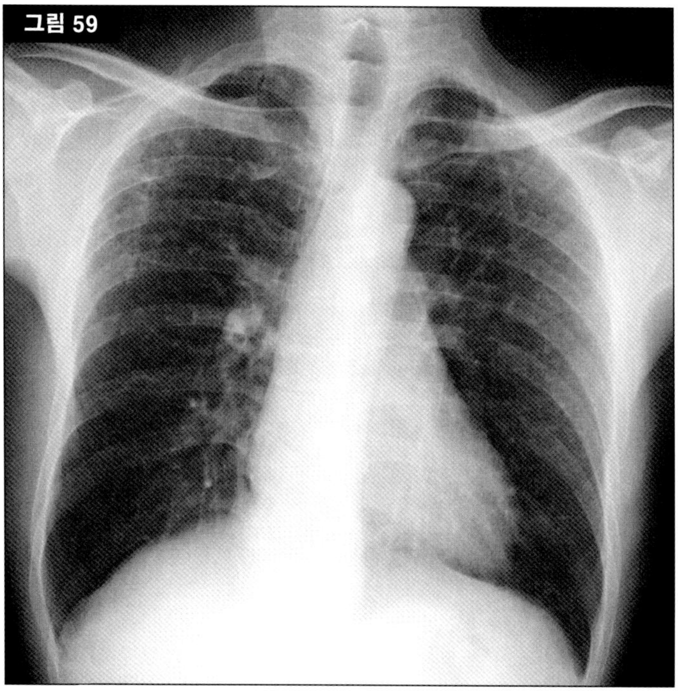

그림 59

규폐증. 유리규산을 포함한 분진 흡입에 기인하므로 병력 확인이 중요하다. 진행된 경우 말고는 증상이 없는 경우가 많기 때문에 미열 등의 증상이 있을 때에는 결핵의 합병을 의심한다.

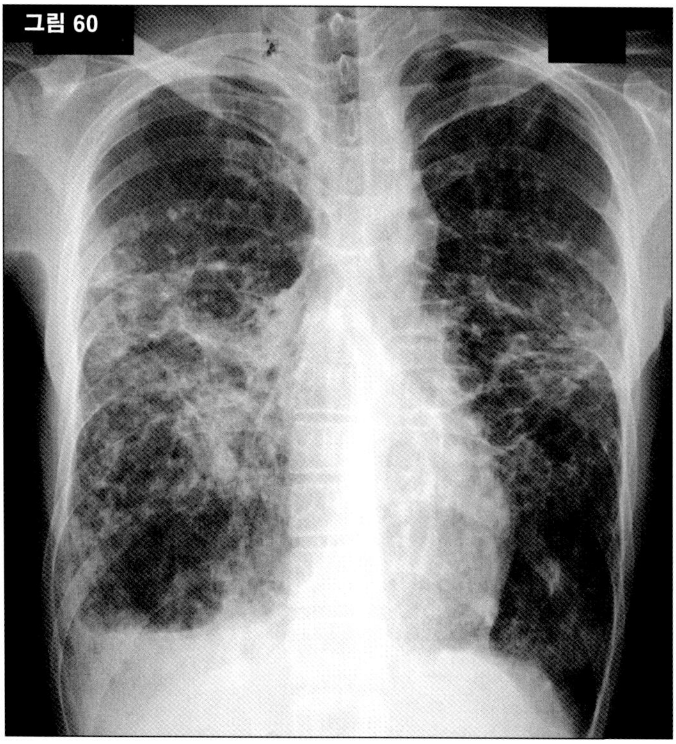

그림 60

폐문에서 중폐야를 중심으로 한 섬유화 병변을 보이는 전형적인 사르코이드증. 중~하폐야에 간유리같은 음영을 보인다.

<u>하폐야에서 주로 나타나는 질환</u>: 특발성 간질성 폐렴(그림 61)/교원병성 간질성 폐렴(Ⓑ: 이 이외에 환기의 양, 즉 진행성인 물리적 자극도 관계되어 있을 가능성이 있음), 흡인성 폐렴(중력의 영향)(그림 62), 폐혈전색전증(Ⓑ), 전이성 폐질환(Ⓑ), 기관지확장증, 미만성범세기관지염(그림 63).

그림 61

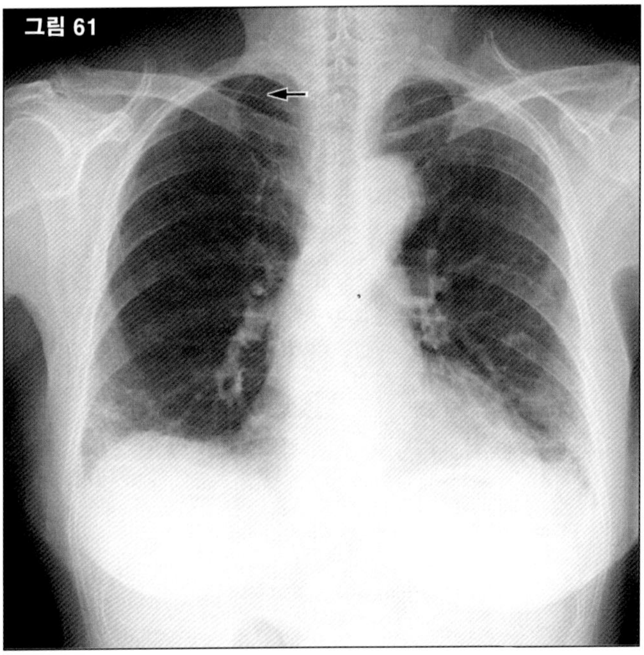

특발성 간질성 폐렴. 양측 하폐야의 횡격막 바로 위에 망상 과립상 음영이 보인다. 우횡격막은 후방 제9늑골이다. 화살표(←)는 후방 제3늑골.

그림 62

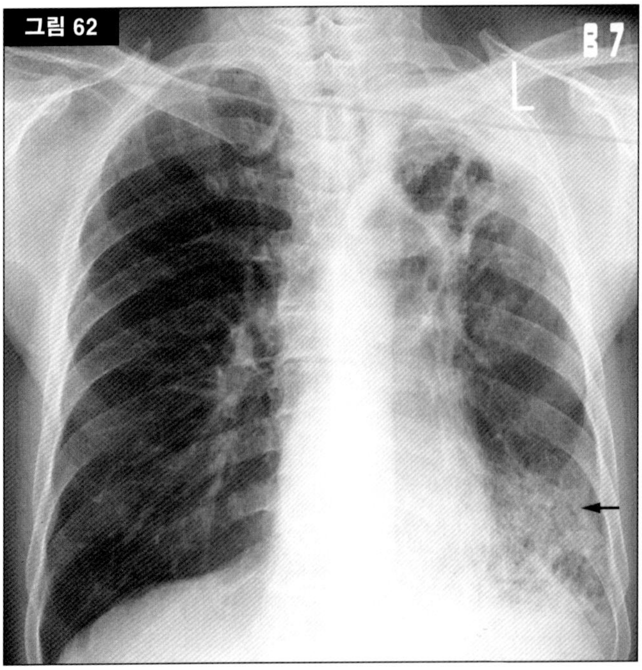

왼쪽 흡인성 폐렴. 좌상폐 비활동성 폐결핵. 좌하폐에는 소결절 음영의 융합 영상(←)이 보인다.

그림 63

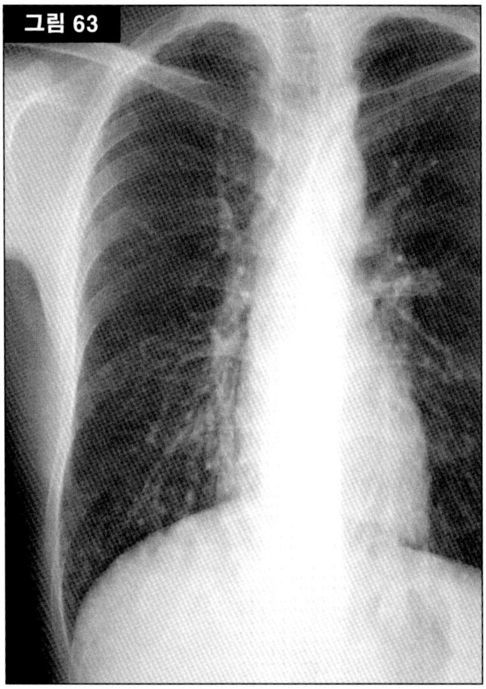

미만성범세기관지염. 본 증례처럼 비교적 조기인 예에서는 호흡세기관지에 있는 병변의 영상에 의해 겹침 소립형 음영 및 세기관지 협착에 의한 과팽창 소견을 보인다. 중추측 기관지 병변(기관지 확장 소견)은 분명하지 않다.

<u>내측 영역에 음영 분포(butterfly shadow)가 주를 이루는 질환</u>: 폐부종(Ⓖ)(58쪽, 그림 42 참조), 폐포단백증(Ⓖ)(그림 64), PCP(pneumocystis pneumonia, *Pneumocystis Jirovecii*)(조기에는 흉막 바로 아래, 특히 늑골횡격막각이 정상을 유지하고 있다)(그림 65a, b).

그림 64

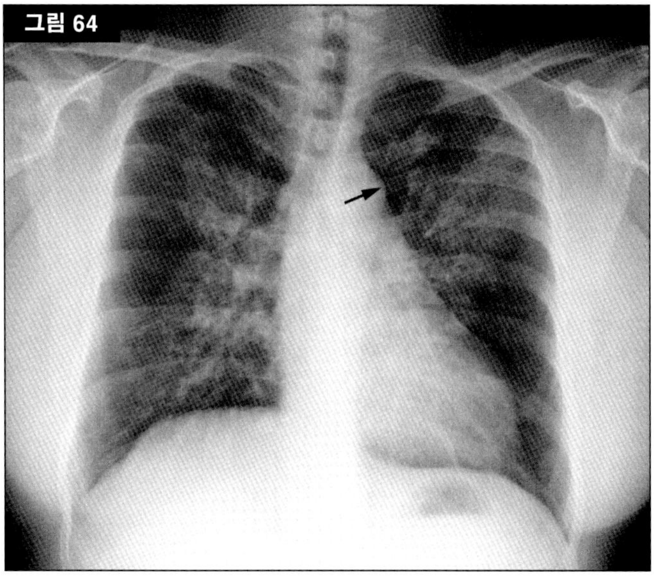

폐포단백증. 흉벽 바로 아래와 늑골횡격막각은 정상인 경우가 많다(butterfly shadow). 본 증례에서는 대동맥궁 주위(↑)도 침범되지 않았다. 박동과 관계될 가능성이 있다.

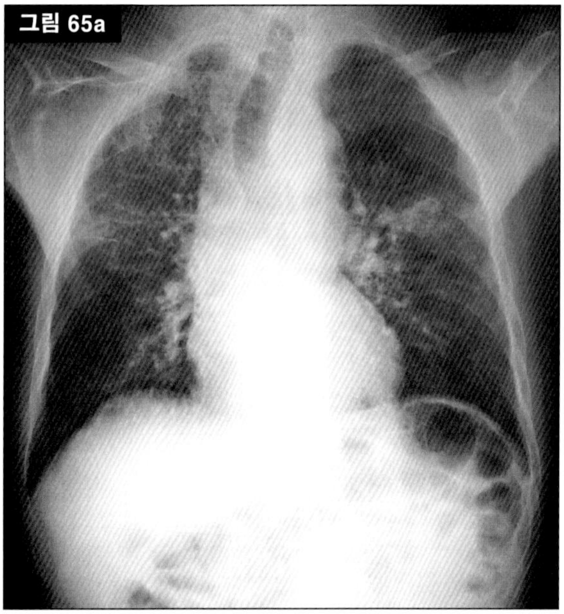

PCP. 폐문에서 말초 쪽으로는 병변이 가볍게 보인다. 폐문 주위에서 시작한 음영(접형 분포)이 양측성이고, 면역 기능이 저하된 환자는 본증을 고려할 수 있다.

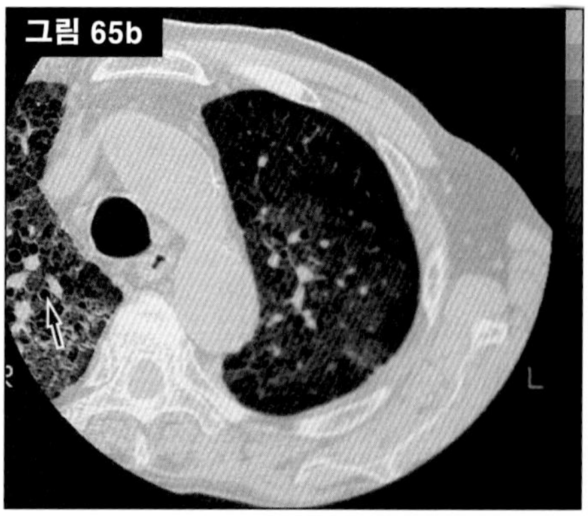

a의 CT 영상. 좌폐에서는 간유리 음영이 지도처럼 존재한다. PCP에 종종 나타나며 AIDS로 발증하는 소낭포가 우폐에 다발하였지만(↑), 본 증례는 AIDS는 아니었다.

외측/흉벽에 가까운 부위에 나타나기 쉬운 질환: 만성 호산구성 폐렴(그림 66), 특발성 간질성 폐렴(그림 67a, b).

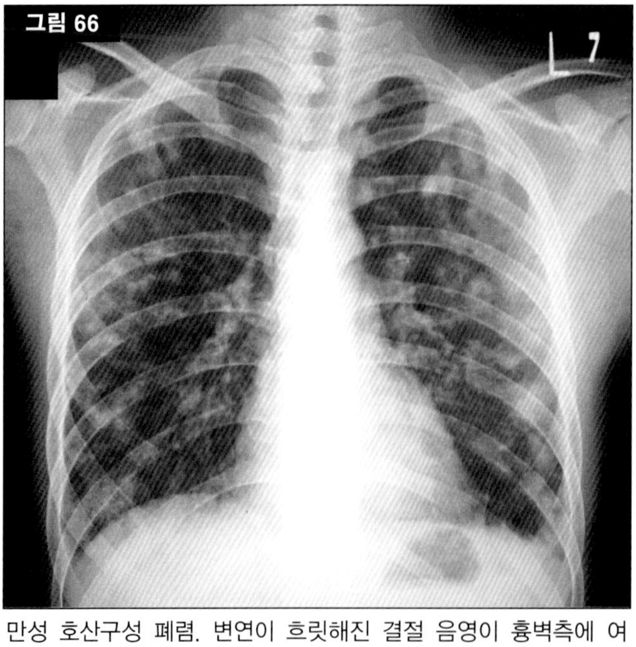

만성 호산구성 폐렴. 변연이 흐릿해진 결절 음영이 흉벽측에 여러 개 보이고 역접형 음영(negative pulmonary edema sign)의 소견을 보이고 있다(86쪽 참조).

그림 67a

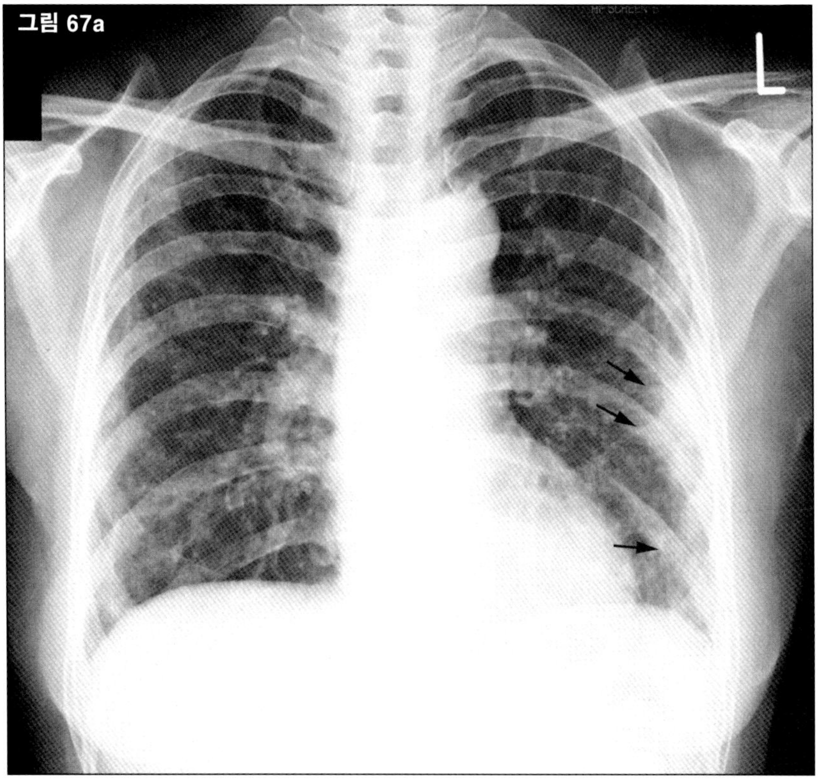

흉벽측의 외측 및 하폐야에 음영이 진하게 나타난다(→).

그림 67b

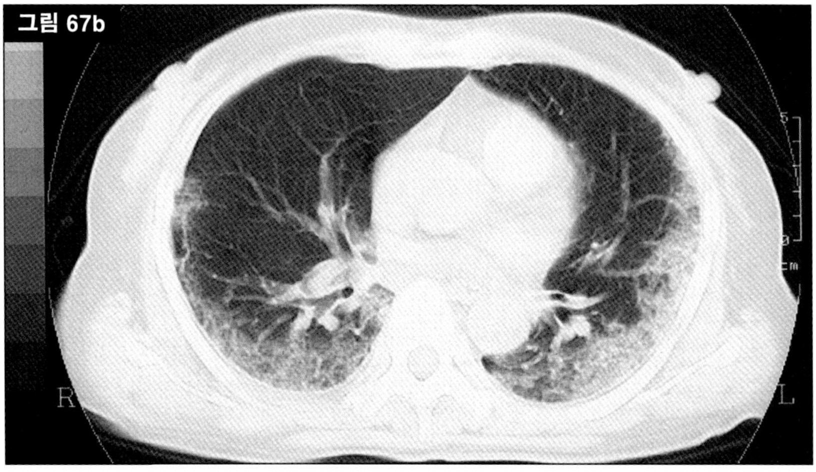

본 증례는 특발성 간질성 폐렴이었지만 교원병성 간질성 폐렴도 동일한 소견을 보이는 경우가 많다. 흉벽 바로 아래에 증가음영부위가 있다. 봉와폐(honeycombing) 소견이나 traction bronchiectasis의 소견 유무는 특발성 간질성 폐렴을 진단하는 데에 중요하므로 HRCT 촬영을 해야 한다.

Training 5 Definition(정의)

- 폐병변은 크게 폐포성 병변과 간질성 병변으로 나눌 수 있으므로(그림 68), 폐야의 음영도 폐포성 음영과 간질성 음영으로 나누어 이해한다.
- 폐포성 병변과 간질성 병변의 판별이 어려운 예가 있고, 병리학적으로는 간질성 병변이라도 흉부 X선 사진에서는 폐포성 음영인 경우가 있으니 주의한다.
- X선 사진으로 진단하기에는 한계가 있지만, 이 정의(감별법)는 판독법의 기초가 되므로 염두에 두면서 판독한다.
- 말초 구조(그림 69)를 이해하는 것은 폐포성 병변인지 간질성 병변인지를 판단하기 위해 필요하며 폐병변을 정의하기 위한 기본이다.
- 소엽(lobule)이란 일반적으로 이차소엽을 말하며 3~5개의 종말세기관지를 포함한다(Reid 소엽의 경우 소엽간중격과 무관하게 기도 분기로 정의된다).
- 세엽(acinus)이란 1개의 종말세기관지보단 말초의 폐를 가리킨다. 따라서 소엽에는 3~5개의 세엽이 있다.

그림 68

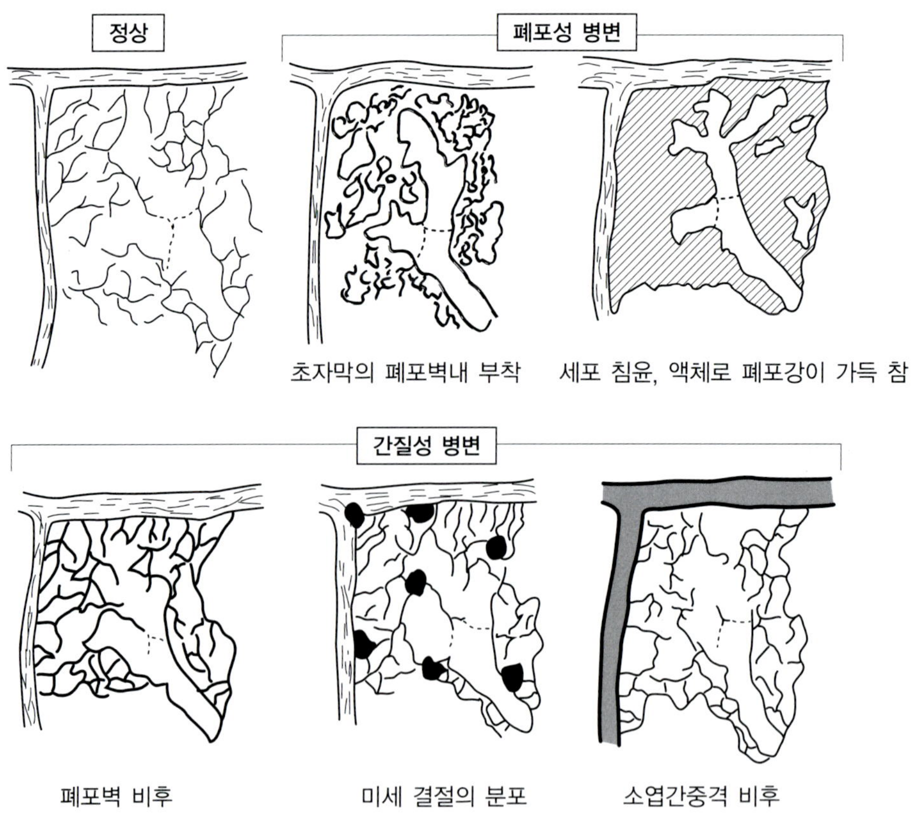

그림 69

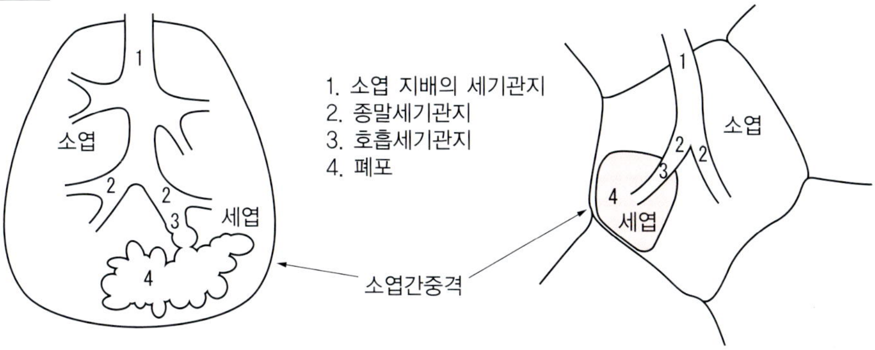

소엽(lobule): 일반적으로 이차소엽을 말하며, 3~5개의 종말세기관지를 포함한다. 따라서 3~5개의 세엽이 있다. 크기는 10~25mm, 일차소엽은 종말의 호흡세기관지 아래 단위(사용하지 않음).
세엽(acinus): 1개의 종말세기관지보단 말초의 폐를 말한다. 세엽의 지름은 5~7mm.

- 간질성 음영(그림 70)에는 선상 음영, 망상 음영, 과립상 음영, 윤상 음영 등이 있다. 이들 소견이 보이면 간질성 음영이라고 판단해도 괜찮다.

그림 70

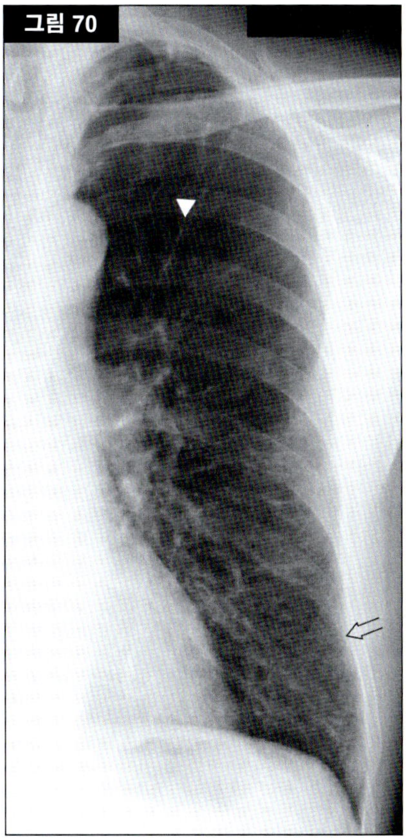

간질성 음영. 간질성 폐렴과 폐기종성 변화 예. 하폐에는 망상 과립상 음영(⇐), 상폐에는 선상 음영(▽)이 보인다. 분포는 비구역성이다.

- 폐포성 음영(그림 71, 72)은 폐포강에 공기 대신 체액성분으로 대체된 상태이다.
- 이러한 특징은 다음 A, B, C, D, E, F의 상태(순서대로는 아님)가 대표적이다.
  - 세엽 음영(Acinar shadow)이 중첩되어 음영을 만들어 변연이 흐릿하게 되면서(Fluffy margin) 융합(Coalescence)을 보이면 Air bronchogram이 보인다.
  - 이들의 변화는 빠르다(Early change).
  - 분포(Distribution)는 해부학적 구역과 일치하는 경우가 많다.
  - 폐울혈은 Butterfly 분포.

그림 71

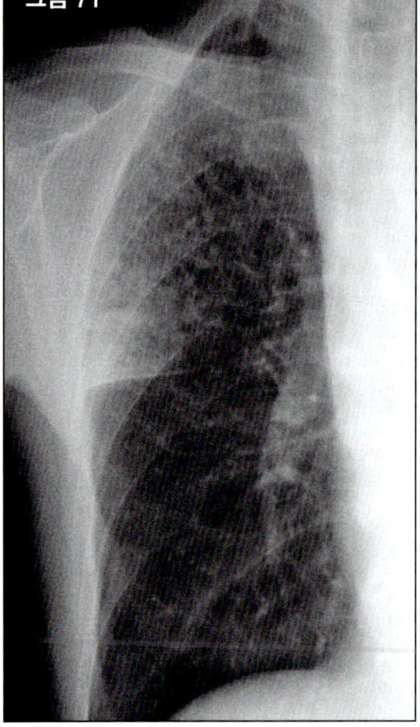

폐포성 음영, 폐렴 예, 상엽 이외에 음영은 없고 fissure로 경계 졌다. 변연이 흐릿한 소결절이 융합하여 밀집된 곳은 음영이 균일하다.

기억해 두어야 할 징후 9

◆ Negative pulmonary edema sign

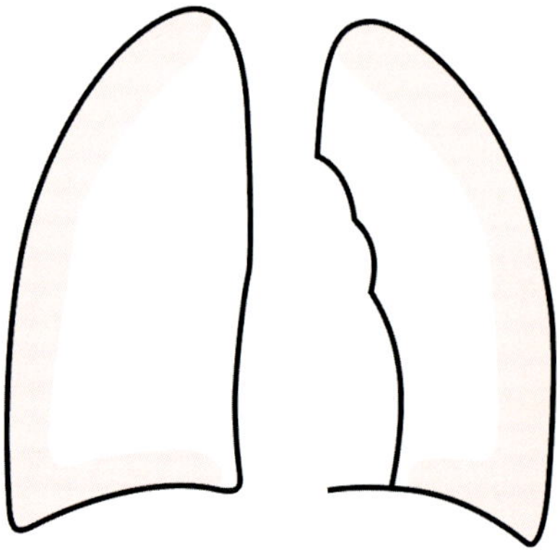

- 폐부종의 경우와 반대로 외측에 음영.
- 만성 호산구성 폐렴(82쪽, 그림 66 참조)에서 보인다.

그림 72

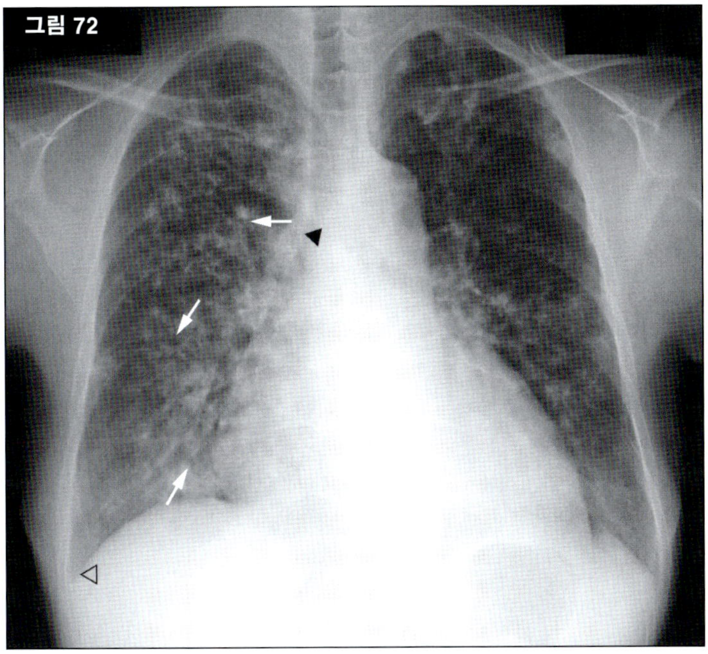

폐포성 음영, 폐출혈 예, 변연이 흐릿한 결절 또는 작은 반점 음영이 융합한 영상을 나타내며 일부에서 air bronchogram(←)을 보인다. p-ANCA 양성으로 신기능이 급속하게 저하함과 동시에 호흡곤란을 호소하면서 내원하였다. 혈담 증상은 없었다. CTR=63%로 확대되었고, 양측에 소량의 흉수(△), 또한 기정맥궁은 11mm 두께로 확장(▲)되어 울혈성 심부전의 합병도 의심된다.

- 폐포성 음영과 간질성 음영의 차이를 다음 표에 나타낸다.

폐포성 음영과 간질성 음영의 차이

	폐포성 음영	간질성 음영
분포	구역성, 다발성	(7.　　), 산포성
기존 구조와의 관계	세엽 · 구역과 일치	기관지 · 혈관 · 림프관 · 소엽간중격과 일치
변연	(8.　　)	선명
융합성	있음	없음
변화	(9.　　)	늦음
형태	세엽결절, 반상, 괴상	(10.　　)
급성 병태	폐렴, 폐부종, ARDS, 폐포출혈, 약제성 폐렴, 급성 호산구성 폐렴	바이러스성 폐렴, 속립성 결절(miliary tubercle), 과민성 폐렴, 약제성 폐렴, 급성 간질성 폐렴
만성 병태	결핵(세엽결절형) 만성 호산구성 폐렴	특발성이나 교원병성 간질성 폐렴, 진폐증, 사르코이드증, 미만성범세기관지염, 암성 림프증

ARDS: acute respiratory distress syndrome(급성 호흡곤란 증후군)

정답 7. 미만성, 8. 선명하지 않음, 9. 빠름, 10. 선상, 망상, 과립상, 윤상

Training 6 Development(진행)

- 흉부 X선 사진의 이상과 증상이 일치하지 않는 경우가 많다. 따라서 증상이 없어도 X선 사진을 찍는 의의는 크다.
- X선 사진은 2장을 비교하여 변화를 파악하면 정보량은 3배, 4배가 되기도 한다. 따라서 가능하면 이전의 필름을 가져오게 한다.

Training 7 폐야 평가에 필요한 그 밖의 포인트

■ 무기폐

- 함기 감소의 정도에는 여러 가지가 있다(그림 73). 경증인 것보다 진행한 예를 놓치기 쉽다. 이는「함기가 감소한 폐는 하얗게 보여 확인할 수 있다」는 오해에서 비롯된다.
- 함기의 감소를 확인하기 위해서는 하얗게 보인다는 점보다 다음과 같은 함기 감소에 따른 주변 구조의 편위에 주목해야 한다(그림 74).
  ① 엽간열 편위, ② 폐문 편위, ③ 횡격막 거상, ④ 종격 편위, ⑤ 기관 편위, ⑥ 늑간강 협소화, ⑦ 심장 · 대동맥 · 횡격막의 silhouette sign, ⑧ 국소의 폐야 농도 상승.

그림 73

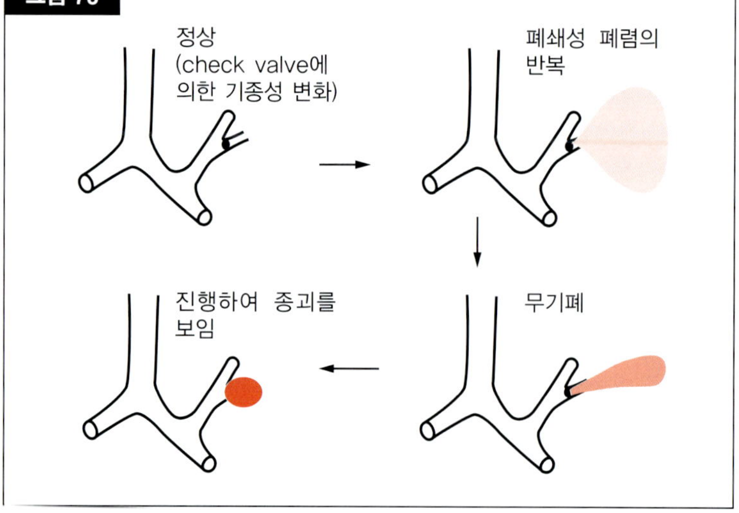

그림 74

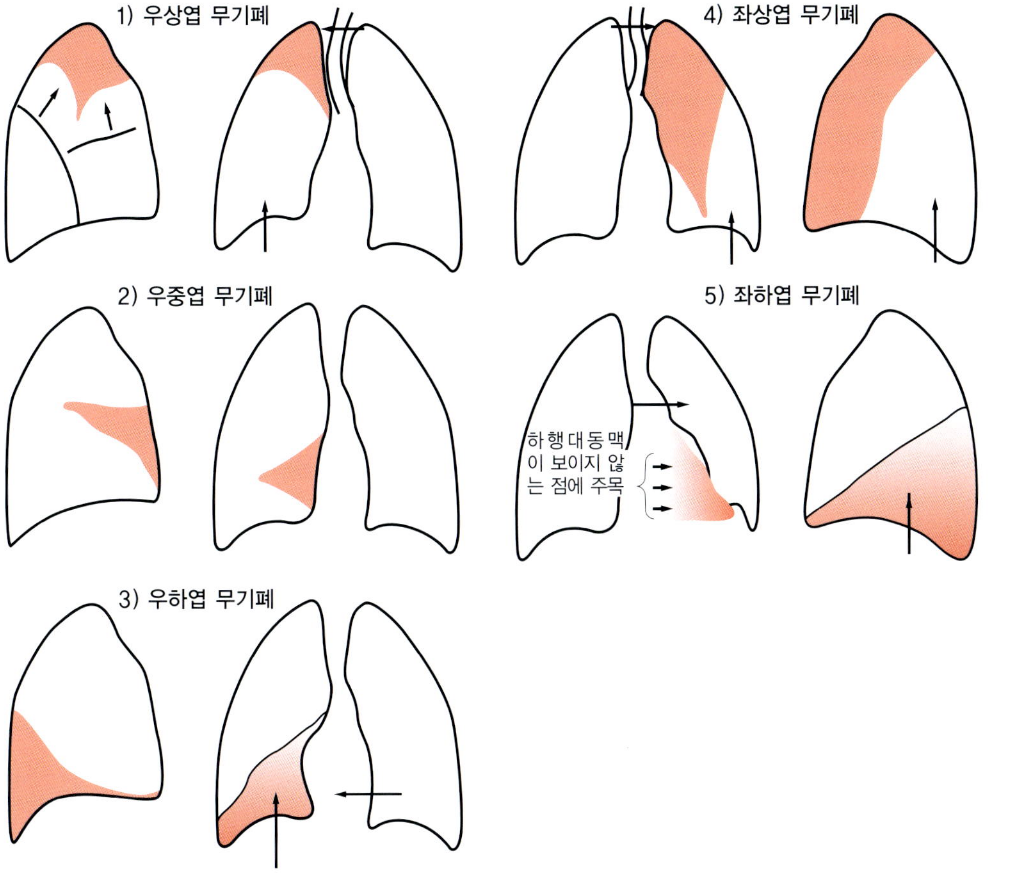

기억해 두어야 할 징후 10

◆ Wave sign

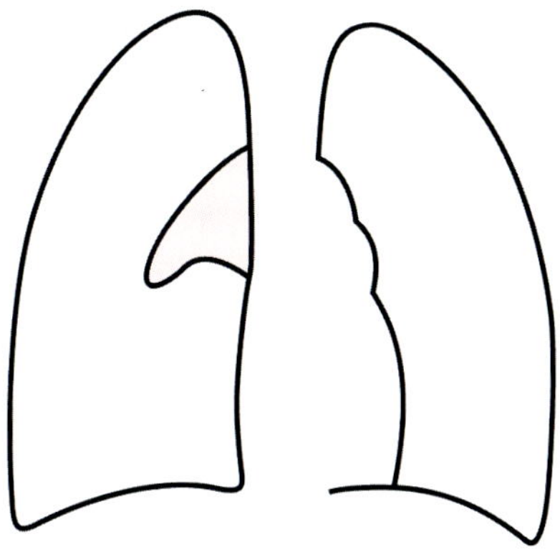

• 생리적으로 큰 영유아의 흉선은 요트의 돛 모양.

◆ Sail sign

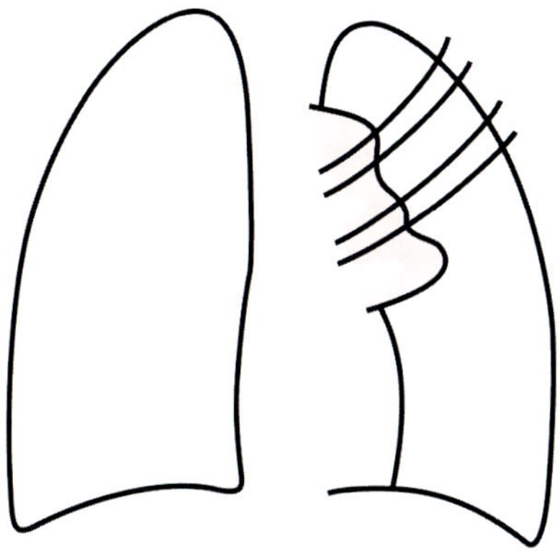

• 늑골과 인접한 부분은 약간 함요.
• wave sign과 sail sign은 같은 질환에서 관찰된다(sail sign은 증상이 진행된 상태).

● 무기폐의 X선 사진을 그림 75, 76a, b, 77a, b에 나타낸다.

그림 75

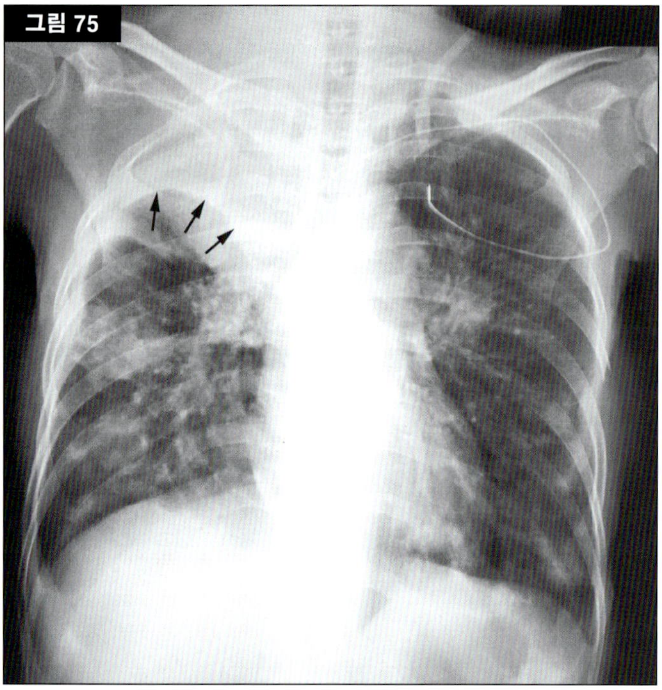

우상엽 무기폐. 화살표(↑)는 소엽간열의 위쪽 편위를 나타낸다. 우횡격막의 상승도 보인다. 폐야에는 다수의 폐전이로 인한 결절 음영이 보인다.

그림 76a

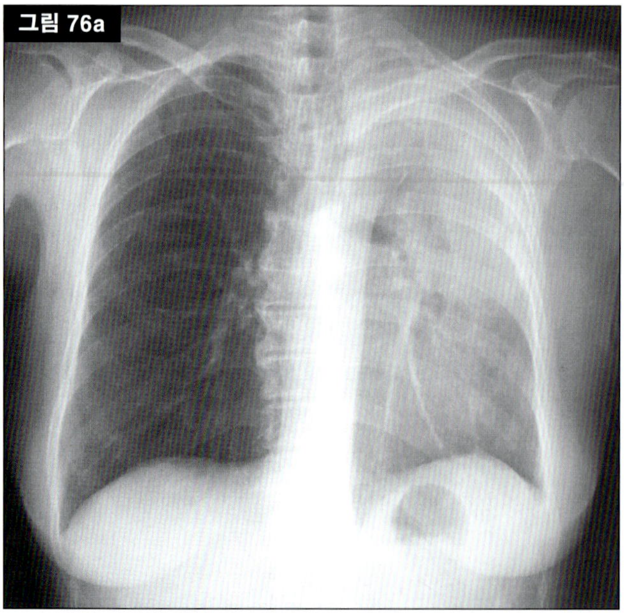

좌상엽 무기폐. 좌폐야의 전체적인 투과성이 저하하였다. 기관과 종격은 편위하여 대동맥궁과 심장 음영의 좌연이 보이지 않는다. 좌폐문과 좌횡격막의 거상이 관찰된다.

그림 76b

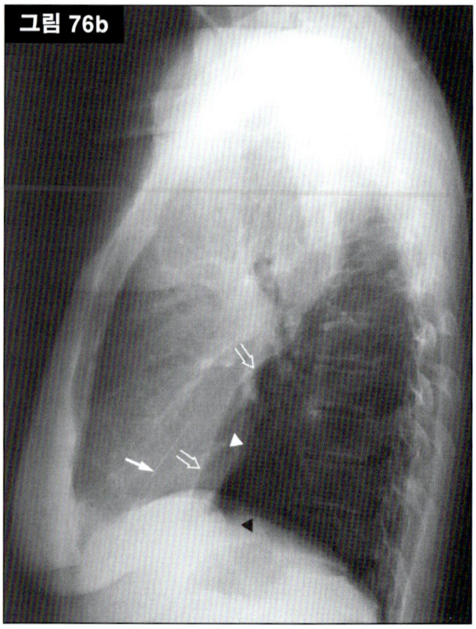

a의 측면 사진. 화살표(→)는 오른쪽 major fissure, 화살표(⇒)는 왼쪽 major fissure, △는 심장 후연, ▲는 좌횡격막

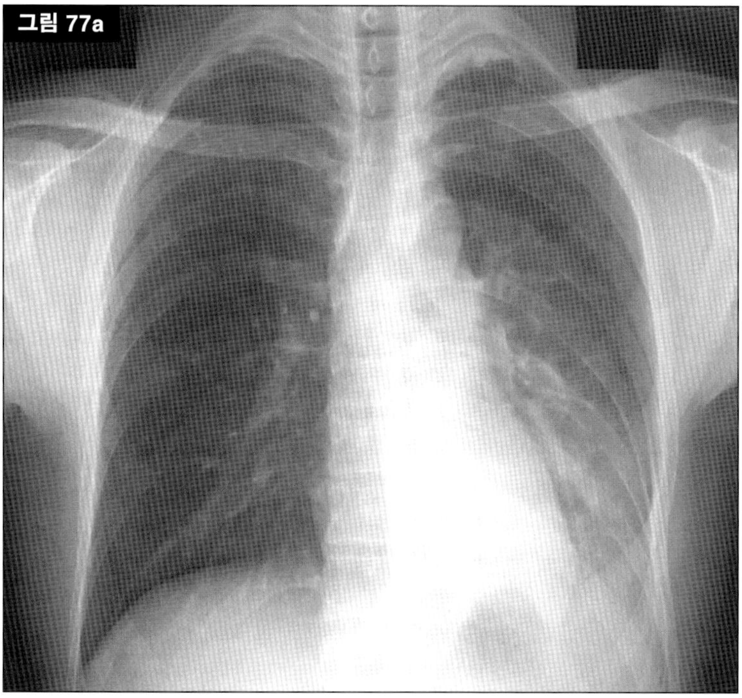

그림 77a

좌하엽 무기폐. 종격은 왼쪽으로 편위하였다. 하행대동맥과 좌횡격막이 보이지 않는다는 점(silhouette sign+)과 심좌연이 보이지 않는다는 점(silhouette sign–)에서 좌하엽에 병변이 존재한다는 것을 알 수 있다.

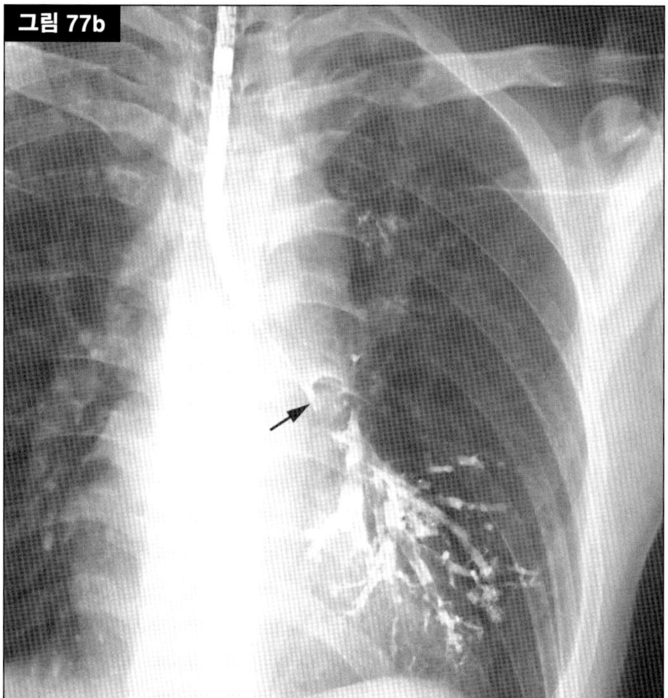

그림 77b

a와 동일한 증례. 기관지조영으로 좌엽기관지에 융기성 병변(↑)이 보였고, 이는 유암종(carcinoid)이었다.

■ 폐렴

- 폐렴이 의심되는 영상에 균일한(짙은) 영상이 반드시 있는 것은 아니라는 점을 명심한다.
- 폐렴은 종종 세기관지주위염으로서 발생하거나, 고령자나 흡연자에게는 폐기종성 변화를 동반하여 Swiss cheese형 소견을 보이는 경우가 많기 때문이다(그림 78).

그림 78 〈폐렴의 기본 음영〉

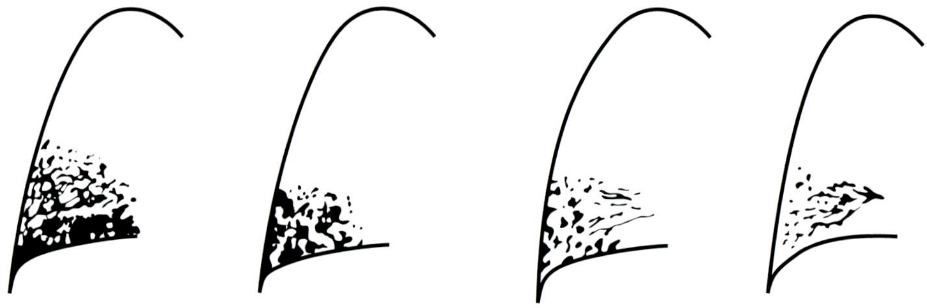

1. 구역 이상의 범위로 퍼져 있는 폐포성의 균일한 음영
2. 소엽성 음영(1cm 정도의 폐포성 음영)을 주체로 한 음영
3. 세엽성 음영(5~7mm 정도의 폐포성 음영)을 주체로 한 음영
4. 소엽중심성 음영(peribronchiolar nodule)을 주체로 한 음영

기억해 두어야 할 징후 11

◆ Inverted S sign(reverse S sign)

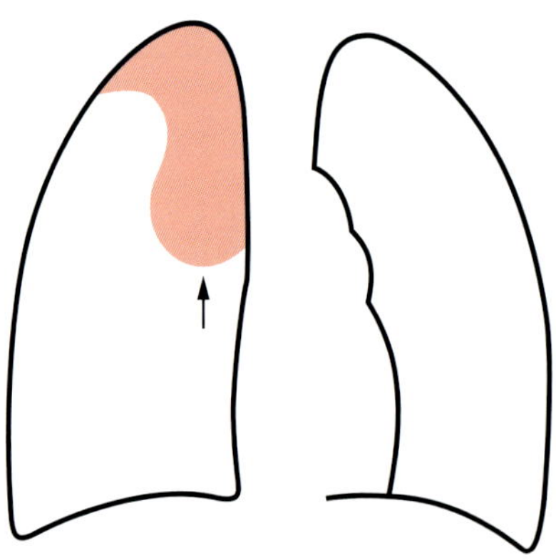

• 우폐문부 종괴(↑)와 우상엽 무기폐에 의해 생기는 징후(90쪽, 그림 75 참조).

◆ Upper triangle sign

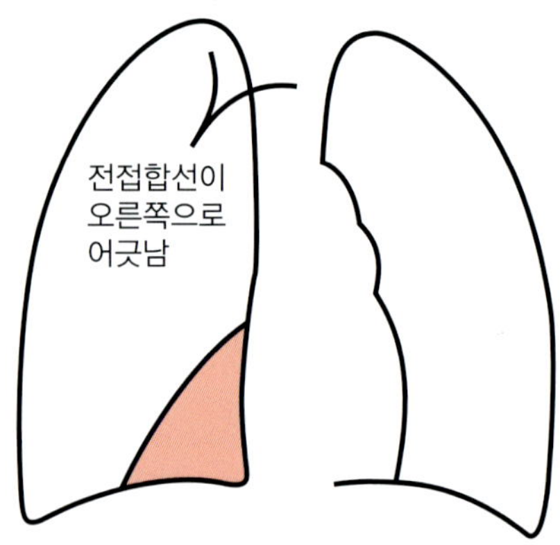

• 전종격 삼각의 편위. 편위된 부위 하엽의 무기폐를 나타낸다.

■ (소)결절 음영

- 대부분의 질환에서 (소)결절 음영이 보이며 감별이 중요하다(109쪽 참조). 종종 다른 음영과의 중첩 때문에 인식하기 어렵다. 결절은 농도에 의하기도 하지만 크기는 5mm 정도이다.
- 특히 고분화 선암에서는 함기를 유지하고 있고, 간유리 농도 정도이기 때문에 인식하기 어렵다. 여기에서는 자세한 것은 다루지 않지만 atypical adenomatous hyperplasia(AAH)나 Noguchi의 말초 소형 선암의 분류(143쪽 참조)에 대해서도 확인해 두어야 한다.
- (소)결절 음영의 감별을 표로 나타내었다.

(소)결절 음영의 감별

	악성	양성
변연	명료하지 않음 notch(변연의 함요가 불규칙) spicula(극상돌기)	선명 평활
내부	불균일	균일
석회화	드물다*	+인 경우 있음
공동	부정	
흉막함입	+이면 악성을 고려	+인 경우 있음
산포 음영	드물다	+이면 양성을 고려

*석회화의 존재는 골육종의 폐전이나 석회화의 병변을 폐암조직이 휘감고 성장한 경우 등을 제외하고 대부분은 양성 병변을 시사한다.
기타 악성을 시사하는 상태: 석회화가 아닌 림프절 종대. 원격 전이의 종대, 직경 3cm 이상. 흡연자(특히 남성). 석면이나 크롬 등의 흡입력(112쪽 참조).
기타 양성을 시사하는 상태: doubling time이 7일 이내. 진균에 대한 양성 침강 항체 반응.

- 감별 시 판단의 기본이 되는 공동과 석회화는 다음과 같다.

(1) 종종 공동을 형성하는 병변
- **감염증:** 폐결핵증, 비정형 항산균증(결핵에 비해 벽이 얇은 것이 특징), 폐화농증(lung suppuration), 진균증, septic emboli, 기생충.
- **종양:** 폐암(특히 편평상피암. 침윤성으로 성장하는 선암보다 빈도가 높다).
- **면역질환:** Wegener 육아종증.

(2) 실제 공동은 아니지만 공동형 음영을 나타내는 것
- 낭포형 기관지 확장증, 기포(bulla)(흉부 X선 사진에서는 bleb와 bulla를 감별할 수 없다), pneumatocele, 폐분획증, bronchogenic cyst, 식도열공 헤르니아.

(3) 석회화가 존재하는 병변
- **둥근결절:** 육아종증, 과오종.
- **산포성:** 폐결핵증, 규폐.
- **흉막의 석회화:** 폐결핵증, 석면, 농흉, 혈흉.

SIDE MEMo

폐에 나뭇가지 모양의 음영이 관찰될 때 혈관 음영(굵기가 같은 폐동맥과 폐정맥에서는 음영의 차이가 없음)인지 비혈관 음영(기관지벽 비후, 선상 음영, 망상 음영)인지를 판별해야 올바른 진단을 할 수 있다.

■ 좌우의 폐야 내측은 여기까지이다: 전접합선 · 후접합선 · 기정맥식도선(그림 79, 80)

- 전접합선(AJL, anterior junction line): 좌우 폐의 흉막이 흉골의 뒤쪽에서 접한 부분을 가리킨다. 흉골병(sternal notch)보다 위쪽에서는 대혈관이나 흉선이 있기 때문에 V자형으로 벌어져서 선을 형성할 수 없다. 아래쪽에서는 왼쪽으로 기울어져 심장 위에서 반전한다.
- 후접합선(PJL, posterior junction line): 좌우의 폐가 척추의 앞에서 접한 부분을 가리킨다. 기도 투과성 음영 안에서 위아래로 주행한다. 위쪽에서는 폐첨으로 이행해 흉골병을 넘는다.
- 기정맥식도선(AEL, azygoesophageal line): 우식도주위선(right paraesophageal line)과 같은 의미. 우폐와 식도벽이 접하여 형성되는 선. 기정맥(기관분기부)보다 아래쪽에서는 우하엽이 추체 전방을 넘어가 약간 좌심방 쪽으로 이동한다.

그림 79

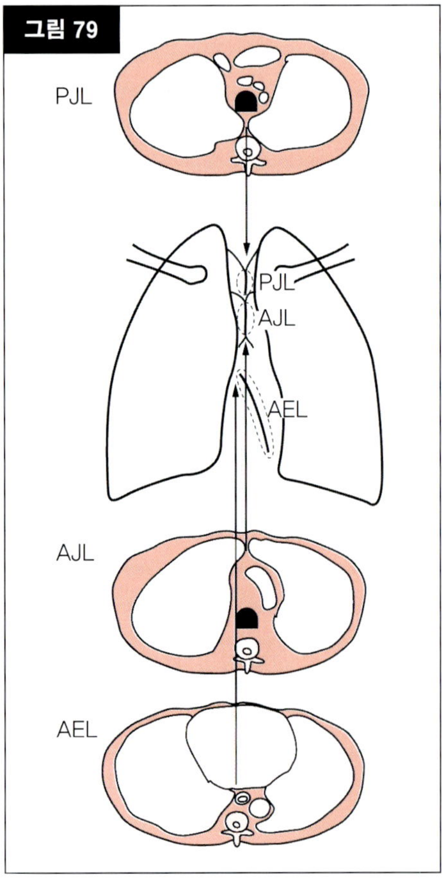

그림 80

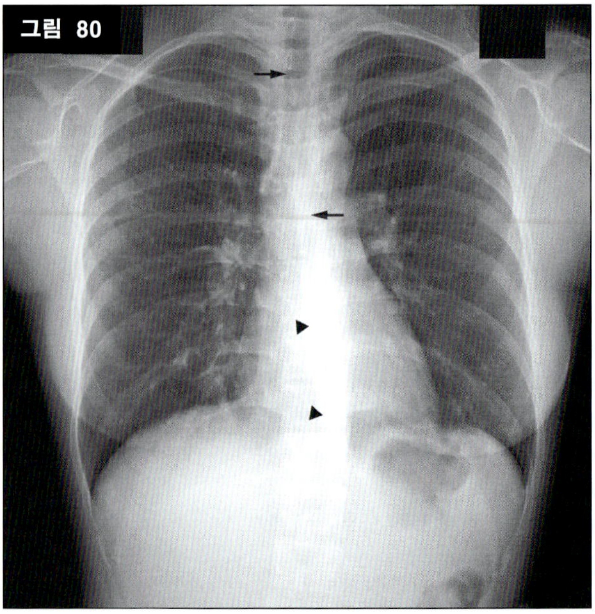

→: 후접합선(PJL), ←: 전접합선(AJL), ▲: 기정맥식도선(AEL)

9. 측면 사진의 평가

Master point

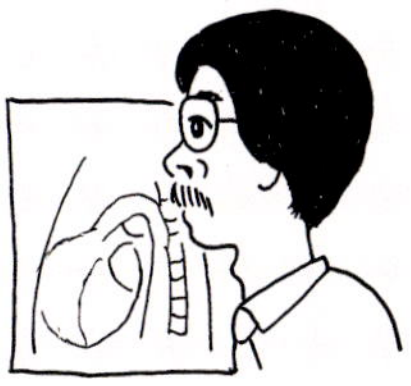

- 흉부를 입체화하기 위해서는 측면 사진을 찍어야 한다.
- 정면 사진에서는 상부 흉골의 후방과 심장의 후방 폐음영을 관찰하기 힘들다.
- 횡격막 음영을 찾아 그 좌우를 결정하면 판독에 도움이 된다.

Training 1 측면 사진의 판독 순서(그림 81)

- 측면 사진을 순서대로 판독해가면 진단을 원활하게 할 수 있다.
  1) 우선, 상부 흉골 후면과 (1.   ) 후면에 이상 음영이 있는지를 확인한다.

그림 81

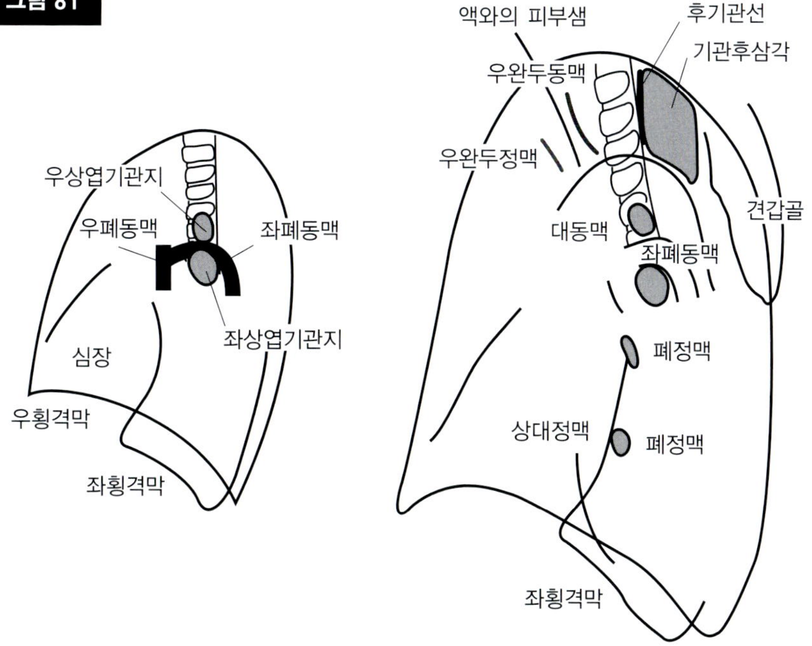

정답 1. 심장

2) 다음으로 기관에 주목한다. 기관의 후방에는 기관후삼각이 있고, 전방을 (2.   ), 하방을 대동맥궁, 후방은 (3.   )로 둘러싸여 있다.
   이 부위의 기관후선의 두께는 (4.   )mm 이하가 정상이다. 두꺼울 때에는 식도병변이나 종격병변을 의심한다.
3) 기관지 중 상엽을 향하는 기관지는 원형의 투과성 음영으로서 확인할 수 있다. 좌상엽 기관지는 우상엽기관지보다 (5.   ) 위치에 있으며 지름이 크다.
4) 좌폐동맥은 좌상엽기관지를 걸치고 있는 것을 알 수 있다.
5) 횡격막 중 어느 쪽이 오른쪽이고 어느 쪽이 왼쪽인지를 결정하는 과정은 분석에 유용하다(그림 82).
   왼쪽 측면에서 크게 보이는 늑골과 연결된 흉곽/횡격막은 오른쪽이다. 이것을 big rib sign이라고 한다(그림 82 ①).
   왼쪽의 횡격막은 위 공기음영과 밀접한 관련을 가지며(그림 82 ②), 하부 심장과 접한 전측의 좌횡격막은 silhouette sign+가 되어 관찰하기 어렵다(그림 82 ③).
   major fissure와의 관계로 좌우가 판명되는 경우도 있다(그림 82 ④).
   일반적으로 오른쪽 major fissure는 왼쪽보다 앞에 있고, minor fissure와 연결되기 때문에 오른쪽임을 파악할 수 있다(그림 82 ④).

그림 82

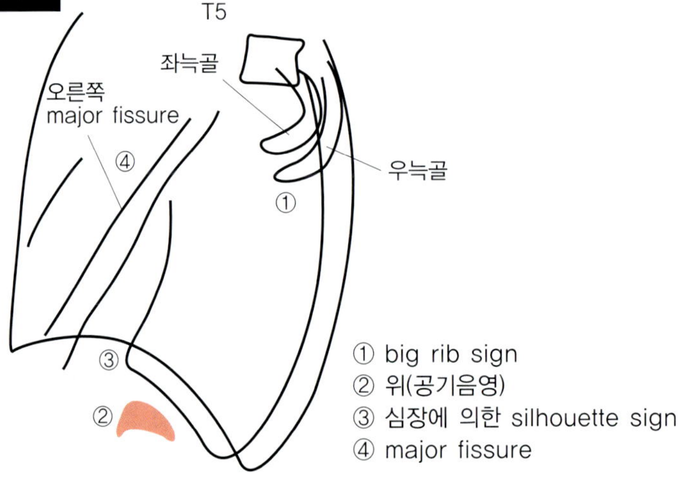

정답 2. 기관, 3. 흉추, 4. 5, 5. 낮은

6) 좌심실 확대는 좌심실 후연, 횡격막, 하대정맥으로 둘러싸인 cava triangle의 크기를 관찰하여 평가할 수 있다.

좌심실 후연과 하대정맥과의 교차점을 A, A에서 2cm 위의 점을 B로 하고, B에서 좌심실 후연까지의 거리(그림 83b ①)가 (6.　　)cm 이상이면 좌심실 확대라고 할 수 있다. 상기 A점에서 횡격막까지의 거리로도 평가할 수 있다. 이 거리(그림 83b ②)가 (7.　　) cm 이하이면 좌심실 확대라고 할 수 있다.

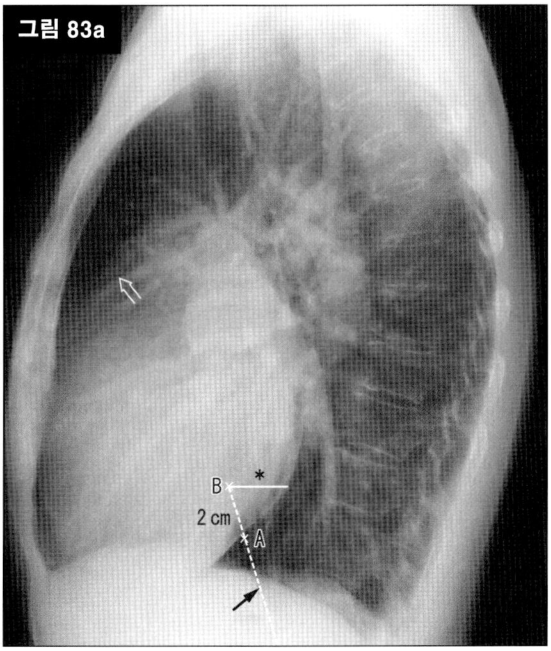

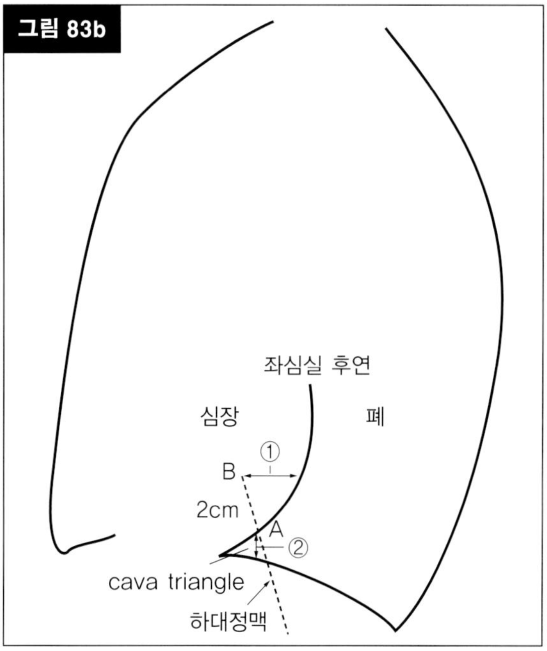

a: 심방중격결손증. →: 하대정맥. A는 좌심실 후연과 하대정맥의 교차점. B는 A에서 2cm 위의 점. B와 좌심실 후연과의 길이(*)로 경도의 좌심실 확대가 있는 것으로 평가할 수 있다. 흉골후면(retrosternal clear space)도 약간 좁아짐(⇦), 경도의 우심실 확대 있음.
b: a의 도식. ①이 1.8cm 이상, 또는 ②가 0.75cm 이하인 경우에 좌심실 확대라고 할 수 있다.

정답 6. 1.8, 7. 0.75

기억해 두어야 할 징후 12

◆ Fleischner's atelectasis(plate-like atelectasis, discoid atelectasis)

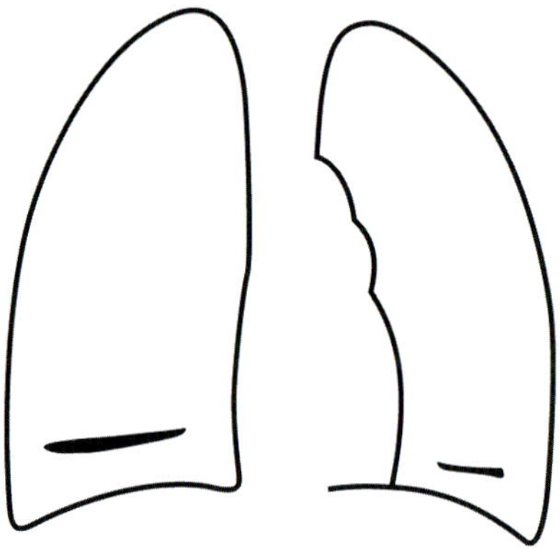

- 폐혈관 음영과 수직으로 교차하는 것 같은 선상 음영. 폐 말초의 무기폐를 나타낸다.
- 횡격막의 움직임이 불량일 때 출현한다.

◆ Juxtaphrenic peak

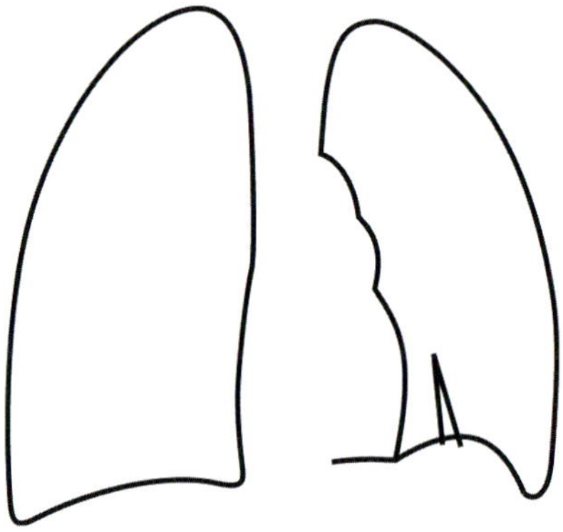

- 상엽 · 중엽의 무기폐 때문에 횡격막에 텐트 모양의 음영이 생긴다. 폐저부가 음압으로 끌어올려져 일어난다.
- accessory fissure와 관련되어 있다.

◆ Meniscus sign(crescent sign)

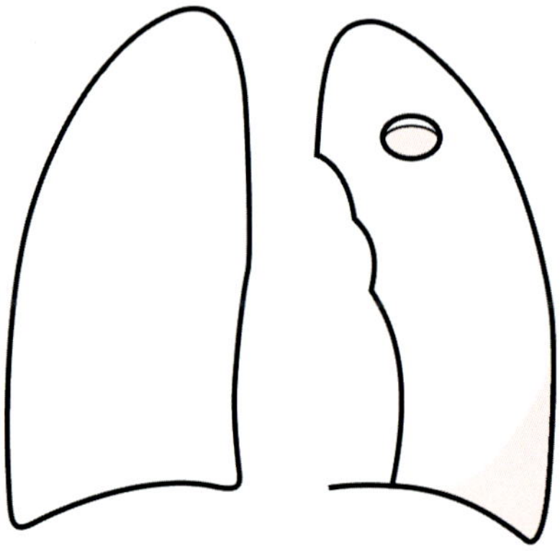

- 곰팡이 덩이와 낭포벽의 사이에 공기층이 보인다.
- 아스페르길루스 이외인 경우도 있다(예를 들어 공동내 출혈 등).
- meniscus sign은 흉수저류 시에도 사용된다.

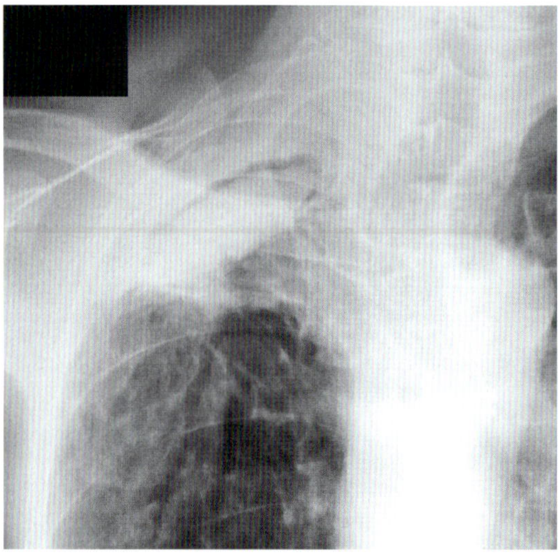

기억해 두어야 할 징후 13

◆ Progressive bullous emphysema(giant bulla)

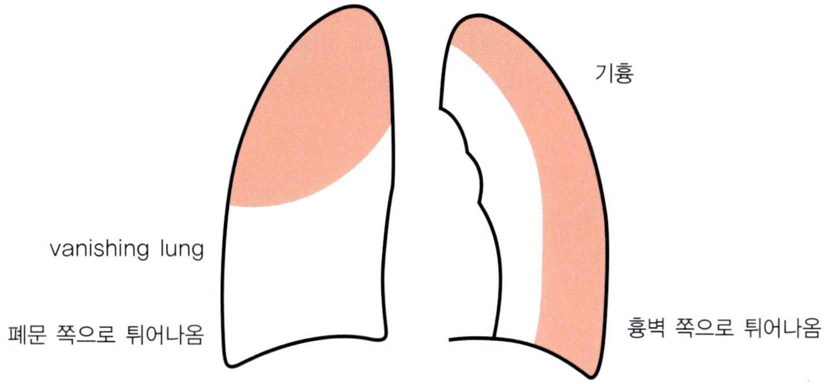

◆ Continuous diaphragm sign

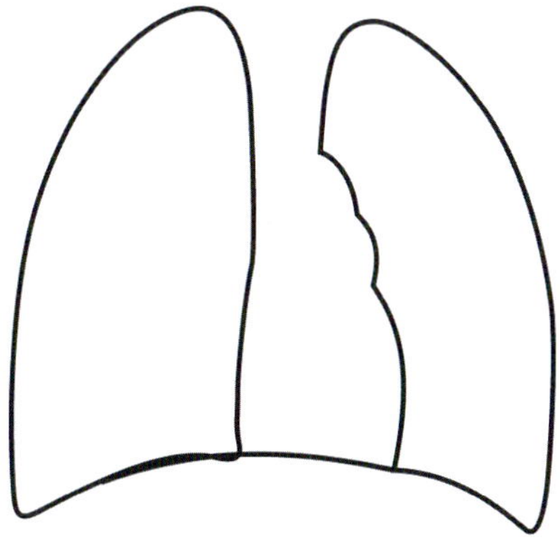

- 심장과 횡격막 사이의 공기 때문에 양측의 횡격막이 연속되어 보인다.
- 종격기흉(pneumomediastinum)

◆ Popcorn ball calcification

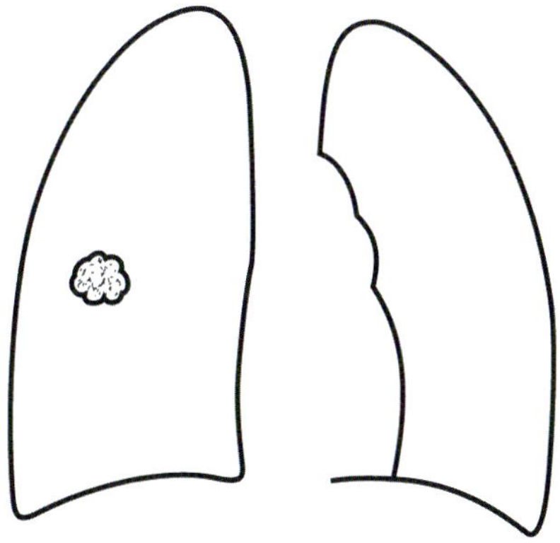

- 팝콘형 석회화
- 과오종으로 보인다.

◆ Eggshell calcification

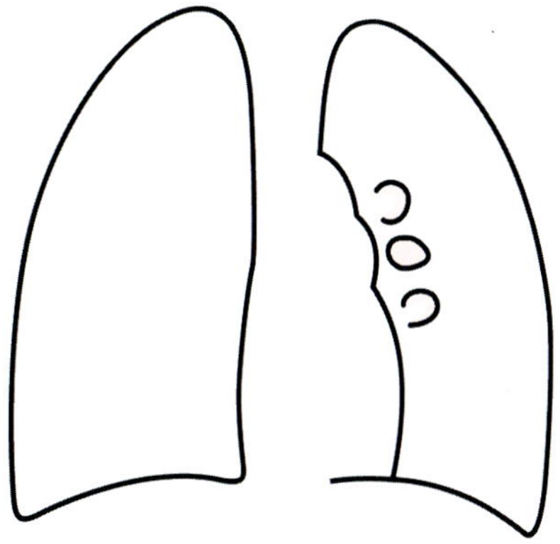

- 폐문부의 계란 껍질 모양의 석회화.
- 규폐증(silicosis)에 동반되는 경우가 가장 많다.

참고문헌

1) Felson B：Chest Roentgenology, WB Saunders, Philadelphia, 1973
2) Yamashita H：Roentgenologic Anatomy of the Lung, Igaku-Shoin, Tokyo, 1978
3) Keats TE：Atlas of Roentgenographic Measurement, 6th Ed, Mosby Year Book, Saint Louis, 1990
4) Reed JC：Chest Radiology：Plain Film Patterns and Differential Diagnoses, 2nd Ed, Year Book Medical Publishers, Chicago, 1987
5) Naidich DP, Zerhouni EA, Siegelman SS：Computed Tomography and Magnetic Resonance of the Thorax, 2nd Ed, Raven Press, New York, 1991
6) Goodman LR：Felson's Principles of Chest Roentgenology: A Programmed Text, 2nd Ed, WB Saunders, Philadelphia, 1999
7) 大崎　饒編：胸部X線診断プロセス，中外医学社，東京，1979
8) 西岡清春監修：胸部X線読影トレーニング，ライフ・サイエンス・センター，東京，1982
9) 田坂　皓編：胸部X線読影テキスト，文光堂，東京，1979
10) 長石忠三校閲：胸部の異常陰影：X線による鑑別診断，第2版，金芳堂，京都，1979
11) 多田信平編：X線解剖学図譜，第3版，医療科学社，東京，1980
12) 西岡清春編：肺・縦隔，心臓・大血管：画像診断のための解剖図譜，メジカルビュー社，東京，1982
13) 中村芳郎監修：心臓・大血管X線像の読み方，メジカルビュー社，東京，1982
14) 高橋　寛，金澤知博監訳：解剖及び病変との関連からみたハイツマン縦隔X線診断，西村書店，新潟，1982
15) 織田正吉：ジョークとトリック，講談社，東京，1983
16) 小林敏雄，志田寿夫監修：肺小病変の画像診断，日本医事新報社，東京，1985
17) 鈴木　明編：肺癌X線像のみかた，中外医学社，東京，1986
18) 蜂屋順一，松山正也，片山　仁：胸部(2)肺・縦隔X線診断へのアプローチ3，第2版，医学書院，東京，1989
19) 新野　稔：胸部X線診断の基礎知識，医学書院，東京，1987
20) 大場　覚編：胸腹部単純X線像：その成り立ちとピットフォール，秀潤社，東京，1990
21) 片山　仁監修：胸部X線写真のABC，医学書院，東京，1990
22) 松島敏春：胸部X線読影の決め手，金芳堂，京都，1992
23) 林　邦昭，中田　肇編：胸部単純X線診断，秀潤社，東京，1996
24) 高瀬　昭，徳地清六，増山英則：胸部X線写真の読み方，財団法人結核予防会，東京，1996
25) 甲田英一，古寺研一，平松京一：画像診断のための知っておきたいサイン，第2版，医学書院，東京，1997
26) 池添潤平，村田喜代史編：胸部のCT，MEDSI，東京，1998
27) 大場　覚：胸部X線写真の読み方，中外医学社，東京，1999
28) 北村　諭：胸部X線診断アトラス，南江堂，東京，1999
29) 永井厚志，金沢　実：X線パターンからの呼吸器診断，中外医学社，東京，1999
30) 池田茂人，金子昌弘：肺の解剖．医学のあゆみ **117**：491-499，1981
31) 河野通雄：胸部単純撮影からどれだけの情報を取ればよいか：胸部単純撮影の情報量はどうしたらふやせるか．画像診断 **2**：91-97，1982
32) 多田信平：肺のCT基本用語解説．モダンメディシン **88**：76-80，1988
33) 河野通雄，足立秀治，田中浩司ほか：肺・縦隔境界面とその応用．画像診断 **8**：514-526，1988
34) 本田和徳，小山　弘，奥田　薫ほか：胸部X線像よりみた院外肺炎の起炎菌の推定．臨床放射線 **35**：225-233，1990
35) 川波祥子，中田　肇：正常胸部X線解剖．臨床画像 **10**：10-14，1994
36) 窪田　恒，佐藤千香子：診断に役立つX線サイン．臨床画像 **10**：16-25，1994

제3장

흉부 X선 사진의 이상 영상을 어떻게 감별하는가? (패턴별 인식)

1. 과립상 음영

- 과립상 음영이란 작은 원형 또는 타원형인 과립 형태의 음영을 가리킨다.
  크기에 따라(그림 A ①),
  - 미세한 과립상 음영(1.5mm 이하), 이 미세한 과립상 음영은 「간유리 음영」과 같은 의미(142쪽 참조)
  - 소립상 음영(1.5~3.0mm)
  - 거친 대립상 음영(3.0~8.0mm), 8mm 이상은 작은 원형 음영으로 본다.

  상기의 3가지로 나뉜다.
- 정상폐와의 경계는 비교적 뚜렷하지만, 과립상 음영이 작고 농도가 옅으면 이상 음영의 존재를 파악하기 어렵다. 이 경우에는 혈관 음영이 silhouette sign+가 되어 혈관 음영의 추적이 어렵다는 것이 단서가 된다(그림 A ②). 폐야의 한 범위가 흐릿하게 보일 때에는 주의한다.
- 과립상 음영 그 자체 하나하나가 음영을 만드는 것이 아니라 몇 개의 과립이 쌓여(summation) 음영을 형성한다(그림 A ③).

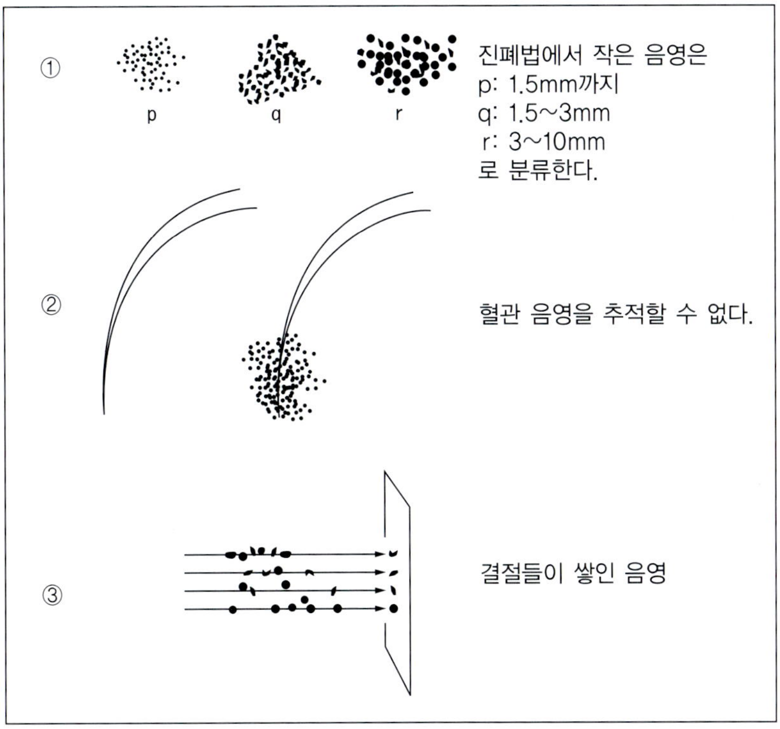

그림 A 과립상 음영

감별 포인트

1) 크기

- 속립성 결핵(miliary tuberculosis)에서는 1.5~2mm 정도, 미만성범세기관지염(diffuse panbronchiolitis)에서는 2~5mm 정도.
- 전이성 폐암(과립상 음영 패턴은 갑상샘암, 췌장암, 전립선암 등에 많음)에서는 다양한 크기의 과립상 음영이 폐야 전체에 퍼져 있다.

2) 음영의 분포

- 규폐에서는 상 · 중폐야, 석면폐에서는 하폐야에 병변이 일어나기 쉽다.
- 사르코이드증에서는 상폐야에서 중폐야까지 우위인 경우가 많다.
- 특발성 간질성 폐렴이나 교원병에 동반하는 간질성 폐렴의 초기 영상에서는 미세한 과립상 음영(종종 간유리 음영이나 과립상 망상 음영으로서)이 하폐야에 주로 나타난다.
- 랑게르한스세포조직구증에서는 상폐야에 주로 소결절이나 낭포가 섞여 나타난다(78쪽, 그림 58a 참조).
- 만성 신부전 예나 악성 종양에 동반하는 고칼슘혈증에서는 상폐야가 우위이고, 석회 침착이 연하게 보이는 경우가 있다.

3) 농도 및 변연

- 진폐증에서 과립상 음영은 선명하고, 과민성 폐렴에서는 옅고 선명하지 않은 경우가 많다.
- 변연이 선명한 1~2mm의 과립상 음영이 폐야 전체에 조밀하게 보일 경우, 폐포미석증(심장 변연이 선명하지 않고 → vanishing heart phenomenon, 흉막 바로 아래에 석회화 음영과 늑골의 사이에 저흡수 영역 → black pleural line).

4) 동반하는 증상, 음영

- 직업력이 있으면 진폐증. 석면폐에서는 흉막 판(pleural plaque)(주로 중 · 하폐늑골 내측이나 횡격에 나타남)이 진단의 단서가 된다.
- 발열이 있으면 속립성 결핵, 수두폐렴.
- 휴가, 입원 등 환경의 변화로 개선을 보이면 과민성 폐렴.
- 폐문림프절 종대가 의심되면 사르코이드증이나 진폐증(규폐에서는 eggshell calcification).
- 과팽창 소견(후방의 제11늑골이 보임)이나 기관지벽의 비후 영상(tram line)이나 비부강염이 있으면 미만성범세기관지염.

과립상 음영을 보이는 증례

Case 1

증례의 프로필

- 81세, 남성. 운동 시 호흡곤란을 주소로 내원.
- 쇄석업의 직업력이 있음.
- $Paco_2$ 41.7Torr, Pao_2 63.1Torr, %VC 73.3%, $\%FEV_{1.0}$ 90.5%

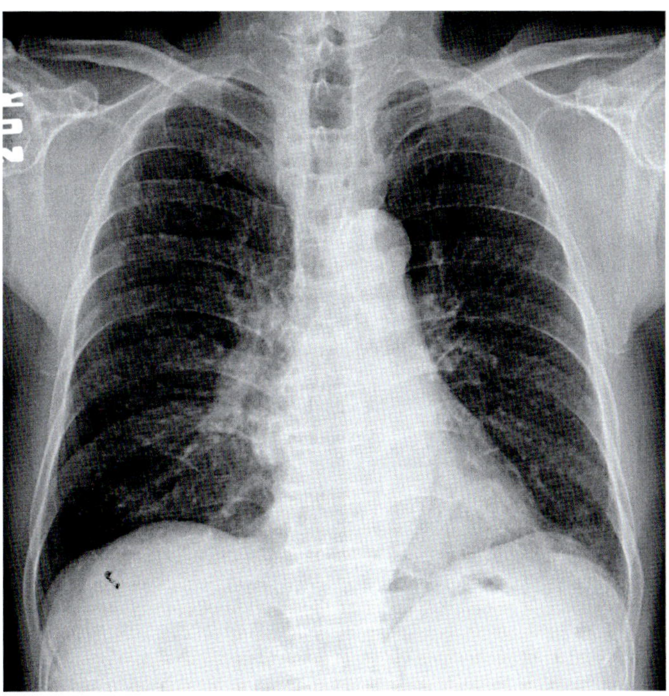

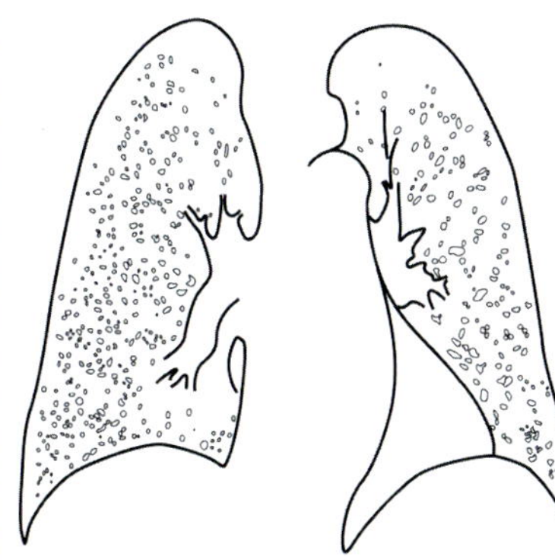

판독 포인트

- 양 폐야에 미만성으로 수 mm의 과립상 음영이 보인다.
- 우폐문림프절의 경도 종대

Pitfall

- 흉부 X선 사진에서는 과립상 음영이 병변으로 음영의 중첩을 보이고, CT에서의 과립상 음영과 반드시 일치하지는 않는다.

흉부 HRCT(다른 증례)

- 변연이 선명한 소립상 음영이 기관지를 따라 존재하며(소엽중심성 분포), 흉막에는 보이지 않는다.

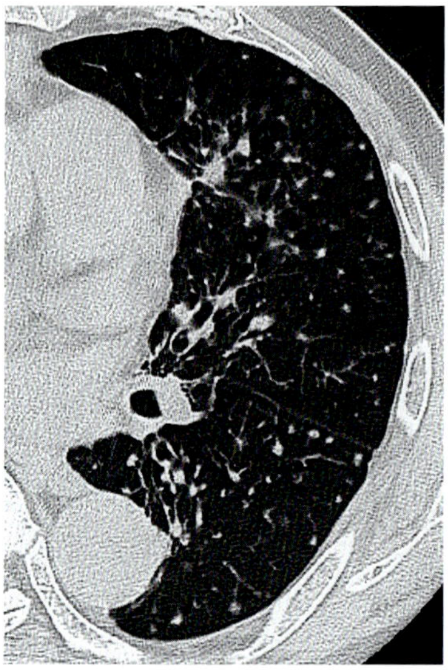

최종진단: 진폐증

알아두기!

〔**진폐증(pneumoconiosis)**〕

무기진폐(구체적으로 하는 일의 내용을 확인하지 않으면 분진의 종류는 명확하지 않다.)

- 규폐〔탄광 노동, 터널 광부, 요업, 주물, 금속정련(metal refinery) 등〕
- Caplan 증후군(탄광부 진폐와 류마티스 관절염의 합병)
- progressive massive fibrosis(PMF)(과립상 음영이 융합된 1cm 이상의 음영, 더욱 증대하면 덩어리 형태가 되는 것)
- 석면폐(조선업, 화력발전소 건설, 증기기관차 정비, 자동차 수리 등), 활석폐, 납석폐, 알루미늄폐, 알루미나폐, 보크사이트폐, 철폐, 용접공폐(제철, 철공 관련), 베릴륨폐, 흑연폐, 탄소폐, 활성탄폐, 코발트*, 텅스텐*, 티탄, 주석증(stannosis), 안티몬, 시멘트

유기분진(과민성 폐렴의 범주에 들어감)

*: hard metal pneumoconiosis: 초합금폐, giant cell interstitial pneumonia(GIP)이 특징적인 소견이지만 DIP, UIP, BOOP의 소견을 보이는 경우도 있다.

Case 2

증례의 프로필

- 45세, 남성. 주 증상은 기침.
- 흡연력: 25년 동안 하루에 40개비의 담배를 피움. 분진흡입력 없음.

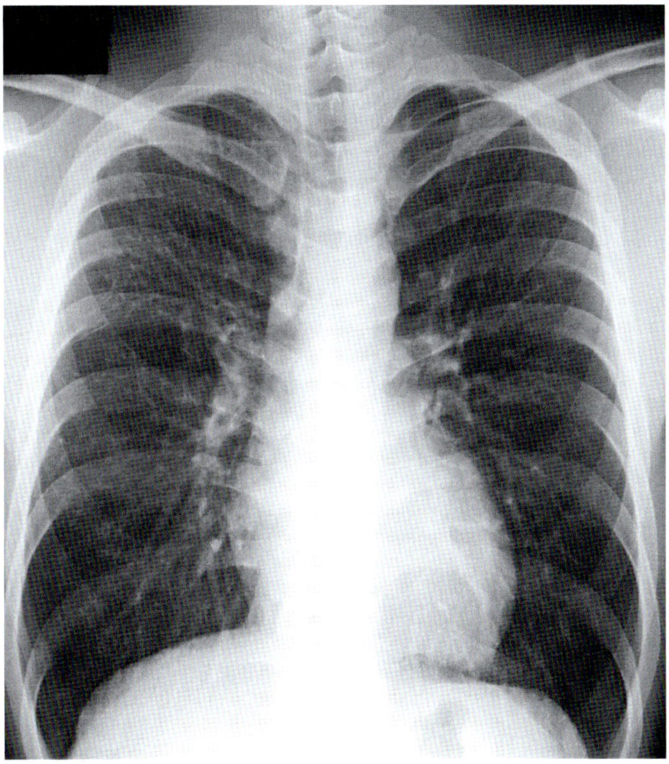

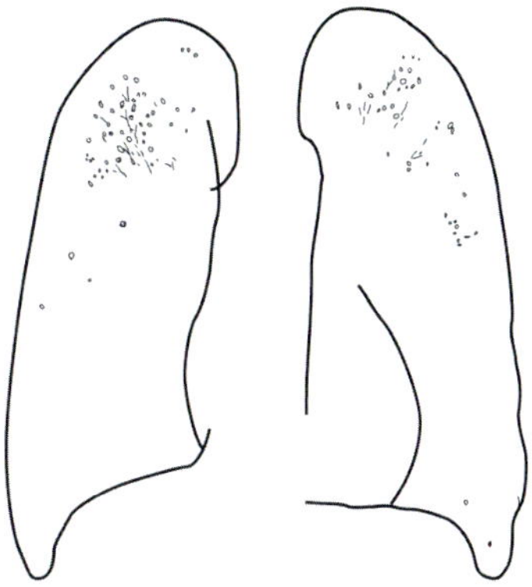

판독 포인트

- 양측 상폐야에 주로 미만성 과립상 음영이 보인다.

Pitfall

- 상폐야 우위의 미만성 과립상 음영을 보이는 질환으로서의 감별이 중요하며 진폐증, 사르코이드증, 랑게르한스세포조직구증을 들 수 있다.

흉부 HRCT(다른 증례)

- 소립상 음영의 낭포가 흉막에서 떨어져 있다.

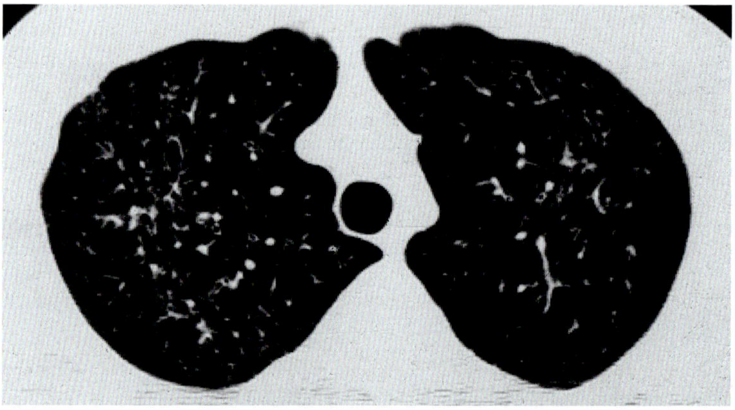

감별진단: 랑게르한스세포조직구증(LCH, 호산구성 육아종증)

알아두기!

〔**호산구성 육아종증(랑게르한스세포조직구증)**〕

- 호산구성 육아종증이란 주로 기관지 주위에 랑게르한스 세포와 호산구가 침윤하여 증식소를 형성하는 질환이다. 병명과는 달리 뚜렷한 육아종 형성은 없으며 침윤세포는 피부표피의 랑게르한스세포형의 특징을 가지고 있기 때문에 랑게르한스세포조직증이라고 불린다. histiocytosis X라고 불리는 질환군의 1형이지만 전신성인 것과는 다르다.
- 조직구 증식의 원인은 밝혀지지 않았지만 흡연과 관련하여 발증하고, 금연을 하면 증상이 가벼워지기 때문에 담배 연기 속의 어떤 물질에 대한 면역반응이라고 생각되며 흡연 → GM-CSF(과립구 대식세포 콜로니-자극인자)의 분비, 흡연 → 신경내분비세포의 과형성 → 봄베신 유사펩티드(bombesin-like peptide)의 분비 등의 메커니즘이 촉진되기 때문으로 추정된다.
- 남성에게 많으며 약 10%는 발견 시에 무증상이다. 마른 기침, 호흡곤란의 빈도가 높다.
- 합병증에는 기흉에 의한 흉통, 골병변, 드물게 요붕증이 있다.
- 흉부 X선 사진에서는 상 · 중폐야 우위에 1~5mm의 소결절 음영이나 소낭포형 음영을 보인다.

2. 결절 음영

- 결절 음영이란 5mm~30mm의 원형, 타원형의 음영을 가리킨다. 30mm 이상은 종괴 음영, 5mm 이하에서는 과립상 음영(앞부분 참조)이라고 부른다.
- 결절 음영을 놓치게 되는 주 요인은 크기 때문이 아니라 「늑골이나 심장 음영의 중첩」, 「농도가 흐리고 변연이 선명하지 않은 고분화형 선암으로 내부에 공기가 있어 음영의 인지가 어려운 증례」이다.

감별 포인트

1) 단발인가, 다발인가?

- 다발성인 경우에는 대부분 전이성 종양.
- 발열을 동반한 증례에서는 Wegener 육아종증, 진균 감염(아스페르길루스나 크립토코쿠스), 패혈증성 폐농양 등을 염두에 둔다.

2) 음영의 분포

- 전이성 폐종양에서는 혈류가 관계하기 때문에 하폐야에 많다.
- 폐결핵종에서는 상엽이나 하엽상분절(S^6)에 보이는 경우가 많다.
- Wegener 육아종증에서는 종종 공동을 동반하며, 흉막에 접하는 음영으로 보인다.

3) 변연의 형태(그림 A)

- 변연이 평활하며 원형~타원형인 음영은 양성 종양, 전이성 종양인 경우가 많다.
- 분엽상(lobullation, notch)이 되는 것은 80% 이상이 악성 종양이며, 이것은 균일하지 않은 속도로 증식하거나 혈관이나 기관지가 있는 부분에서 진행이 방해를 받기 때문이라고 한다.
- 침상형(spicular)은 원발성 폐암에서 종종 볼 수 있는 소견으로 결절 주위의 소엽간중격에 종양침윤이나 섬유화, 또는 폐실질의 허탈을 반영한다.
- 주위가 날카로운 가시처럼 돌기를 보이는 것은 암방사(corona radiata)라고 불린다.

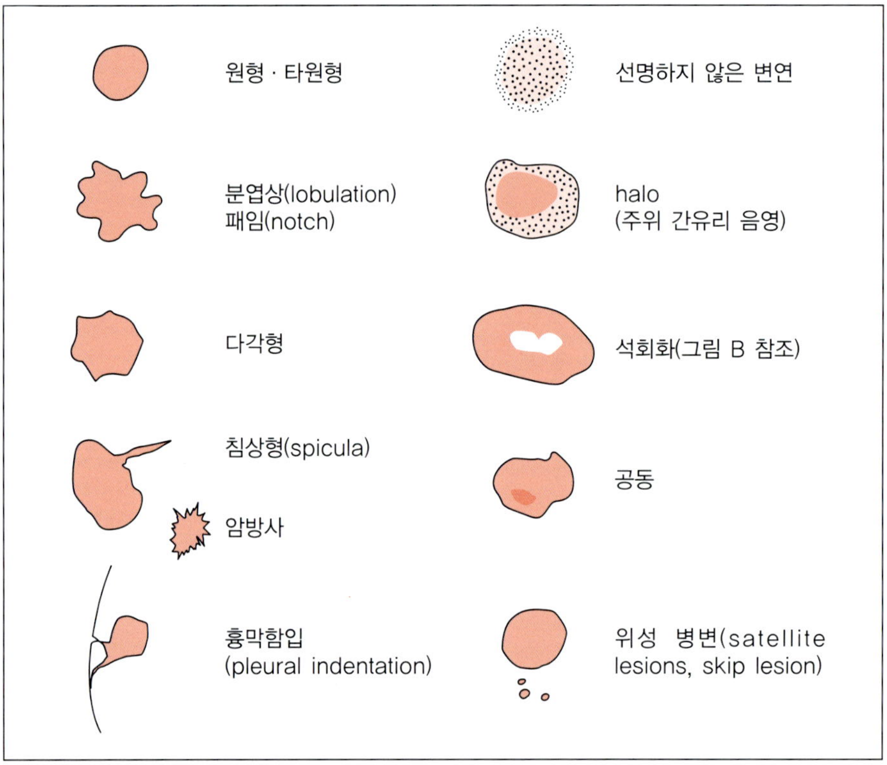

그림 A **결절 음영**

- 길어서 흉막에 닿은 것을 흉막함입(실제로 흉막이 폐 내로 들어온 것 같은 만곡이 보인다)이라고 한다.
- 흉막함입 영상은 염증성의 변화(특히 결핵증)로도 확인된다. 이 경우 암에 기인된 것보다도 염증성 변화 때문에 약간 두껍고 선명함이 결여된다.
- 혈관의 회전 영상도 흉막함입 영상과 동일한 구조를 보인다. 원형 무기폐에서는 원호(circular arc) 모양인 폐혈관의 회전 영상이 있다(comet tail sign).
- 염증성 변화가 치유 과정에서 변연이 선으로 되면 다각형을 나타내는 경우가 있다.

4) 선명하지 않은 변연(그림 A)

- 주 병소 주위로 병변이 침투하게 되면 변연이 흐릿해지는 경우가 있다. 특히 섬유성 변화에 동반하는 국소의 기종상 변화나 결절 주위에 공기포획을 보이는 것과 같은 병태나 폐포조직을 따라 자라는 선암에서는 주병변 주위에 간유리 음영(halo)을 나타낸다.
- 결절형 사르코이드증은 솜모양(cotton-like shadow, CT에서는 미세한 과립상 음영의 군집상으로 galaxy sign 또는 constellation shadow)이라고 불린다.
- 경화성 혈관종(sclerosing hemangioma) 등의 양성 종양은 경계가 선명하다.

5) 내부 구조(그림 A)

- 공동의 유무는 중요하므로 CT로 확인한다. 공동인지 아닌지도 중요하며, 공동과 유사한 병변에도 주의한다(93쪽 참조).
- 벽이 두껍고 고르지 않은 경우는 양성보다 악성일 가능성이 높다고 논의된 적이 있으나 폐농양에서는 두껍고 고르지 않은 공동벽을 보이는 것도 많다.
- 공동을 보이는 결절에서는 표 A에 나타낸 질환을 고려할 수 있다.

6) 석회화 영상

- 석회화는 양성 병변, 그 중에서도 결핵종이나 과오종으로 보이는 경우가 많다.
- 양성 결절일 가능성이 높은 패턴을 그림 B에 나타낸다.

7) 동반 음영

- 산포 영상은 속립결핵, 비결핵성 항산균증 등의 염증성 병변에서 확인된다.
- 감염증에서는 skip lesion이 보이는 경우가 있다. 특히 마이코플라스마(Mycoplasma) 폐렴에서는 간질 음영의 주위에 skip lesion이 종종 존재한다.

표 A 공동을 보이는 결절의 감별질환

감염증
• 폐결핵증 • 폐농양(황색 포도구균이나 폐렴간균이나 녹농균에서는 종종. 녹농균에서는 소농양. 폐렴구균이나 인플루엔자 간균에서는 공동형성은 드묾) • 아스페르길루스(침습성 폐아스페르길루스증, 만성 괴사성 폐아스페르길루스증, 결핵 등의 유잔 공동 내에 기생하여 균구를 형성하는 비침습성 아스페르길루스, meniscus sign은 특징적–98쪽 참조) • 크립토코쿠스(공동형성 예는 10~15% 정도)
종양성 병변
• 원발성 폐암(선암에서도 공동형성은 있을 수 있지만 편평상피암에서는 종양이 팽창하면서 혈액의 공급이 안 되어 괴사를 일으키기 쉽다. 반면, 선암에서는 침윤성, 치환성으로 진행하기 때문에 괴사는 잘 일으키지 않는다.)
면역 알레르기성 병변
• Wegener 육아종증 • 류마티스 결절
기타
• 기생충(폐흡충증이나 폐포충증) • 폐경색(폐는 이중의 혈액지배를 받고 있기 때문에 폐혈전증이 되어도 경색까지 이르는 예는 적고, 공동형성도 그렇게 많지 않음)

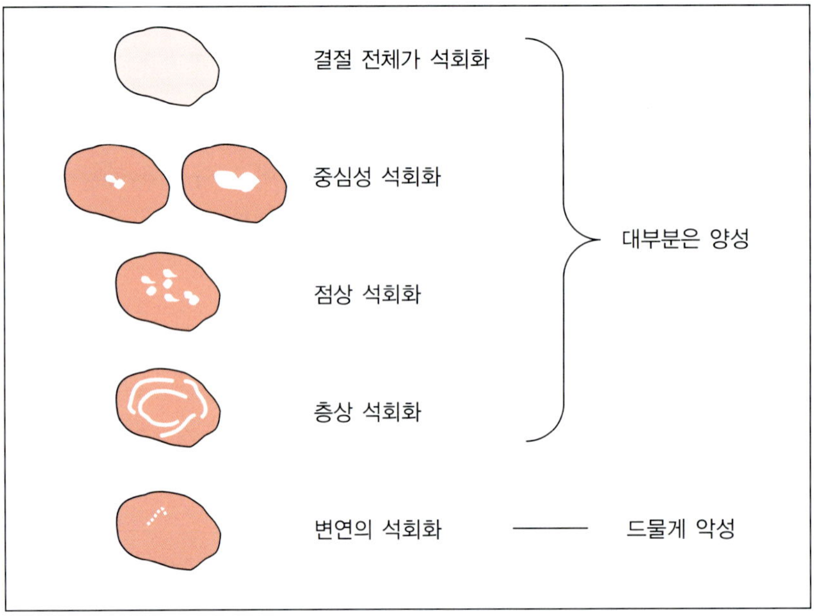

그림 B 석회화 패턴

8) 기존 구조와의 관계

- 혈관의 회전 영상은 흉막함입 영상의 형성과 동일한 구조로 보인다. 따라서 종양성 병변, 염증성 병변〔원형 무기폐, 기질화 폐렴(organizing pneumonia) 등〕 중 하나로 보인다.
- 회전 영상과 구별을 해야 하며 동정맥루에서 결절과 연결된 혈관 음영이 있고, Valsalva 법으로 결절 음영의 크기가 축소된다.

9) 양성과 악성의 감별법(표 B)

- 아래의 세 가지 사항은 결절 음영이 양성인 것을 강하게 시사한다.
  - **석회화**: 대부분은 양성을 나타내는 소견이지만 예외로 암이 주위에 있는 석회화 음영을 끌어들였을 때, 골육종이나 연골육종 등의 폐전이일 때에 주의.
  - **주변 위성 음영**(satellite lesion): 염증성 병변의 가능성이 크다. 단 폐내전이(종양 병소와 동일한 엽내로 전이)에서도 보이는데 양성병변으로 오인될 수 있다.
  - **결절의 크기 변화**: 2년 정도 간격으로 크기에 변화가 없는 경우에는 양성 병변이라고 할 수 있다. 단 선암에서는 주로 축소하기 때문에 종양의 증대가 종양 지름의 증대에 반영되지 않을 수 있다. 크기와 함께 농도의 변화에도 주의를 기울여야 한다.

표 B 고립성 결절을 CT 소견으로 관찰한 폐암 리스크

소견		가능성 비율
공동벽의 두께	≥ 16mm	37.97
	5~15mm	0.72
	≤ 4mm	0.07
결절의 크기	> 3.0cm	5.23
	2.1~3.0cm	3.67
	1.1~2.0cm	0.74
	< 1.0cm	0.52
doubling 시간 (증대율)	7~465일	3.40
	> 465일	0.01
	< 7일	0
변연	선명하지 않음	2.51
	선명하고 평활	0.36
연령	> 70세	4.16
	50~70세	1.90
	40~49세	0.94

(Gurney JW: Radiology 186: 405~413, 1993에서 개정)

결절 음영을 보이는 증례

Case 1(단발)

증례의 프로필

- 74세, 남성. 건강진단으로 흉부 X선 사진에서 이상 음영이 확인되었다. 무증상. Brinkman Index 300.
- WBC 7,500/mm^3, CRP 0.3mg/dL, CEA 3.7ng/mL, SCC 1.2ng/mL, NSE 5.6ng/mL

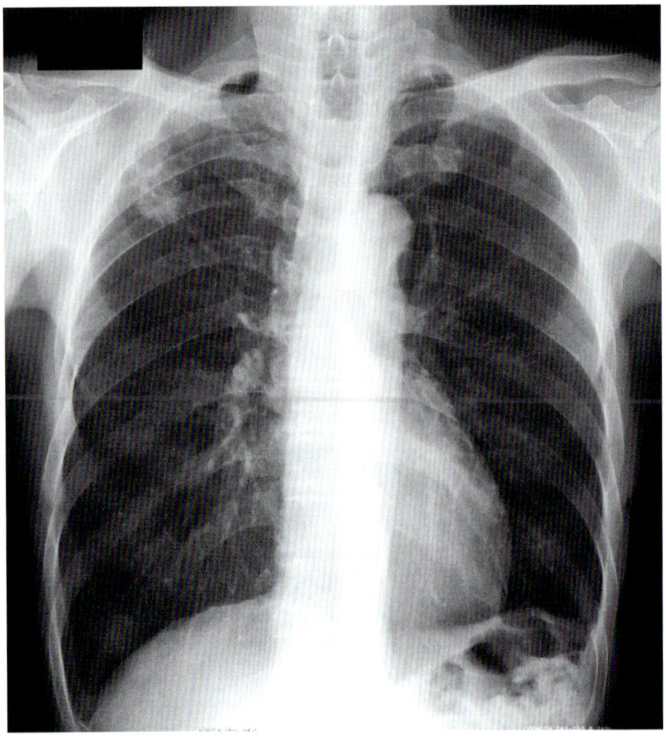

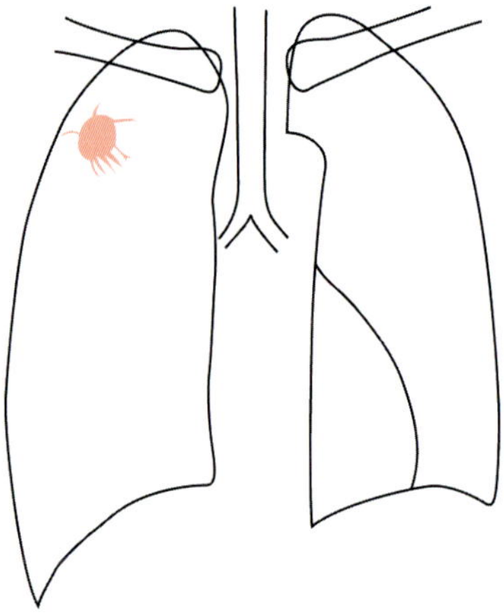

판독 포인트

- 우상폐야 말초에서 지름 2.5×2cm의 결절이 보인다. 변연은 약간 선명하지 않고, 침상경계도 있다. 주변의 미세한 음영, 주위의 기관지혈관, 흉막을 휘감는 소견도 관찰된다.

Pitfall

- 단발 결절을 판독할 때에는 결절 주위의 정상 구조에 미치는 영향을 관찰하는 것이 중요하다. 침상경계, 흉막함입, 말초기관지 음영이 들어가 있는 경우는 폐암, 특히 선암을 시사한다. 단, 이들 소견은 폐암의 특이적인 소견이 아니며, 여러 질환에서 관찰될 수 있다.

흉부 CT

- 결절의 변연은 침상형인 것(spiculation)이 눈에 띄며 주위의 기관지혈관이 들어가 있다. 또한 흉막측으로 두 군데에 흉막함입이 보인다.

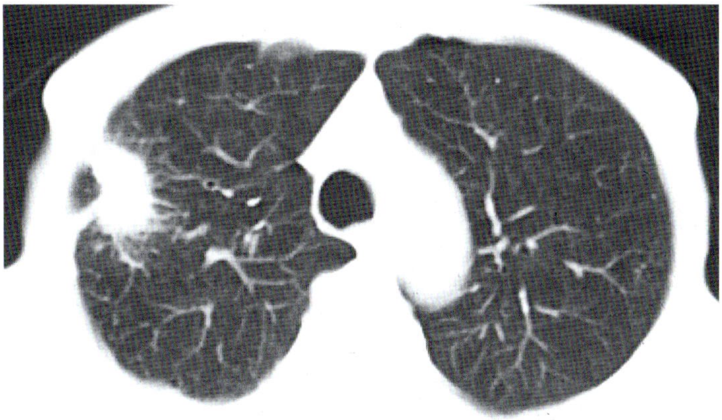

최종진단: 폐선암

알아두기!

〔선암 adenocarcinoma의 분류〕

○고분화 well differentiated
○중분화 moderately differentiated
○저분화 poorly differentiated
●선관형 tubular(WHO에서는 acinar adenocarcinoma)
●유두형 papillary
●세기관지폐포형 bronchiolo-alveolar carcinoma(BAC)
(학회 분류에서는 유두형의 아형이라고 한다)
●점액 생성 충실형 선암 solid adenocarcinoma with mucin
●혼합형 선압 adenocarcinoma with mixed subtypes

WHO 분류에서는 형태학적으로 선관형~혼합형의 5개로 분류하고 있는데, 혼합형은 다른 4개를 혼합한 형태로 실제로는 4개로 나눈 것이다. BAC는 전침윤성 병변(영기암)으로 취급해야 한다고 의견도 있다.

Case 2(다발)

증례의 프로필

- 60세, 여성. 시력 장애와 다발관절통 때문에 안과에 진료를 받으러 와서, 눈의 공막염 (scleratitis)과 흉부 X선 사진에서 이상 음영이 발견되었다.
- WBC 12,000/mm^3, CRP 13.2mg/dL, MPO-ANCA 5120 EU
- 요단백+++, 요잠혈+++

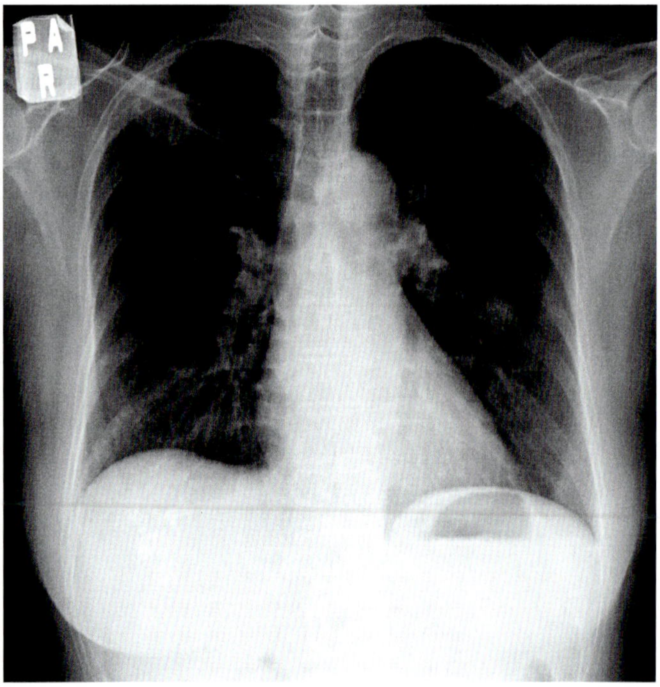

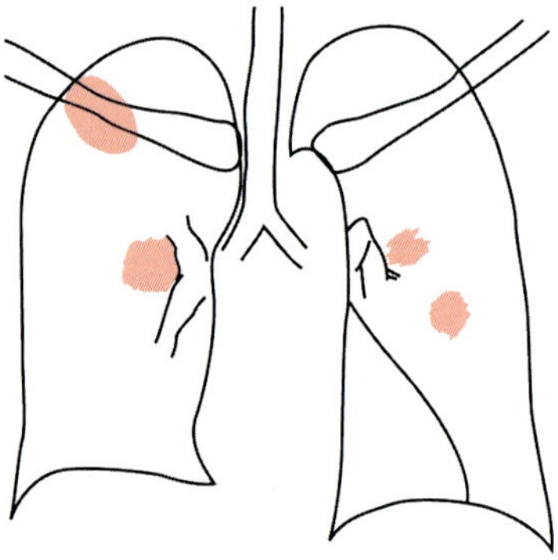

판독 포인트

- 양측 상 · 중폐야 우위에 2~4cm의 옅은 결절이 다발하였다. 변연은 선명하지 않고, 일부의 내부가 균일해 보이지 않는다. 공동형성은 관찰되지 않는다.

Pitfall

- 좌폐의 음영은 매우 흐릿하여 주의 깊게 관찰하지 않으면 발견하기 어려운데, 이를 발견치 못하면 편측성 병변을 초래하는 질환이 감별 대상이 되어버려 진단을 잘못하기 쉽다.

흉부 CT

- 좌폐문 아래 부위의 CT 영상으로, 상엽의 음영은 결절에서 변연이 침상형인 것이 보인다. 하엽의 음영은 기관지 공기음영(air-bronchogram)을 동반하는 침윤 음영으로 기관지 혈관속을 따라 분포하고 있다.

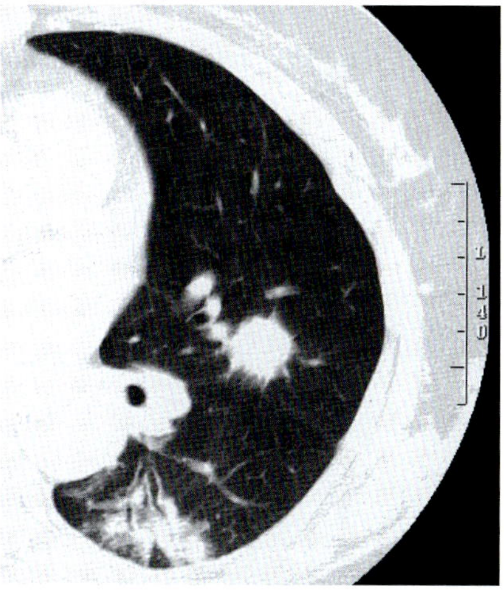

최종진단: Wegener 육아종증

알아두기!

〔**혈관염의 분류**〕(에히메대학, 일부 개정)

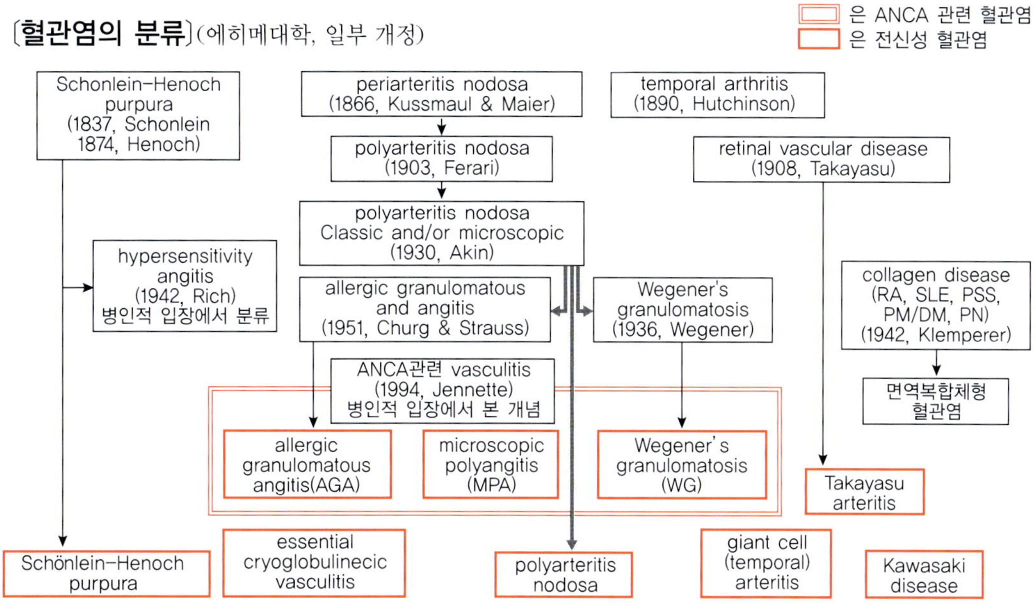

Case 3(다발)

증례의 프로필

- 80세, 여성. 40세부터 류마티스 관절염으로 현재 프레드니솔론 7.5mg을 내복 중이었다. 검진 목적으로 촬영된 흉부 X선 사진에 이상 음영이 발견되었다. 기침 등의 호흡기 증상은 없고, 조류와 접촉한 적도 없다.
- WBC 12,500/mm^3, CRP 1.2mg/dL, β-D-글루칸 9.3pg/mL, 혈중 크립토코쿠스 항원 양성.

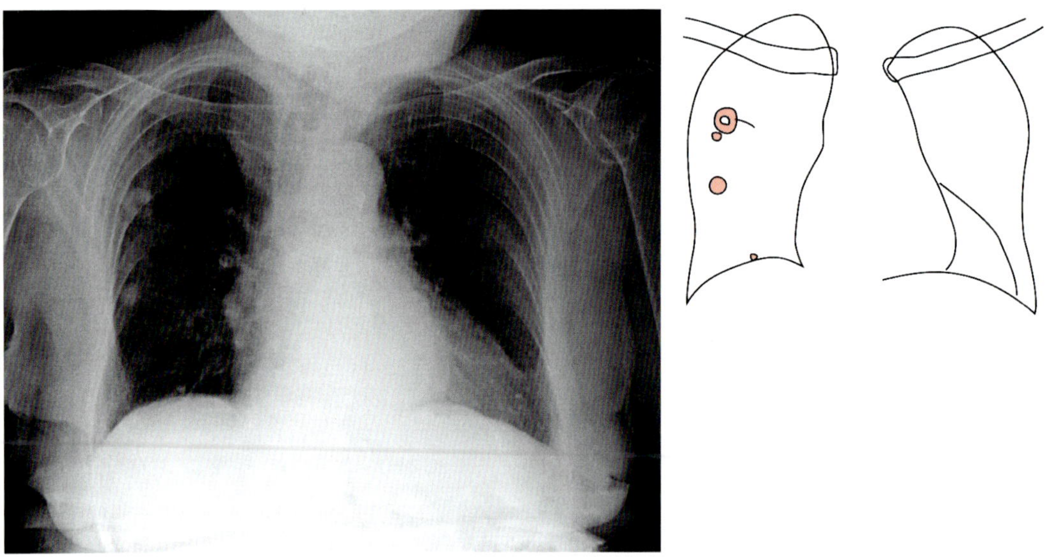

판독 포인트

- 우상 · 중폐야에 지름 1~1.5cm의 변연이 선명한 결절이 보이며, 상폐야의 결절에는 공동이 확인되었다. 또한 이 결절의 주위에는 소결절도 있는 것처럼 보인다. 횡격막 바로 위에도 4mm의 결절이 보이지만 이것은 석회화 결절로 추정되며 비활동성 병변으로 생각된다.

Pitfall

- 모든 결절이 늑골과 겹쳐 있어 확인하기 어렵지만, 변연을 자세히 관찰하면 경계를 확인할 수 있다.

흉부 CT

- 상폐야의 결절을 CT로 관찰하면 변연이 선명하고 비교적 벽이 두꺼운 공동이며, 흉막함입이나 침상경계는 없고, 주위 기관지 혈관과의 연결도 없다. 공동 결절의 바로 배측과 엽간 흉막에 접한 부위에도 공동이 없는 결절을 확인할 수 있다.

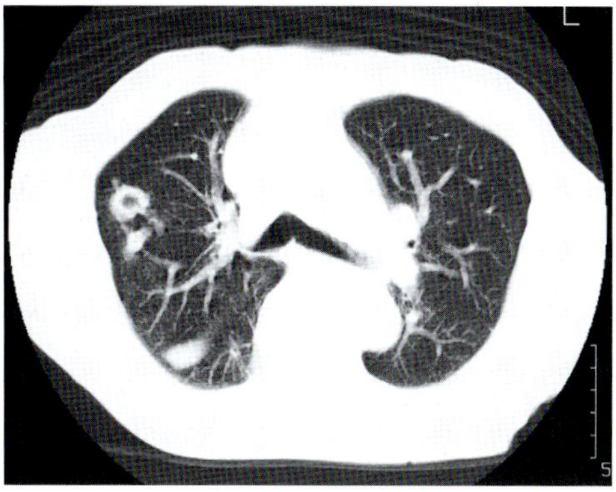

최종진단: 폐크립토코쿠스증

알아두기!

〔**진균**〕

대부분이 immunocompromised host에 발병하는 기회감염증(opportunistic infection).
→ 따라서 조기 발견이 매우 중요. 혼합 감염이 많음.

■ *Aspergillus*

- 대부분은 *A. fumigatus*(*A. flavus*, *A. candidus*, *A. niger* 등)
- 침습성 폐아스페르길루스증: 혈액 질환 등 백혈구 감소 시. 균은 혈관친화성이 강하여 혈관 내에 침입해 폐경색을 일으킨다.
- 아스페르길루스종(aspergilloma): 기존의 공동이나 기관지확장부위에서 균이 증식하여 균구를 형성
- 알레르기성기관지폐아스페르길루스증(ABPA): 아토피성 소인이 있는 숙주가 기관지 내에서 균이 증식하여 Ⅰ형, Ⅲ형 알레르기 발증.
- 만성괴사성폐아스페르길루스증(CPNA): 일차적으로 균에 의한 국한성 괴사성 병변이 형성. 침윤 음영과 공동. 면역기능 저하 예(음주, 당뇨병, 스테로이드). 예후 비교적 양호

■ *Candida*

대부분은 *C. albicans*. 내인성 감염. 호중구 감소 시나 카테터 삽입 시. 흡인에 의한 상기도 감염과 소화관에서 출혈성 감염(대칭성 미만성 결절 음영). 혈청 칸디다 항원 검출

■ *Cryptococcus*

C. neofermans. 비둘기의 분변 → 폐 → 혈행산포. 협막 다당 항원 검출. 흉부 X선에서 결절 음영이나 침윤 음영. 공동형성 경향 있음. 수막염의 합병이 중요, 먹 염색

3. 선상 음영 · 망상 음영

선상 음영이란

- 선상 음영은 과립상 음영, 결절 음영, 침윤 음영과는 달리 매우 가는(1~2mm 정도) 음영으로 인식된다. 이 때문에 놓치기 쉬우며, 때로는 정상 구조를 이상 음영으로 오인한다.

1) 정상 구조가 선상 음영을 나타내는 것

- 쇄골 상연을 따라 피부 및 피부조직이 동반 음영으로 보인다(그림 A ①).
- 견갑골 내측연이 폐야로 들어가면 선상 음영으로 보인다(그림 A ④).
- 흉골병 외측연이 폐야로 불거져나오면 선상 음영으로 보인다(그림 A ⑤).
- 남성은 대흉근, 여성은 유방의 하연이 선상 음영을 만든다(그림 A ⑧, ⑩).
- 대동맥궁이 반전하여 아래쪽으로 향하는 하행대동맥의 변연이 라인으로서 추적 가능한 것은 중요하다(그림 A ⑨).
- 종격 내의 선상 음영으로서는 후접합선, 전접합선(94쪽 참조), 좌우의 척추주위선이 있다(그림 A ②, ⑦, ⑫, ⑬).
- 종격변연의 선상 음영으로서는 심우연의 위쪽으로 이어지는 상대정맥선(그림 A ⑥), 대동맥궁 상부의 좌쇄골하동맥선(그림 A ③)이 있다.

● 정상인의 흉부 X선 정면 영상과 선상 음영의 관계를 그림 A에 나타낸다.

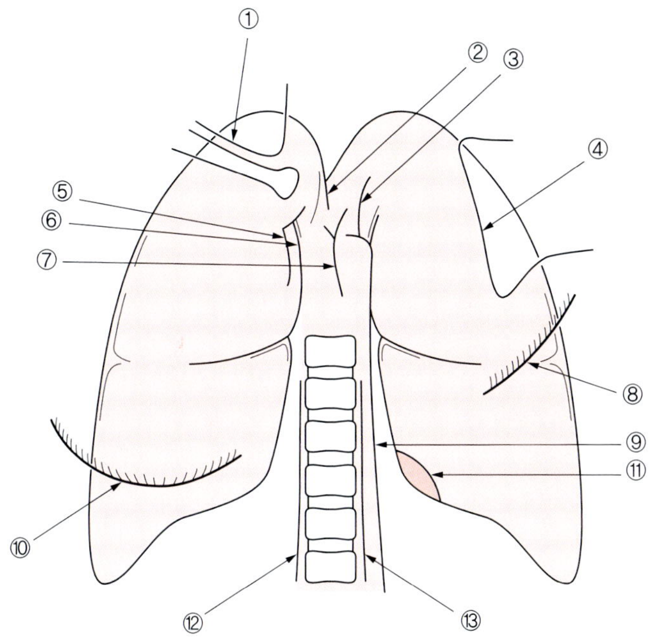

그림 A 정상 구조와 여러 가지 선상 음영

2) 감별 포인트

- 폐야에는 폐동맥과 폐정맥이 존재하기 때문에 선상 음영과의 감별이 어렵다(그림 B).
- 주요 혈관 음영은,
  우측: 폐동맥간 → 우폐동맥 → 상간동맥, 상행동맥, 중간폐동맥, 중엽동맥, 하엽동맥
  좌측: 좌폐동맥 → 상구동맥
  으로 분기한다.
- 흉막의 경계(소엽간열, 기정맥열, 하부엽열, 흉막함입, 기흉 등)에서는 선상 음영이 보인다.
- 소엽간중격의 비후 영상인 Kerley line(A, B)에 대해서는 59쪽을 참조.
- 그밖에 기포(bulla), 암 주위 spicular(결절 음영의 주위에 돌기 · 선으로 돌출한 음영으로 허탈한 폐실질이나 종양침윤이나 소엽조직임), 기관지벽의 비후(종종 tram line) 등이 있다.
- 띠 음영은 두께 3mm 이상인 경우이며 판상 무기폐(Fleischner 선)의 경우에 보인다.

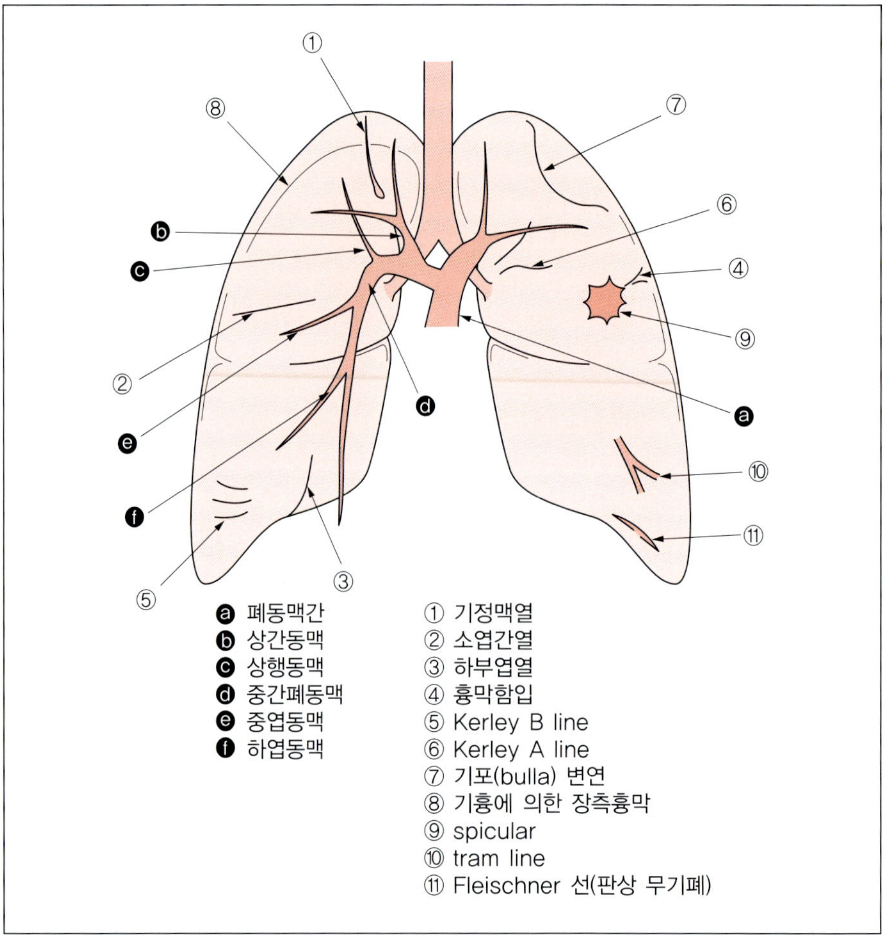

그림 B 정상구조 및 병변과 여러 가지 선상 음영

망상 음영이란

- 망상 음영이란 가는 선상 음영이 많이 교차하여 망상을 이룬 것으로(그림 C), 비교적 광범위하게 존재한다.
- 종종 과립상 음영이나 간유리 음영을 동반하여 과립상 음영이라고 표현된다.
- 5mm 이상의 윤상 음영이 모여 망상으로 보이는 봉소폐는 조대한 망상 음영으로 분류된다.

1) 병리조직 영상과의 비교

- 폐 내에 균일하지 않게 분포하는 간질의 섬유화 병변이나 육아종 등의 병변, 또는 부종이나 세포침윤 등에 의한 소엽간조직의 비후가 인접하는 함기를 남기는 부분을 배경으로 망상 음영이 보인다.
- 봉소폐는 5mm 전후의 윤상 음영에 의해 형성되며 폐포 구조의 파괴로 폐포가 허탈하여 대상성으로 확장된 종말 및 호흡세기관지 그 자체이다.

2) 그물코의 크기

- 과립상 음영 → 간질성 폐렴의 초기 영상
- 조대한 망상 음영 → 봉소폐까지 진행된 간질성 폐렴

3) 음영의 분포

- 상 · 중폐야 우위 → 사르코이드증
- 하폐야 우위 → 간질성 폐렴

4) 동반하는 음영

- 폐문부 림프절 종대 → 사르코이드증, 암성 림프관증
- 폐야의 축소 → 간질성 폐렴(특발성, 교원병 동반증)
- 흉수 → 암성 림프관증

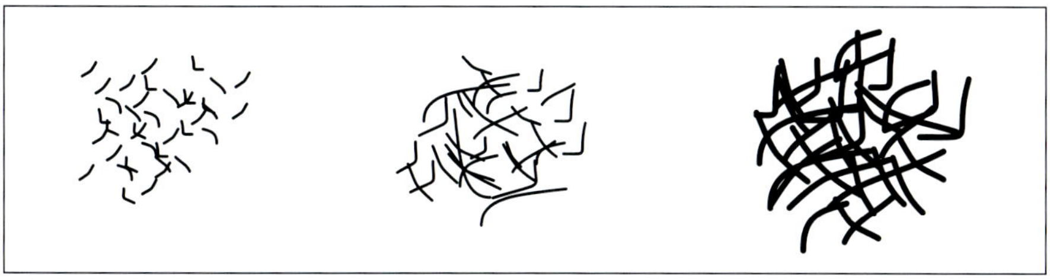

그림 C 다양한 망상 음영

선상 음영 · 망상 음영을 보이는 증례

Case 1

증례의 프로필

- 39세, 여성. 갑자기 좌흉통과 호흡곤란을 느꼈다.
- 좌상폐야의 호흡음이 약간 약해졌다.

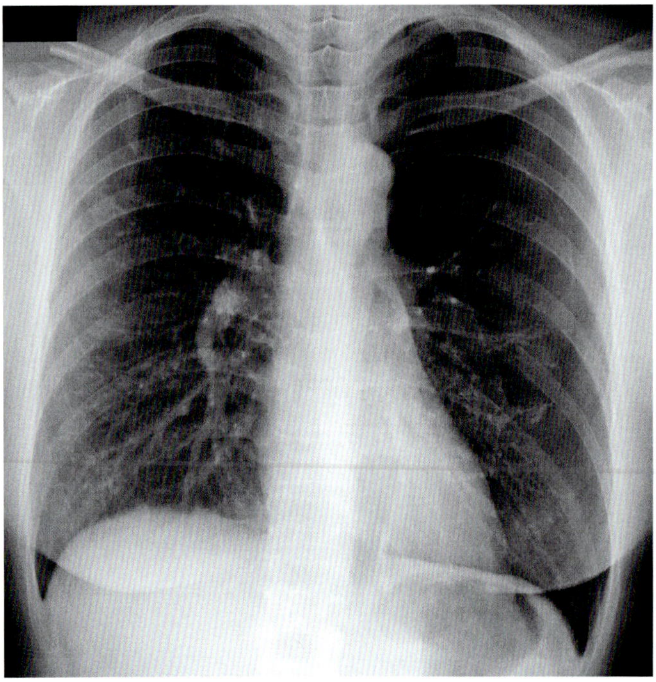

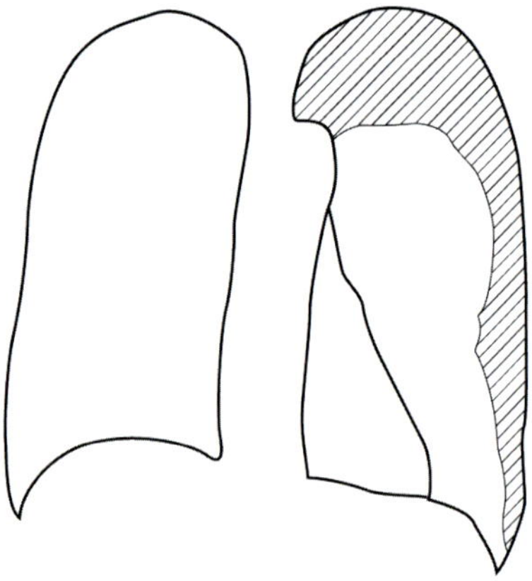

판독 포인트

- 좌폐야의 상방 외측에는 장측흉막에 의한 선상 음영을 보이고, 외측에서는 폐혈관 음영이 전혀 보이지 않는다.

Pitfall

- 정상에서는 보이지 않는 장측흉막이 원호(circular arc) 모양의 선상 음영으로 보인다.

흉부 CT

- 좌상흉곽 내에는 정상인 폐와 다른 공기밀도가 있어 내부에는 혈관 음영이 보이지 않는다.

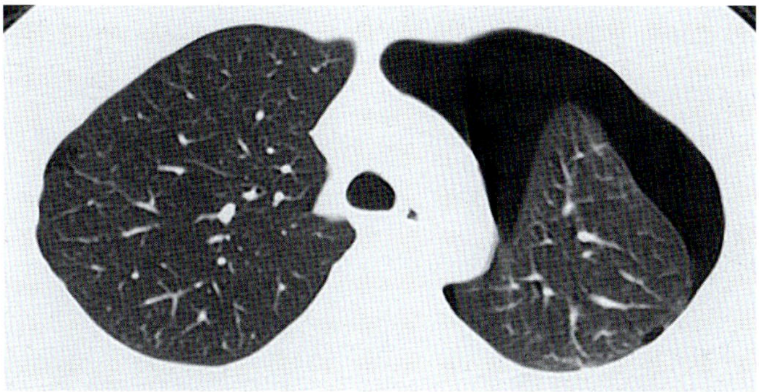

최종진단: 좌기흉

알아두기!

〔기흉〕

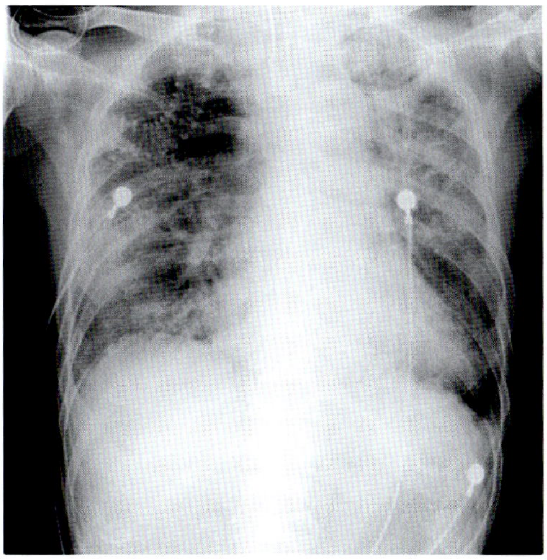

포터블 촬영 시에 주의한다.

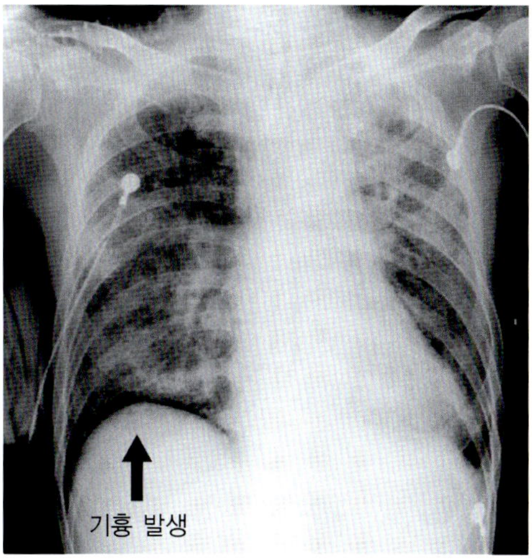

Case 2

증례의 프로필

- 68세, 여성. 마른 기침, 운동 시 호흡곤란(Hugh–Johns Ⅲ)으로 내원하였고, 흉부 X선 사진에서 이상 음영이 발견되었다.
- 흉부 청진 상 fine crackle(+), 곤봉손가락(+), 관절통이나 아침에 일어나면 팔과 손이 뻣뻣해지고, 피진, 광선과민증, Raynaud 증상 등은 보이지 않는다.
- CRP 0.4mg/dL, WBC 9,200/mm^3, LDH 1,211IU/L
- $Paco_2$ 43.3Torr, Pao_2 68.5Torr

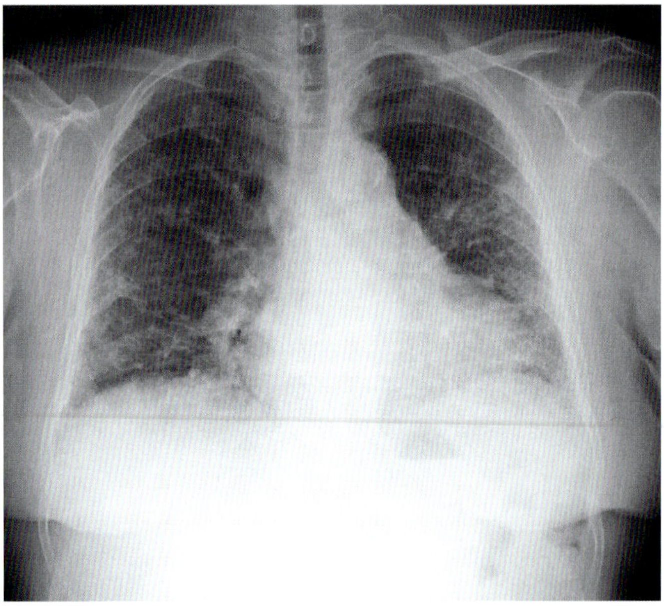

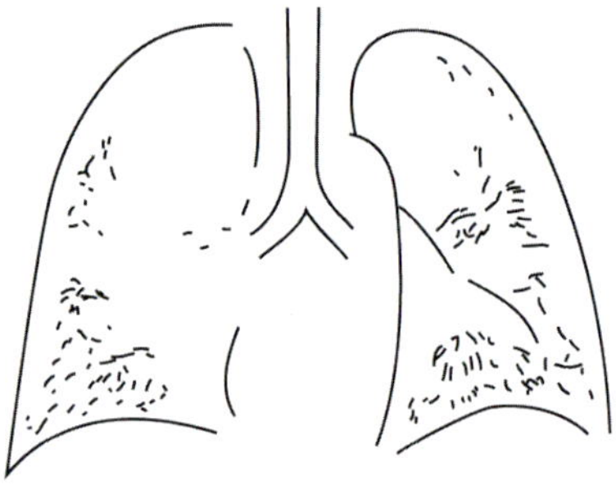

판독 포인트

- 양측 하폐의 중심에 선상, 망상 음영을 보이고, 하폐야의 축소도 관찰된다.
- 종격 · 폐문림프절 종대, 흉수는 보이지 않으며 심흉곽비의 확대도 보이지 않는다.

흉부 CT

- 흉막 바로 아래, 횡격막 바로 위에 강하게 분포한 윤상 음영과 주변으로 농도가 상승한 영역을 보인다.

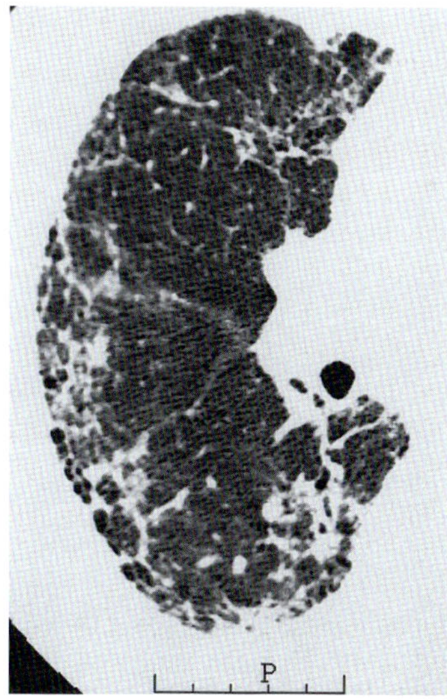

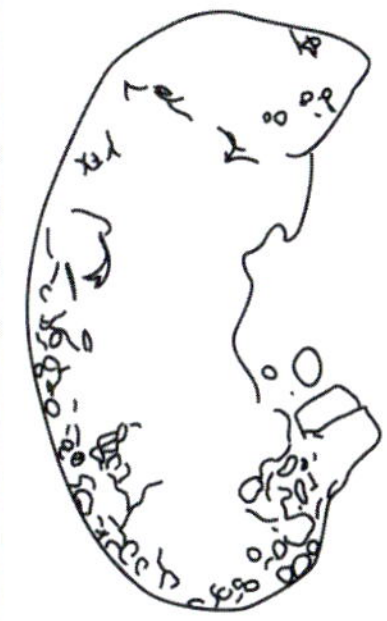

최종진단: 특발성 간질성 폐렴

알아두기!

〔간질성 폐렴과 일반 폐렴의 차이〕

간질성 폐렴		일반 폐렴
폐포의 격벽을 병변의 중심으로 하는 염증 ⬇ 염증을 지연화시킨 면역 이상의 존재	병태	한 종류의 병원체가 폐포 영역 안으로 침입 · 증식 ⬇ 삼출성 병변을 주로 한 생체 반응
마른 기침, 운동 시 호흡곤란	증상	발열, 가래를 동반한 기침
섬유성 증식, 폐포의 구조 변형	병리	항염증 세포 침윤, 폐포강 내 삼출물
대부분은 양측성, 비구역성 과립상, 선상, 망상, 수축성	영상	대부분은 편측성, 구역성, 침윤성
제한성 장애, 확산 장애	폐기능	광범위하다면 제한성
면역억제제	치료	항균제

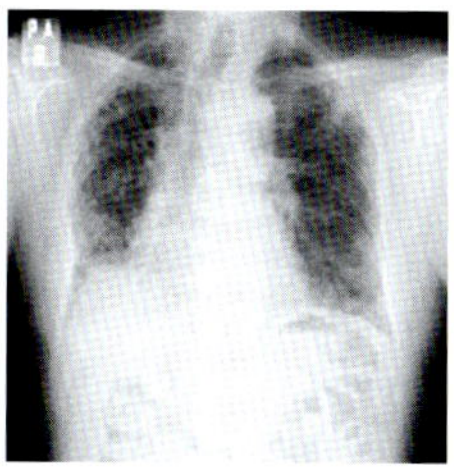

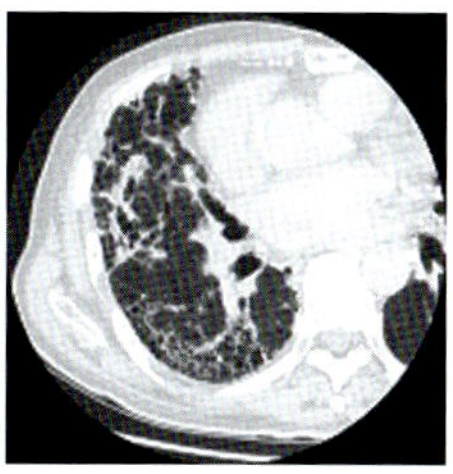

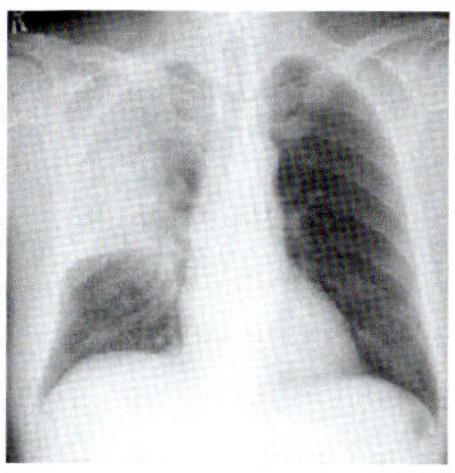

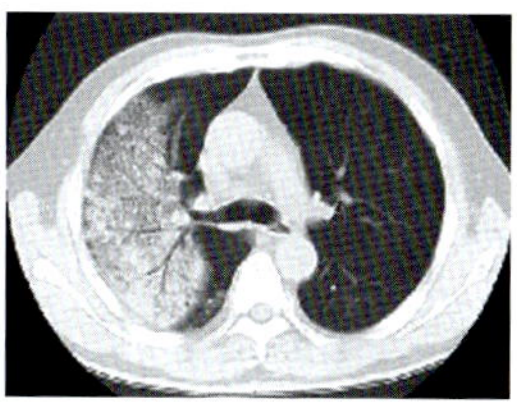

Case 3

증례의 프로필

- 51세, 여성. 마른 기침, 발열, 운동 시 호흡곤란(Hugh-Johns II)을 주소로 내원하여 흉부 X선 사진에서 이상 음영이 발견되었다. 당원에서 진찰받기 전에 폐렴으로 입원치료를 받은 기왕력이 여러 번 있다.
- 흉부 청진 상 fine crackle(+), 눈 증상(−), 곤봉손가락(−), 표재 림프절 종대(−), 관절통, 아침에 일어나면 팔과 손이 뻣뻣해지고, 피진, 광선과민증, Raynaud 증상 등은 보이지 않는다.
- CRP 0.3mg/dL, WBC 3,700/mm^3, LDH 148IU/L, $Paco_2$ 46.8Torr, Pao_2 85.6Torr, %DLco 67.2%

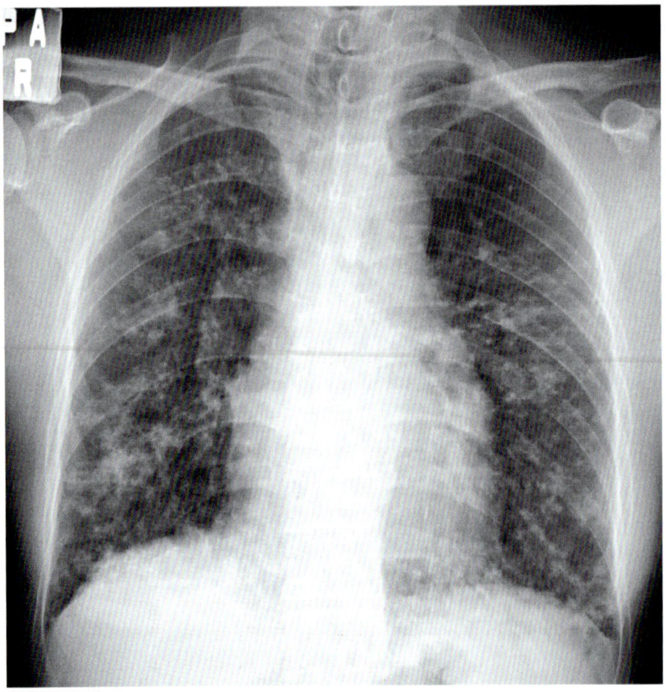

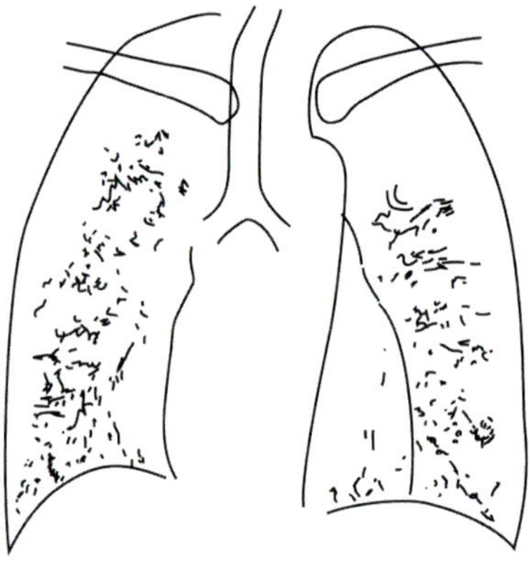

판독 포인트

- 양측 거의 폐야 전체에 선상 · 망상 음영, 과립상 · 소결절 음영을 보이며 경도의 폐야 축소도 보인다.
- 종격 · 폐문림프절 종대나 흉수는 보이지 않는다. 심흉곽비의 확대도 보이지 않는다.

흉부 CT

- 과립상의 병변, 전반적으로 엷은 폐야 음영의 증가 및 기관 지혈관의 변형을 보인다.

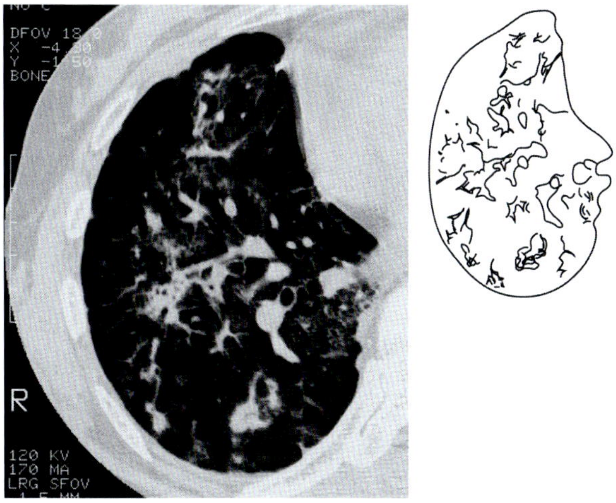

최종진단: 만성형 과민성 폐렴

알아두기!

〔과민성 폐렴의 진단과 관련된 검사 항목〕

목적	항목	정상치 및 평가
감별진단	흉부 X선 사진	양측성, 간유리~소립상 음영
	흉부 HRCT	소엽중심성이 옅은 과립상 음영, 만성형에서는 섬유화 병변
	WBC	경도에서 15,000/mm^3 정도까지
	호산구 분획, IgE(RIST)	I형 알레르기의 관여가 없으므로 기본적으로 정상
	앵무새병 항체가	CF에서 4배 미만
	마이코플라스마 항체가	PA에서 40배 미만
	약제 림프구 자극 시험	S.I.가 200% 이상에서 양성. 음성에서도 부정할 수 없음
	바이러스 항원가나 항체가	사이트메갈로바이러스에서는 C10, C11, C7-HRP
	침강 항체	양성에서도 확진할 수 없지만 유력한 증거
	투베르쿨린 반응	음성
	자가항체	각 교원병에 각각 질환 표식 항체가 존재 폐포출혈이 의심되면 c-ANCA, p-ANCA
	ACE	수치가 높으면 사르코이드증을 의심
확진진단	기관지 폐포 세정	T 림프구의 증가, 아주 초기에는 호산구 증가
	경기관지 폐생검 외과적 폐생검	강한 포격염, 세기관지염, 약한 육아종 형성
	침강 항체	양성에서도 확진할 수 없지만 유력한 증거
	림프구 자극 시험	증상이 없어 침강 항체를 갖는 것과 구별 가능
	유발시험(환경 · 흡입 유발)	진단 확진에 가장 중요
	환경 진균 채취	검출되더라도 확진할 수 없지만 유력한 증거

S.I.: stimulation index

4. 침윤 음영

- 침윤 음영이란 경계가 명확하지 않은 폐야 농도의 상승으로 폐 구조의 파괴나 변형을 동반하지 않는 것을 총칭한다.
- 대응하는 병리학적 조직소견으로서는 기강 내나 폐포벽 간질에 세포나 삼출물이 침윤·치환된 상태, 즉, 폐포성과 간질성의 병태를 모두 포괄한 개념이다.
- 일반적으로 경계가 명확하지 않은 음영을 침윤 음영이라고 표현하고, 폐포성 음영의 의미를 포함하는 경우가 많다.
- 침윤 음영은 협의로는 경결(consolidation)이란 의미로 사용되지만 대부분의 경우, 경결은 「침윤 융합 균등 음영」으로 폐엽의 용적 감소를 동반하지 않는 비교적 균일한 농도의 음영을 가리킨다.
- 음영의 분포에 따라 세엽~소엽(acina-lobule), 구역성(segment), 폐엽성(lobar) 등으로 구별된다.

감별 포인트

1) 크기

- 기관지폐렴에서는 기관지 → 세기관지 → 주위폐포로 진행하기 때문에 구역성 분포, 기관지벽의 비후, 세엽성~소엽성의 반점형 내지 조대한 과립상 음영의 융합 영상이 나타난다. 따라서 기관지 내에 삼출물이 가득 차는 경우가 많고, air bronchogram을 관찰하기 어렵다(그림 A).
  마이코플라스마(Mycoplasma), 바이러스, 많은 세균(황색포도구균이나 그램 음성 간균 등)에서 보인다.
- 폐엽성의 분포를 보이는 대엽성 폐렴은 병원체가 말초 기강에 도달한 후, Kohn 공이나 Lambert 관을 통해 진행하기 때문에 엽 전체로 퍼지기 전까지는 구역을 넘는 분포(비구역성)가 된다(그림 A).
  액체나 세포 성분 등으로 세엽이 치환되면 5mm 전후의 경계가 명확하지 않은 세엽상(acinar shadow)이 되어 이것이 중첩되면서 음영이 나타난다(중적 음영). 이 때문에 변연은 흐릿하다(fluffy margin).
  또한, 병변이 소엽 전체에 퍼지면 10~20mm 전후의 소엽성(lobular) 침윤 음영이 된다. 그리고 더 퍼지면 구역성(segment), 폐엽성(lobar)의 침윤 음영이 된다.
  농후한 음영에서는 기관지가 가지 모양의 반투명한 영상으로 air bronchogram이 관찰된다(폐포 → 소엽 → 기관지 → 엽으로 퍼지므로 기관지 내강은 유지되며 종종 air bronchogram이 관찰된다).

대표적인 것은 다음의 세 가지 질환이다.

- 폐렴구균(녹슨 철 같은 가래, 공동형성은 드묾)
- 폐렴간균(종종 공동형성이나 bulging fissure sign－엽간열의 편위)
- 레지오넬라(경계가 명확하지 않은 침윤 음영이 짧은 시간 안에 농후한 반상 음영으로 진행해간다)

  모두 병변이 경미한 주변 부위에서는 간유리 음영인 경우가 있을 수 있다.

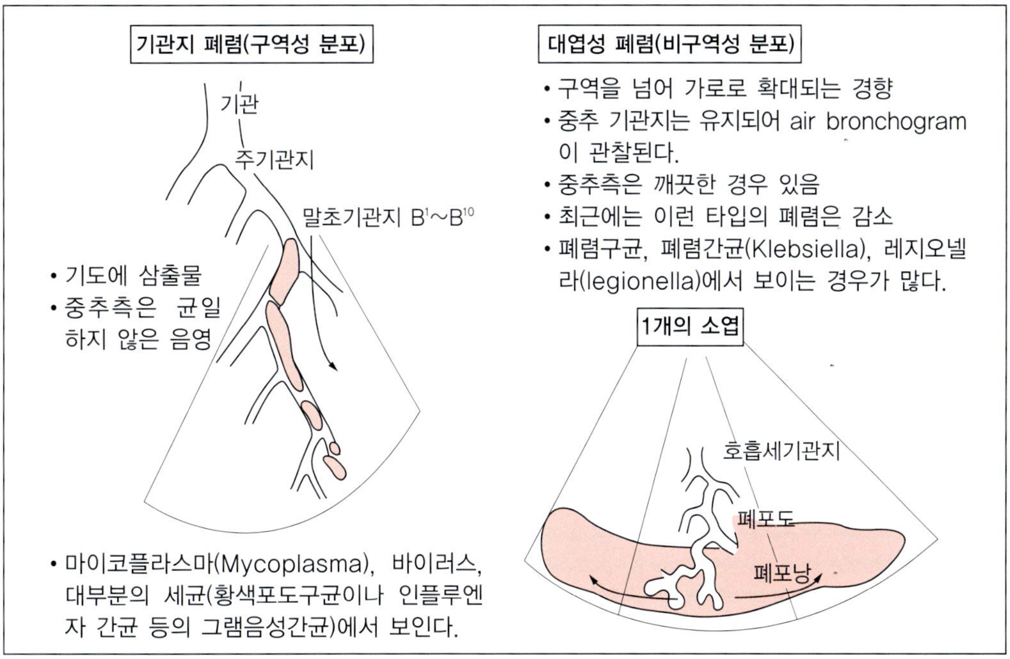

그림 A 폐렴

2) 음영의 분포

- 양측성의 다발 침윤 음영에서는 다음과 같은 것을 들 수 있다.
  - 만성 호산구성 폐렴과 특발성 기질화 폐렴(병리변화는 BOOP), 흉막 바로 아래에 주로 분포.
  - 약제성 폐렴(비구역성 분포)
  - 레지오넬라 폐렴(Legionella pneumophilla: 매우 짙은 음영 에어콘, 온천이나 목욕탕에서 감염)
  - 마이코플라스마(Mycoplasma: 비교적 균질한 침윤 음영, 기침)
  - 폐포출혈, 폐포단백증, 폐부종(폐문부 주변에 심함, 흉막 직하에서 약함)
  - 폐포상피암(단발이나 다발, 항균제가 무효)
  - hot tub lung(*Mycobacterium avium* complex에 의한 과민성 폐렴형 변화)
- 독립성 침윤 음영에는 대부분의 것이 감별질환으로 들 수 있다(표 A 참조).

표 A 고립성 침윤 음영의 감별질환

감염성 질환
• 대엽성 폐렴(전기) • 기관지 폐렴(전기) • 항산균감염(폐결핵증의 건락성 폐렴 타입) • 진균증〔칸디다, 아스페르길루스, 클립토콕쿠스, 기회감염(opportunistic infection)〕 • 비특이적 폐렴〔클라미디아(Chlamydia), 마이코플라스마(Mycoplasma)〕 • 흡인성 폐렴(양측인 경우 있음, 중력 때문에 폐저부에 많음)
면역알레르기 질환
• 호산구성 폐렴(흉막 바로 아래에 우위, 말초혈액에서 호산구 증가, 종종 이동성, 분류는 아래의 표 B를 참조) • 기질성 폐렴(만성 호산구성 폐렴과 유사한 영상) • 알레르기성기관지폐아스페르길루스증(기관지확장과 호산구성 폐렴의 영상) • Wegener 육아종증(항균제에 무반응, 공동성 결절. 항호산구세포질 항체 양성)
종양성 질환
• 폐포상피암(폐포상피 치환성 증식. 중심부가 폐포의 허탈이나 섬유화이면 밀집된 부분이 나타난다. Noguchi의 분류, 패턴에 따라 A~F)(143쪽, 그림 A). • 폐렴형으로 보이는 경우에는 발열이 나지 않으며, 항생제에 반응하지 않는다. • 림프종(BALToma가 많다)
기타
• 방사선 폐렴(조사 영역의 확인) • 약제성 폐렴(모든 약제의 사용력)

표 B 호산구성 폐렴의 분류

1. 원인불명의 호산구성 폐렴

- 일과성 또는 단순성: Löffler 증후군
- 지연성 또는 만성: 만성 호산구성 폐렴(CEP, chronic eosinophilic pneumonia)
  호산구과다증후군(HES, hypereosinophilic syndrome)
- 급성: 1989년 Allen이 제창한 급성 호산구성 폐렴(AEP, acute eosinophilic pneumonia)

2. 원인이 분명한 호산구성 폐렴

- 약제성: 급성 호산구성 폐렴, 만성 호산구성 폐렴
- 기생충
- 진균 관련(알레르기성 기관지 폐아스페르길루스 등)

3. 교원병과 관련된 것

(Fraser RS et al: Diagnosis od Diseases of the Chest, 4th Ed, W.B.Saunders, Philadelphia, p1743-1756, 1999에서 개정)

3) 동반하는 음영

- 심장 음영의 확대나 흉수가 있으면 폐부종(심부전이나 요독증).

알아두기!

〔각종 병원체와 폐렴 영상의 특징〕

병원체	폐야 음영	공동	림프 종대	흉수
바이러스	옅은 침윤 음영 간질 음영, 양측	드묾	가끔	가끔 소량
마이코플라스마(Mycoplasma)	간질 음영, 침윤 음영	드묾	소아에서는 가끔	드묾
결핵	satellite lesion 최근 하폐야에도	종종	종종	종종
클라미디아(Chlamydia)	옅은 침윤 음영 간질 음영, 양측	드묾	드묾	드묾
폐렴구균	침윤 음영	드묾	드묾	종종
인플루엔자균	침윤 음영	드묾	드묾	종종
황색포도구균	농후한 침윤 음영	종종	가끔	급성 농흉
화농성 연쇄구균	침윤 음영	드묾	가끔	종종
녹농균	침윤 음영	종종, 소농양	가끔	급성 농흉
폐렴간균	침윤 음영	종종	가끔	급성 농흉

- 바이러스성 폐렴에서는 순수 바이러스 폐렴(간유리형 음영~옅은 침윤 음영인 경우가 많고, 공동형성은 드묾)과 세균 감염이 합병한 것(침윤 음영)이 있다.
- 마이코플라스마(Mycoplasma)에서는 간유리형의 기관지 폐렴 영상이 전형적인 것으로 여겨지지만, 특이적인 영상은 아니다. 림프절 종대나 흉수의 저류 예에서도 부정할 수 없다.
- 결핵증에서는 satellite lesion. 종종 공동형성 있음. S^1, S^2, S^6에 호발하지만 최근에는 하폐야 결핵도 드물지 않다.
- 클라미디아(Chlamydia)에서는 옅은 침윤 음영 내지 간질성 음영. 마이코플라스마의 경우보다 혼합 감염이 많으므로 침윤 음영도 드물지 않다. 따라서 WBC≥10,000/mm^3 이상인 예가 절반을 넘는다.
- 폐렴간균에서는 131쪽 참조. 세균 중에서는 기염균으로서 가장 많다. 전형적인 대엽성 폐렴의 패턴은 감소하는 경향이다. PRSP(페니실린 내성 폐렴구균)이 증가하고 있다.
- 인플루엔자균에서는 131쪽을 참조. 3대 기인균의 하나. BLNAR(β락타마아제 비생성 암피실린 내성 인플루엔자균)의 출현이 문제가 되고 있다.
- 황색포도구균에서는 농후한 침윤 음영에서 종종 공동을 형성한다.
- 화농성 연쇄구균에서는 편도선염 등의 상기도염이 문제가 된다.
- 녹농균에서는 종종 공동형성을 보이며, 소농양의 형태를 취하는 경우가 많다.
- 폐렴간균은 클레브시엘라(Klebsiella), Friedlander 간균. 종종 공동형성. bulging sign은 소엽간열이 아래쪽으로 팽륭한 것으로 폐렴간균이나 폐렴구균에서 관찰된다.

〔고령자 폐렴의 특징〕

- 증상이 확실하지 않다.
- 폐렴치고는 비정형적인 증상인 경우가 있다. 예를 들어 발열이 없고 기침이나 가래 등의 호흡기 증상도 없다.
- 종종 식욕의 유무는 폐렴의 중증도를 반영한다. 식욕 저하는 중증의 징후이다.
- 고령자는 준 탈수증을 가진 환자라고도 할 수 있으므로 주의가 필요하다.
- 흉부 X선 사진 소견도 Swiss cheese형 소견 등 폐렴 같지 않은 영상을 보인다(92쪽 참조).
- 종종 여러 개의 질환을 가지고 있기 때문에 하나의 질환을 발견해도 안심해서는 안 된다.
- 기초질환이기 때문에 증상이 다양하다.
- 여러 약을 복용하기 때문에 약제성 손상을 놓치기 쉽다. 또한, 치료를 염두에 두고 약의 상호작용에 주의를 기울인다.
- 복약순응도가 좋지 않다는 점에도 주의한다.

침윤 음영을 보이는 증례

Case 1

증례의 프로필

- 29세, 여성. 발열, 기침, 전신권태감 등의 증상으로 내원하여 좌하폐야에 침윤 음영이 관찰.
- 발열, 황색 농성 가래, 기침, 좌흉부 흡기 시 거친음 청취.
- WBC 10,200/mm^3, stab 9.0%, CRP 30.8mg/dL

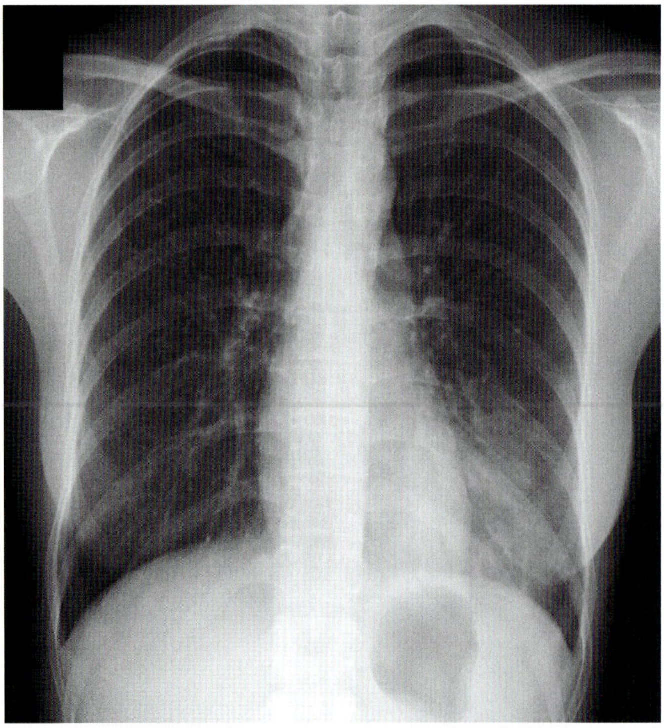

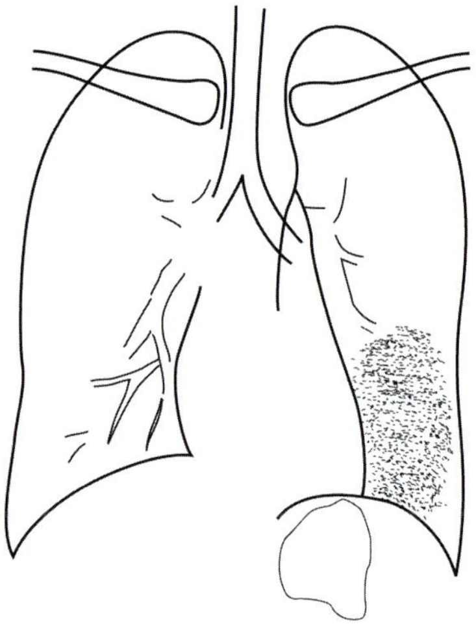

판독 포인트

- 좌하폐야에 air bronchogram을 동반한 침윤 음영이 퍼져 있다.

Pitfall

- 침윤 음영은 단발성으로 좌하폐야에만 존재한다.
- 침윤 음영은 심장 음영과 중첩되지만 심장 왼쪽 제4궁을 확인할 수 있어서 음영은 하엽에 존재함을 시사한다.
- 좌늑골횡격막각(costophrenic angle)은 예각이며 흉수는 보이지 않는다.

흉부 CT

- 좌하엽에 air bronchogram을 동반한 침윤 음영이 보인다.

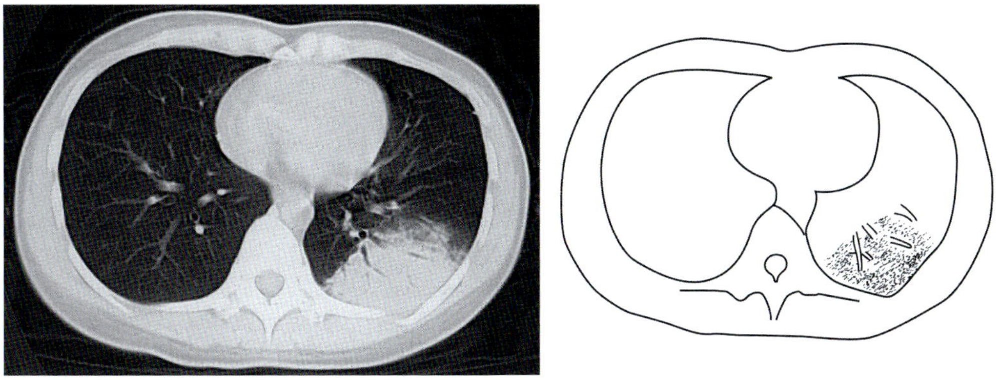

최종진단: 세균성 폐렴

알아두기!

〔일상진료에서 이용할 수 있는 호흡기 감염증의 신속 진단〕

- 폐렴구균성 폐렴: 요중 항원검출 키트(Binax NOW *S. pneumoniae* ← 면역크로마토그래픽법)
- 레지오넬라 폐렴: 요중 항원검출 키트(Binax NOW *Legionella* ← 면역크로마토그래픽법)
- 마이코플라스마(Mycoplasma) 폐렴: 마이코플라스마 · 이무노카드(의양성이 많지만 IgM 항체의 존재는 확실)
- 인플루엔자바이러스감염증: 여러 종류가 있음(면역크로마토그래픽법으로는 래피드 뷰 인플루엔자 A/B, Capilla Flu A, B 등)
- 용련균감염증: 여러 종류가 있음(면역크로마토그래픽법으로는 스트렙 A 테스트팩 플러스)
- 아데노바이러스감염증(이무노카드 ST 아데노바이러스, Capilla 아데노)
- RS 바이러스감염증(디렉티젠 EZ, RSV)

Case 2

증례의 프로필

- 66세, 남성. 기침, 가래 때문에 진료를 받고, 처방을 받아 약을 복용하였지만 증상의 개선이 없었다. 다른 병원에서 여러 종류의 항생제를 투여했지만 개선이 없고, 양측 폐야에 다발하는 침윤 음영의 증가를 보였다. 정밀검사를 목적으로 내원.
- 발열, 가래, 기침, 우흉부 거친음 청취.
- WBC 7,000/mm^3, 호산구 54%, CRP 10.0mg/dL

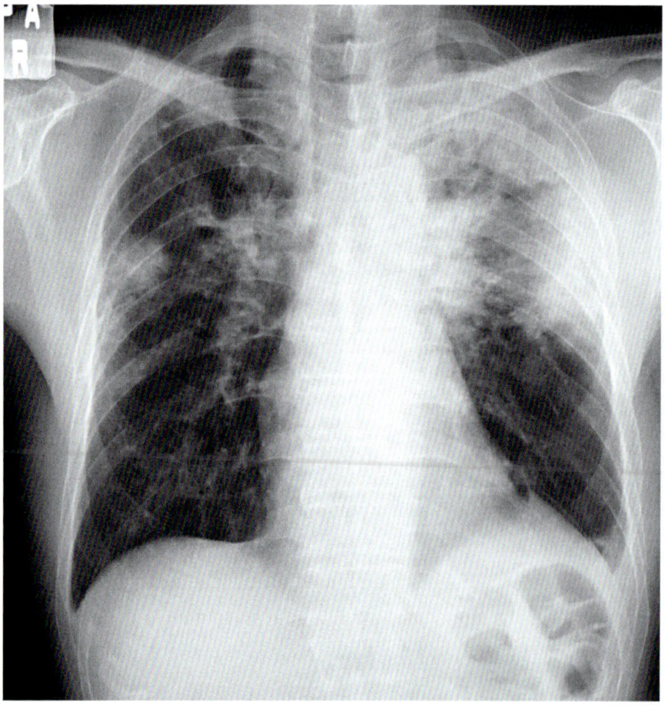

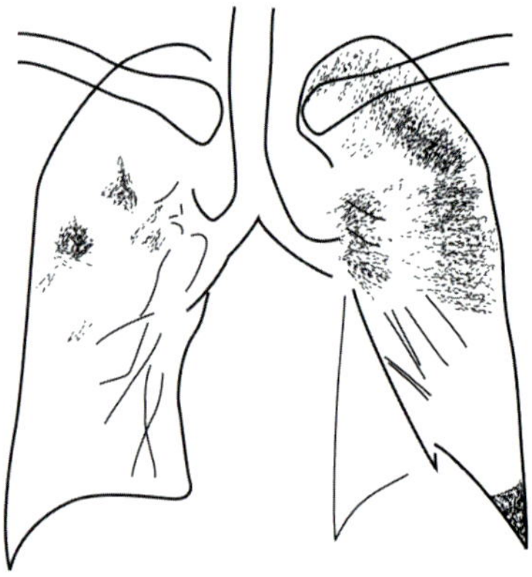

판독 포인트

- 우상 · 중폐야에 반상의 침윤 음영이 여러 개 보이며 좌상 · 중폐야의 외측에 강한 침윤 음영을 보인다.
- 음영 분포에 구역성은 보이지 않지만 양측성 또는 다발성이며 좌우 비대칭성

Pitfall

- 좌폐문부의 음영 증강이 있고, 폐문과 침윤 음영이 겹쳐져 있다.
- 왼쪽 costophrenic angle이 둔각이며 흉수의 존재를 시사하고 있다.

흉부 CT

- 양측 상엽을 중심으로 air bronchogram을 동반하는 침윤 음영을 보인다.
- 중하엽에도 나타나며 양측 · 다발성의 침윤 음영이다. 좌흉수도 관찰된다.

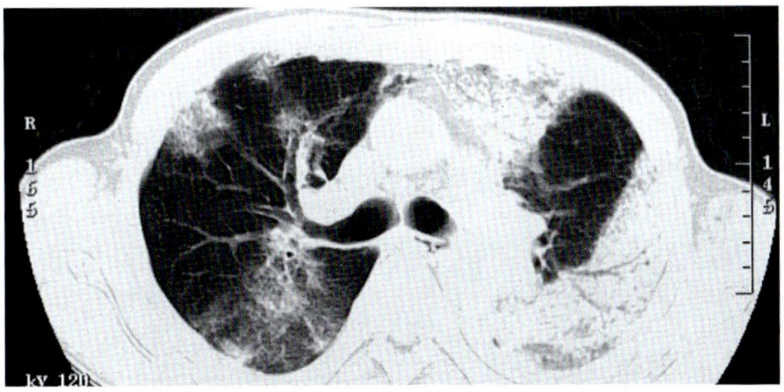

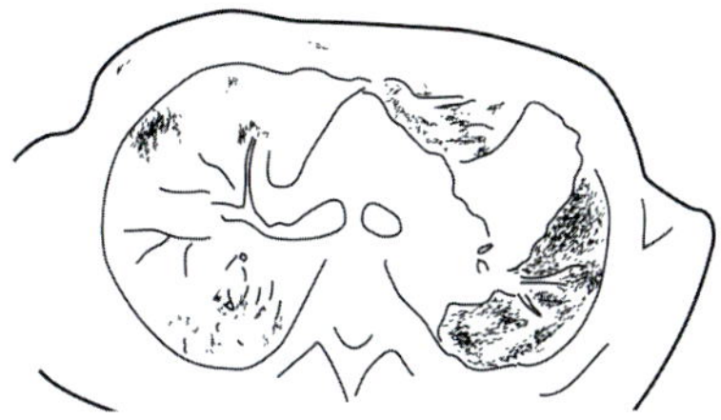

최종진단: 만성 호산구성 폐렴

알아두기!

〔호산구성 폐렴의 확진 또는 감별을 위한 검사 항목〕

목적	항목	정상치 및 평가
감별진단	흉부 X선 사진	양측성의 간유리 내지는 반상 음영
	흉부 HRCT	비구역성 간유리~반상 음영, 급성형으로 소엽간중격 비후
	WBC	경도에서 15,000/mm³ 정도까지
	호산구 분획, IgE(RIST)	대부분은 상승(I형 알레르기 관여)
	앵무새병 항체가	CF에서 4배 미만
	마이코플라스마(Mycoplasma) 항체가	PA에서 40배 미만
	약제 림프구 자극시험	S.I.가 200% 이상에서 양성, 음성에서도 부정할 수 없음
	침강 항체	아스페르길루스 항원에 대한 침강 항체는 음성
	투베르쿨린 반응	결핵의 기감염으로 양성, 음전화하는 질환은 다기
	자기항체	각 교원병에 질환 표식 항체가 존재한다. 폐포 출혈이 의심되면 c-ANCA, p-ANCA
	ACE	수치가 높으면 사르코이드증을 의심
확진진단	기관지 폐포 세정(BAL)	호산구의 증가, COP에서는 림프구 증가
	경기관지생검 외과적 폐생검	강한 호산구성 기강내 삼출이나 폐포염
	침강 항체	특정 항원에 양성이면 유력한 증거
	림프구 자극 시험	IV형 알레르기가 관여하는 병태에서 양성
	유발시험(재투여)	확진에 중요. 일반적으로 약을 재투여하지는 않음

S.I.: stimulation index, COP: cryptogenic organizing pneumonia

Case 3

증례의 프로필

- 44세, 여성. 마른 기침, 가벼운 운동 시에도 호흡곤란을 느껴 진료를 받았는데 흉부 X선 사진에서 양측 폐야에 침윤 음영이 관찰되었다. 기침, fine crackle 청취
- WBC 7,000/mm^3, RBC 404×10^4/mm^3, Hb 12.0g/dL, Ht 36.0%, Plt 29.8×10^4/mm^3, CRP 0.0mg/dL
- 기관지경 검사: 혈성의 기관지세정(BAL)액을 회수.

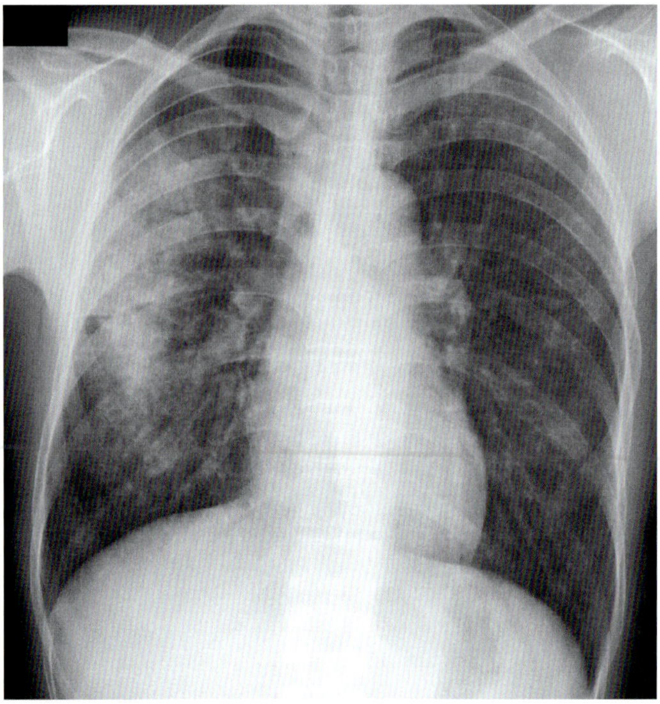

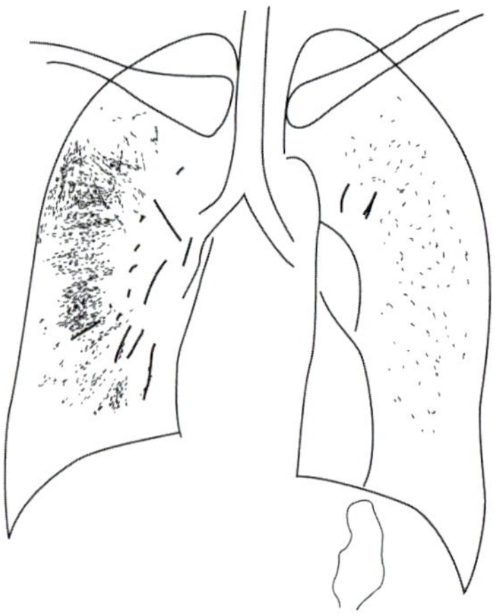

판독 포인트

- 양측의 전 폐야에서 침윤 음영이 관찰되며 우폐는 비교적 농후하고, 내부에 air bronchogram이 보인다.
- 좌폐의 침윤은 옅은 간유리 모양이다.

Pitfall

- 종괴성 음영, 기관지벽의 이상, 공동성 병변을 보이지 않는다.

흉부 CT

- 음영은 폐포 내의 농도 상승이며 우상엽 S²에는 air bronchogram이 관찰된다. 흉막 직하는 보존되어 있다.

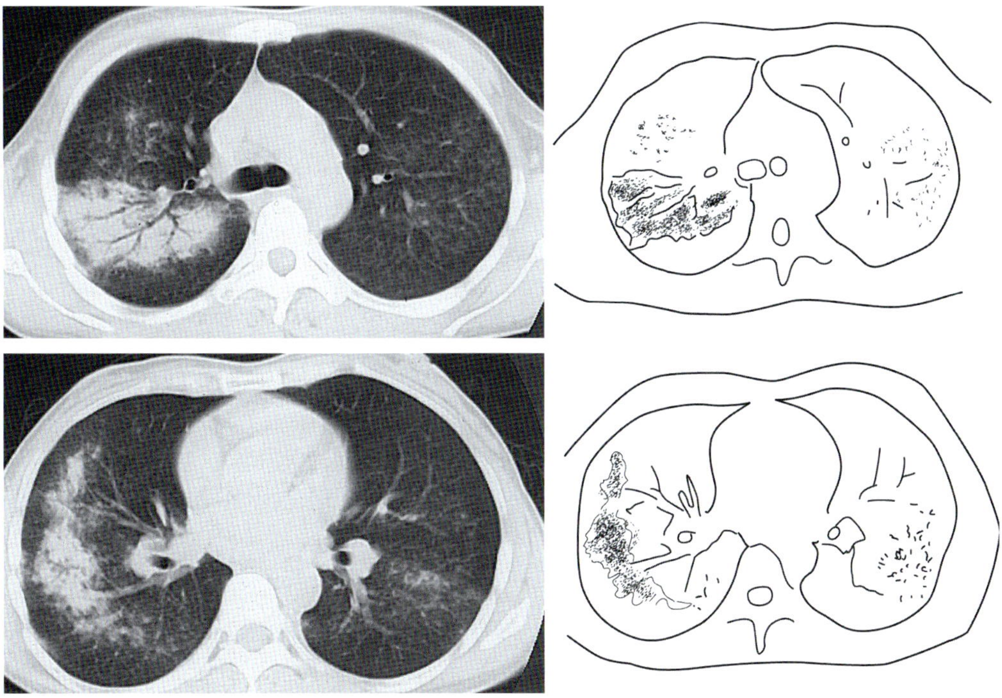

최종진단: 폐포출혈(폐포출혈의 원인으로서 혈관염이 중요하다. 117쪽 참조)

Case 4

증례의 프로필

- 75세 여성. 자각 증상은 없고 정기적으로 진단한 흉부 X선에서 우하폐야에 침윤 음영이 보였다.
- 신체적 소견은 이상 없음
- WBC 7,000/mm^3, RBC 369×10^4/mm^3, Hb 12.6g/dL, Ht 38.0%, Plt 21.9×10^4/mm^3, CRP 0.1mg/dL, ESR 16mm/시
- 경기관지폐생검: bronchioloalveolar type의 adenocarcinoma.

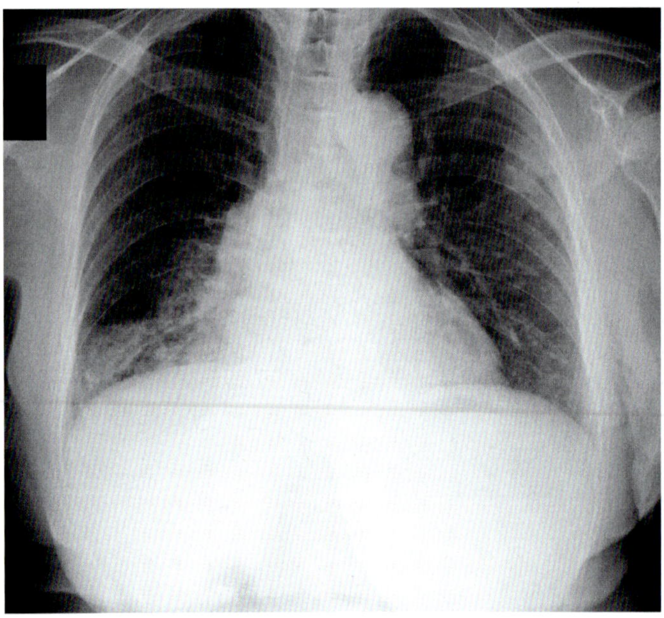

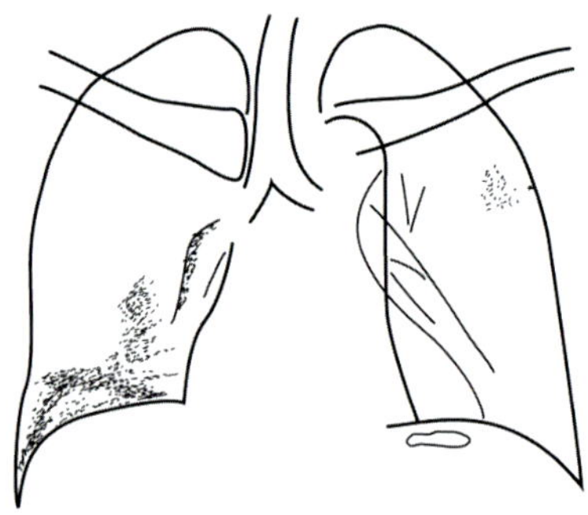

판독 포인트

- 우측의 하폐야에 침윤 음영이 관찰된다.

Pitfall

- 우폐의 침윤 음영은 선명하게 보인다. 좌측의 침윤 음영은 판단이 어렵다.
- 종괴성 음영, 기관지벽의 이상을 보이지 않는다.

흉부 CT

- 흉부 사진에서는 명확하지 않았던 좌폐에도 침윤 음영이 관찰된다.
- 음영은 폐포 내의 농도 상승이며 폐포에 남은 공기음영과의 대조(contrast)에 의해 air alveologram을 보이고 있다.

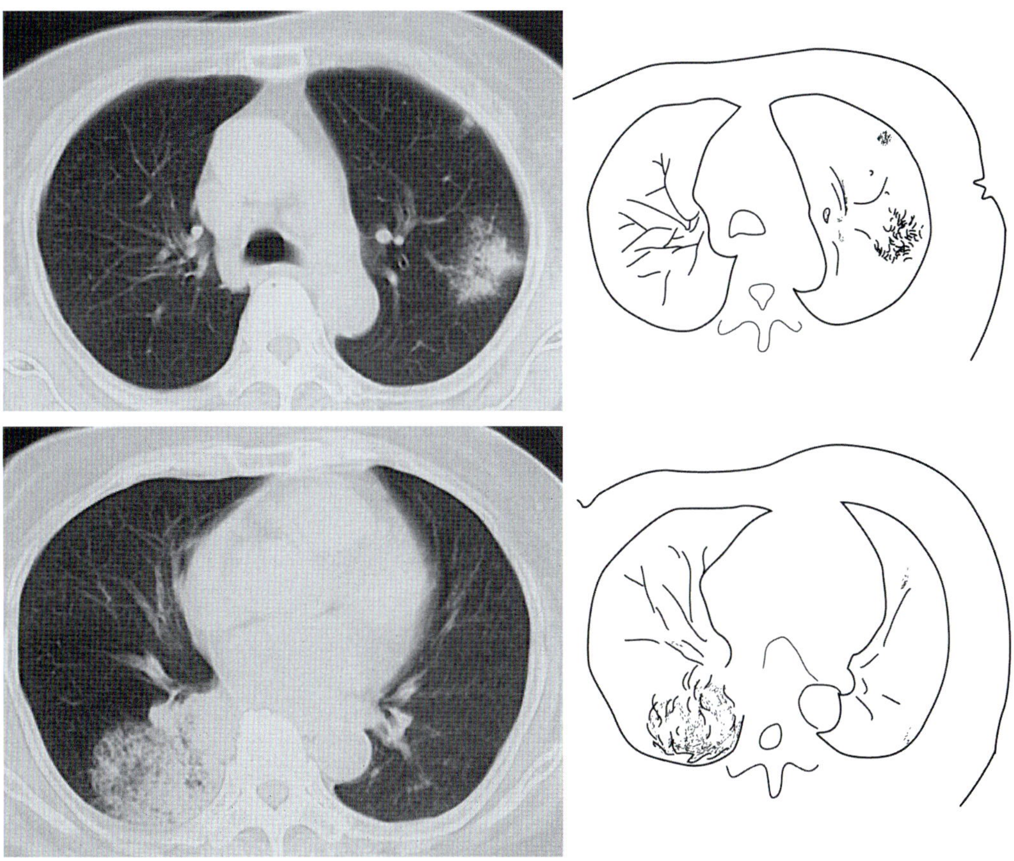

최종진단: 폐포상피암

5. 간유리 음영

- 미세과립상 음영과 거의 같은 의미이다(103쪽 참조). 문자 그대로 「간유리」처럼 탁한 음영으로 투과성은 낮지만 혈관 음영은 확인할 수 있다.
- 종종 다른 음영과 동반하여 나타나지만, 음영이 강한 부분에 시선을 빼앗기지 말고 간유리의 부위를 찾는다.
- 당초 Fraser & Pare에 의해 흉부 X선 사진에서 발견된 간유리 음영(GGO, ground-glass opacity)은 기본적으로 간질 음영의 초기, 즉 폐포벽으로의 세포 침윤이나 경미한 섬유성 변화를 시사하고 있다.
- 최근에는 흉부 X선 사진에서 미세과립상 음영이 보일 때 사용되고, 반드시 간질성 음영이라고는 하지 않는 편이다.
- 반영되는 병태는 간질로의 세포 침윤을 초래하는 폐포염(alveolitis) 외에 폐포강 내로의 세포 침윤, 삼출물, 출혈의 존재이다.
- 실제로 CT 영상에서 사용되는 GGO는 옅은 농도 상승으로 정의되며 간질성 변화 외에 폐포강 내로의 삼출을 초래하는 폐렴에서도 초기의 함기가 남아 있으면 보인다.
- 간유리 음영은,
  - 「간질, 즉 폐포벽의 비후」
  - 「폐의 실질, 즉 폐포강 또는 폐포상피에 경미한 혹은 부분적인 충전 영상」이 있다(84쪽, 그림 68의 모식도의 폐포성 병변을 참조. 이것이 가벼운 폐포성 병변이나 부분적 폐포성 병변).
- 감별질환으로는 아래의 표 A에 나타낸 질환을 고려한다.

표 A 간유리 음영의 감별질환

- 특발성 간질성 폐렴이나 교원병성 간질성 폐렴의 초기(하폐야 우위)
- 과민성 폐렴(환경과 관련)
- 폐부종(Kerley B line, perihilar haze, 흉수)
- 폐렴(비정형 폐렴은 기본적으로 간질성 폐렴으로 시작하지만 점차적으로 음영이 짙어진다)
- 급성 호산구성 폐렴(Kerley line 있음, 만성 호산구성 폐렴은 농후한 침윤 음영)
- 약제성 폐렴(모든 약제가 후보가 될 수 있음)
- 방사선 폐렴(대부분은 조사 영역과 일치)
- 폐출혈(양측성이며 비대칭적인 경우가 많음)
- 폐포단백증(폐부종과 같은 의미로 흉곽이 움직이는 부분은 저류가 적어 접형 분포)
- 폐포상피암, 비특이적 선종 증식(AAH, atypical adenomatous hyperplasia)
  (2cm 이하의 소형 선암에 대해 Noguchi가 분류한 것을 그림 A에 나타내었다. 이들을 흉부 X선 사진에서 어느 정도 검출 가능한지를 표 B에 나타내었다)
- 뉴모시스티스 폐렴, PCP(간질병변과 폐포강 내 삼출물이 관여. 폐문부에서 시작)
- 사이토메갈로바이러스 폐렴(HRP-C7이나 C10, C11이 양성이 됨)

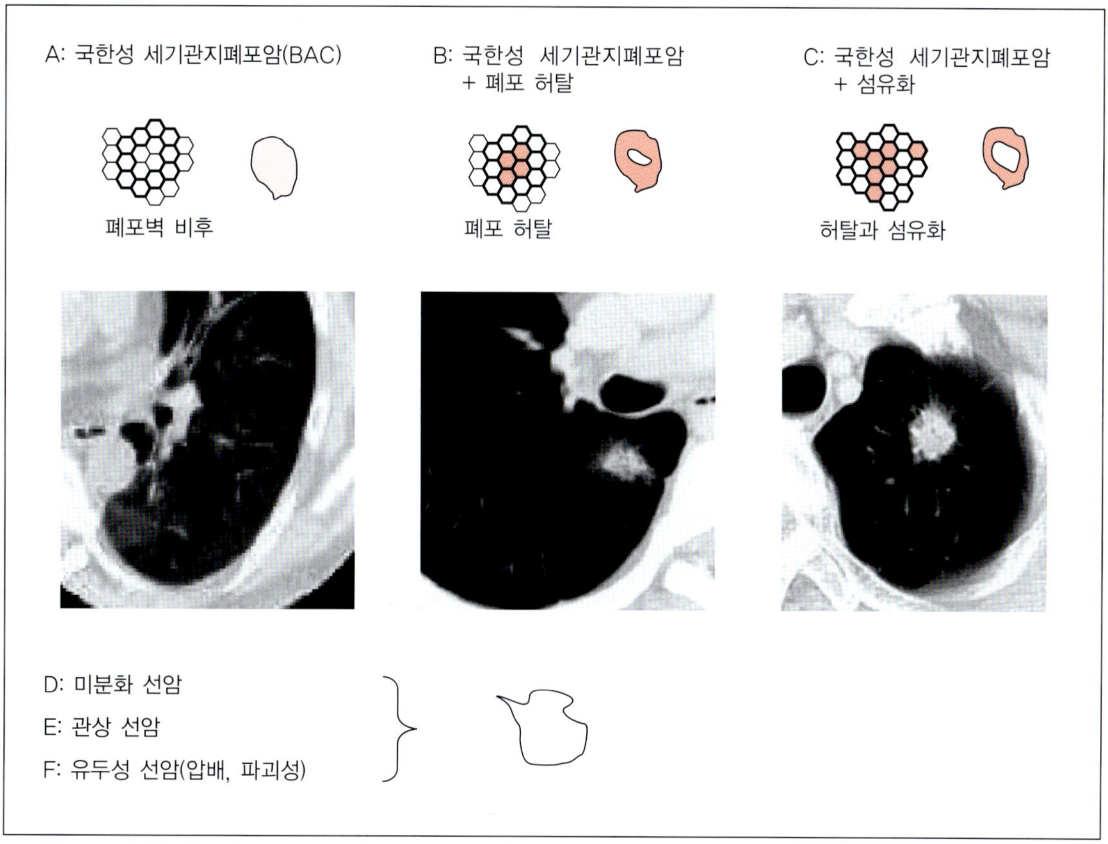

그림 A 소형 선암(2cm 이하)의 분류와 촉진에 관여하는 가설(Noguchi가 분류)
BAC: Bronchioloalveolar carcinoma (Noguchi M et al: Cancer 75: 2844–2852, 1995)

표 B 2cm 이하의 소형 폐암 63 예, 흉부 X선 사진의 검출률

선암	구분 가능	구분 불가	검출률
Noguchi A형	0	14	0%
Noguchi B형	4	10	29%
Noguchi C형	17	8	68%
Noguchi D~F형	6	0	100%
SCC/SCLC	4	0	100%

SCC: squamous cell carcinoma(편평상피암)
SCLC: small cell lung carcinoma(폐소세포암)
(Yang ZG et al: Br J Radiol 74: 32–41, 2001)

간유리 음영을 보이는 증례

Case 1

증례의 프로필

- 42세, 남성. 상기도염으로 미노사이클린 200mg 복용 시작 1주일 후부터 마른 기침, 호흡곤란, 발열이 나타남.
- WBC 4,700/mm^3(호산구 15%), CRP 14.6mg/dL, IgE 560U/mL
- Paco$_2$ 39.2Torr, Pao$_2$ 77.0Torr
- 기관지폐포 세정(BAL)액 속에 호산구 23.1%, 경기관지폐생검으로 폐포벽에서 호산구 침윤.

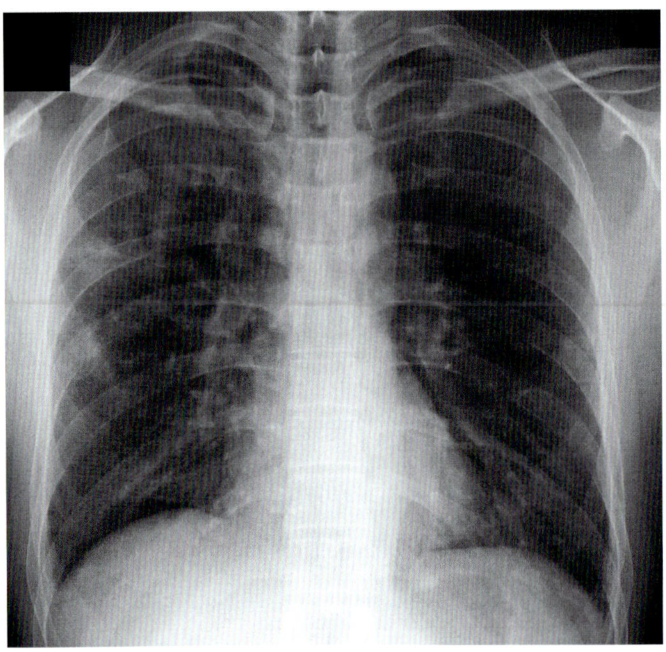

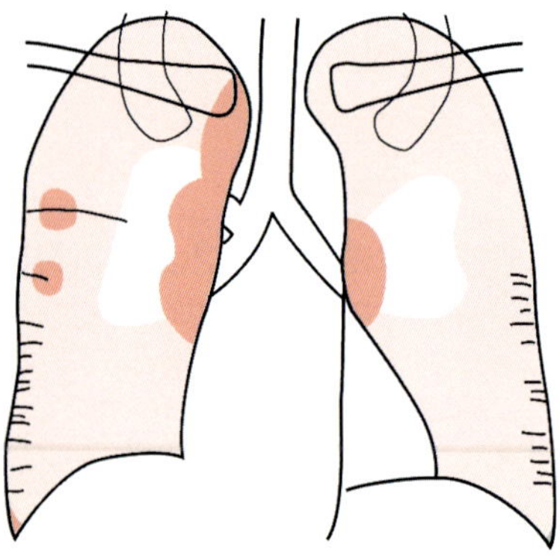

판독 포인트

- 양측 상폐야를 중심으로 미만성 간유리형 음영, 일부에 침윤 음영이 관찰된다.
- 양측 소량 흉수, Kerley B line, 폐문 · 종격 림프 종대를 보인다.

Pitfall

- 양측 흉수, Kerley B line, 폐문 · 종격 림프절 종대를 놓쳐서는 안 된다.

흉부 HRCT(다른 증례)

- 기관분기부 HRCT에서 미만성으로 옅은 폐야 농도의 증가와 일부에 강한 폐야 농도의 증가를 보인다.
- 소엽간중격, 엽간흉막이나 기관지벽의 비후가 관찰된다.

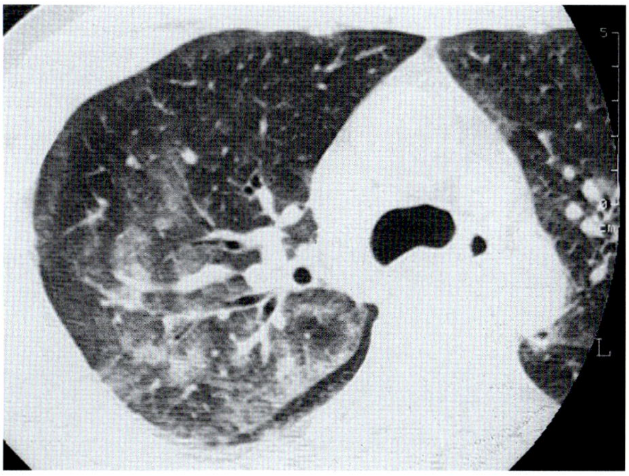

최종진단: 미노싸이클린에 의한 약제성 폐렴(호산구성 폐렴)

알아두기!

〔약제성 폐장애의 조직 패턴과 영상소견〕

이환부위	조직 패턴	영상소견
기도병변	기관지 천식 폐색성 세기관지염	과팽창소견 과팽창소견
폐포 · 간질영역 병변	미만성 폐포 장애 기질화 폐렴 비특이성 간질성 폐렴 통상형 간질성 폐렴 림프구성 간질성 폐렴 호산구성 폐렴 과민성 폐렴	양측 미만성 분포(호흡곤란증후군) 농후한 반상 음영, 간유리 음영(기질화 폐렴형) 간유리형 음영, 침윤 음영(혼합형) 하폐야의 망상~윤상 음영(혼합형) 간유리형 음영, 침윤 음영(혼합형) 간유리형 음영, 흉막하 침윤 음영, 급성에서는 Kerley line(Löffler 증후군형, 호산구성 폐렴형) 간유리형 음영, 초기에 출혈 음영 불명료화(과민성 폐렴형)
혈관병변	폐부종 폐포출혈 혈관염 폐고혈압증	접형 분포 간유리형 음영, 윤상 음영
흉막병변	흉막염	늑횡격막 둔각, 소엽간열 비후

Case 2

증례의 프로필

- 40세, 여성. 마른 기침, 발열로 내원, 잉꼬새 6마리 사육 중 2마리 죽음.
- 흉부청진상 fine crackle 청취.
- WBC 8,700/mm^3, CRP 31.5mg/dL, AST(GOT) 47IU/L, ALT(GPT) 47IU/L, LDH 675IU/L, $Paco_2$ 28.7Torr, Pao_2 90.1Torr(O_2 3L/분)

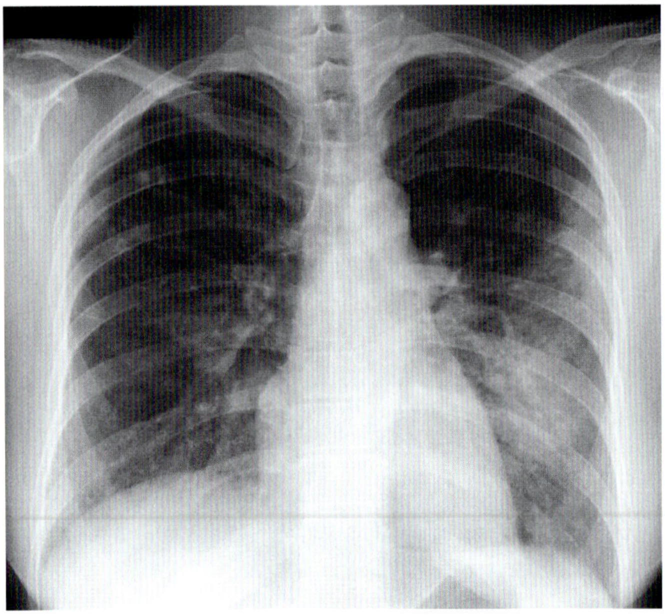

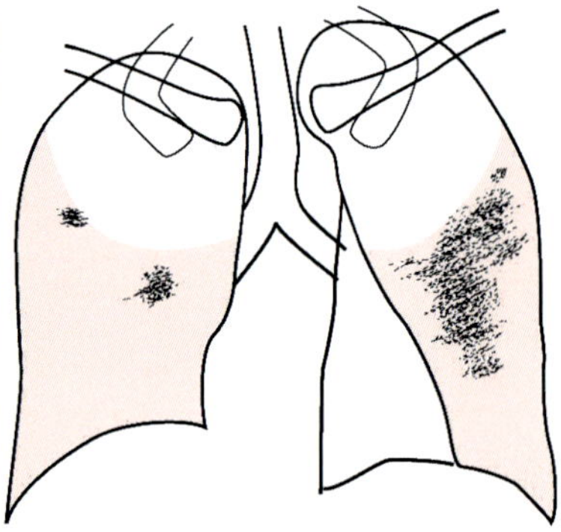

판독 포인트

- 양측 중 · 하폐야에 간유리형 음영이 보이며 좌중폐야에는 침윤 음영이 보인다.

Pitfall

- 광범위한 간유리상 음영이 본 증례의 특징적 소견이다.

흉부 HRCT(다른 증례)

- 우하엽의 슬라이스에서는 광범위한 옅은 폐야 농도의 상승역이 나타난다.

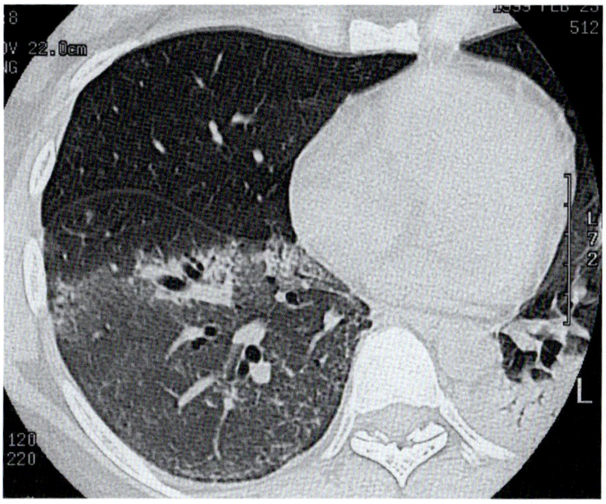

최종진단: 앵무새병(psittacosis)

알아두기!

〔클라미디어의 분류와 각종 질환〕

과	Chlamydiaceae				chlamydiales ?
속	Chlamydia	Chlamydophila			
종	C. trachomatis 트라코마 클라미디아	C. psittaci 앵무새병 클라미디아	C. pneumoniae 폐렴 클라미디아	C. pecorum 클라미디아 페코룸	Simkania, "Z" Simkania
숙주	사람, 쥐	포유동물, 새	사람, 말	소, 양	?
사람으로 감염	있음	있음	있음	없음	있음
호흡기 질환	신생아폐렴 인두염	앵무새병	상기도염 기관지염 폐렴		호흡기감염증
기타 주요 감염증	결막염, 트라코마(trachoma) 성감염증 골반복막염		동맥경화증		

6. 투과성 항진

- X선 투과성이 항진하면 폐야는 밝아진다(검게).
- 정상 흉부 X선 사진의 폐야 투과성에 관여하는 인자는 많다.
  - 노광량(노출 과도에서는 검게 보인다)
  - 연부조직(피부, 피하조직, 지방, 근육)의 두께
  - 폐실질의 함기(병변 외에 흡기의 정도. 흡기 부족에서는 하얗게 보인다. 반대로 체크 밸브가 작용하는 상황에서는 호기 촬영이 유용하게 된다)
  - 폐 혈류량의 많고 적음(폐혈관 저항 상승과 밀접한 관련이 있음)

  등이 있고, 이들 모두가 관련되어 X선 영상을 만든다.
- 이 때문에 연부조직의 흑화도를 비교하여 판독을 진행하는 것이 좋다.

감별 포인트

- 양측성, 편측성, 국소성의 감별법을 표 A에 나타내었다.
- 폐낭포, 만성 폐색성 폐질환(COPD, chronic obstructive pulmonary disease) 등 폐포 파괴에 동반하는 폐내의 함기가 증가하는 질환이 가장 빈도가 높다.
- 낭포와 기흉의 감별은 중요하며 흉막의 유착이 없으면 낭포에서는 폐문을 향해 튀어나오고, 기흉은 흉벽을 향해 튀어나오게 된다(그림 A).
- 폐낭포, 기흉은 상폐야 우위이다.
- COPD나 기관지염에서는 과팽창이 공존한다.
- 폐고혈압과 동반하는 병변에서는 폐문부의 폐동맥 확대 소견이 보인다.

표 A 폐야에 있어서 투과성 항진의 패턴 원인

	양측성	편측성	국소성
촬영 조건	노출 과다	극단적인 경사위	
연부조직의 감소	쇠약	유방절제 대흉군 결손 기흉	
폐실질의 함기 증가	COPD 기관지천식 발작 시 폐색성 세기관지염	무기폐의 대상성 과팽창 기관지 이물에 의한 체크 밸브 → 기관지폐색 거대낭포	폐낭포 vanishing lung 기흉
혈관(혈류)의 저하	폐혈전색전증 폐고혈압증 Eisenmenger 증후군	폐혈전색전증 Swyer-James 증후군	폐혈전색전증

COPD: chronic obstructive pulmonary disease(만성 폐색성 폐질환)

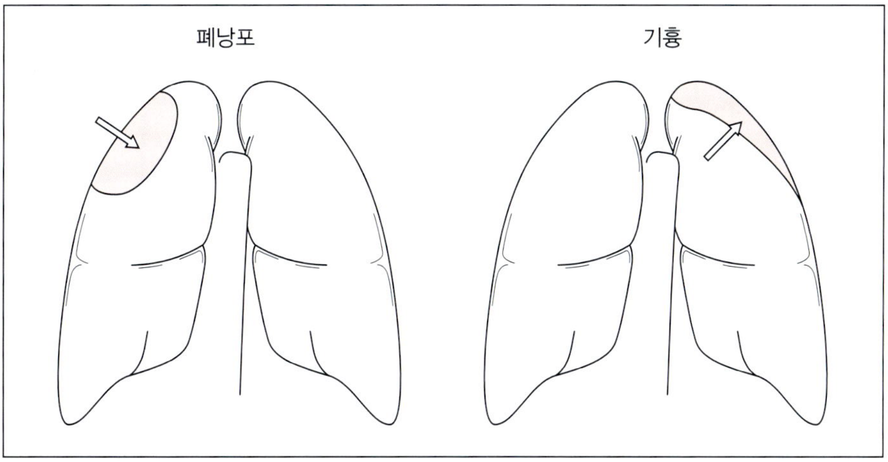

그림 A 폐낭포와 기흉의 차이

투과성 항진을 보이는 증례

Case 1

증례의 프로필

- 68세, 남성. 황색 가래와 운동 시 호흡곤란을 주소로 내원하였다.
- 흡연력: 하루에 40개비씩 46년 동안, 2년 전부터 금연
- 호흡기능검사 VC 2.76L(82.4%), $FEV_{1.0}$ 0.91L(37.9%)

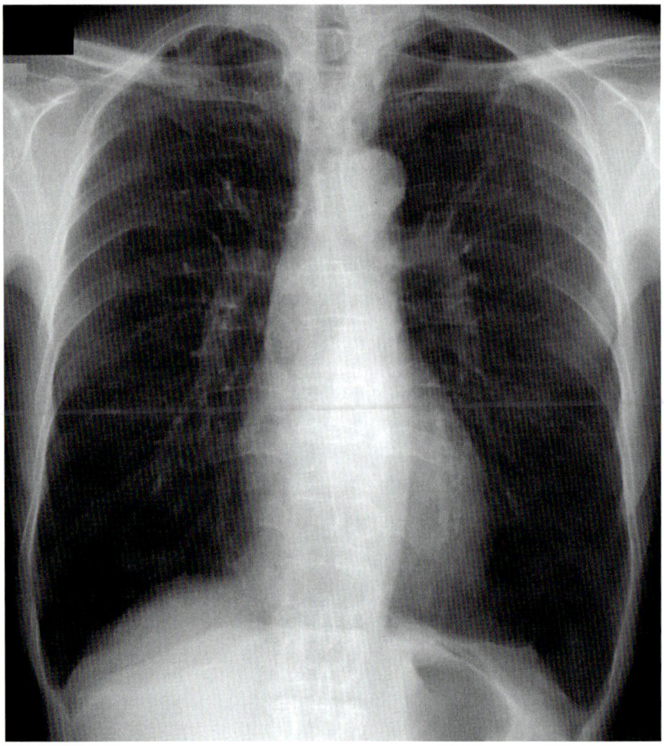

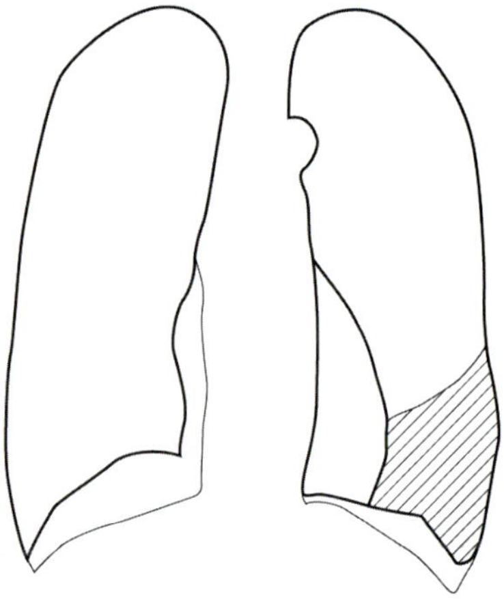

판독 포인트

- 양측 하폐야의 투과성 항진
- 양측 횡격막의 평저화, 늑골의 수평화
- 종격 음영의 협소화

Pitfall

- 양측 투과성 항진뿐만 아니라 횡격막의 평저화나 늑골의 수평화를 보이는 폐의 과팽창 소견도 보인다.

흉부 CT

- 흉부 HRCT에서는 양측 폐야에 원형~타원형의 저흡수역(LAA, low attenuation area)이 소엽 중심성으로 보이며 혈관은 가늘어져 있고 감소되어 있다.

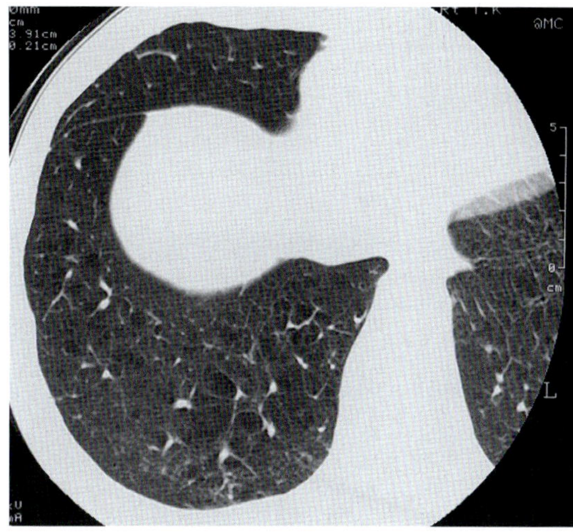

최종진단: 만성 폐기종증

알아두기!

〔COPD의 병기 분류〕

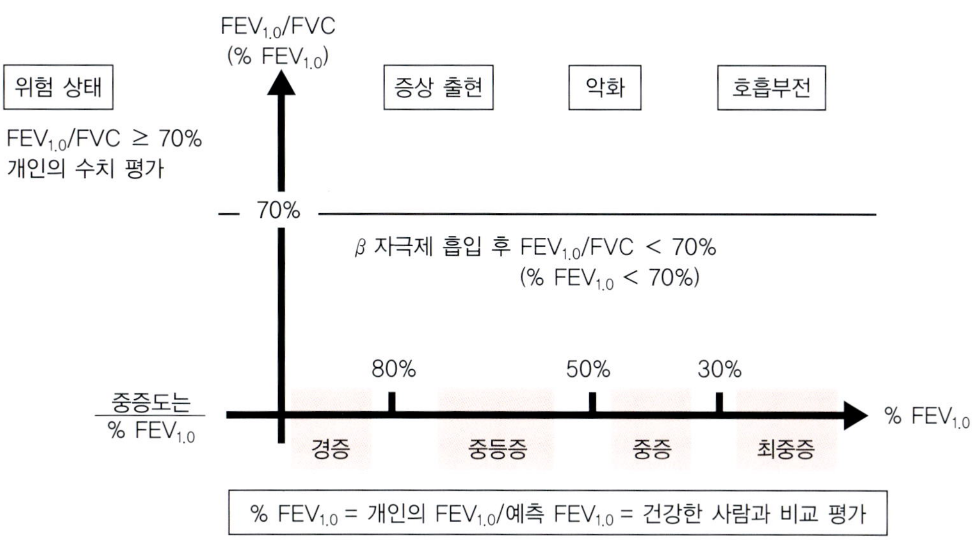

Case 2

증례의 프로필

- 62세, 여성. 소뇌경색 때문에 신경외과에 입원하였고, 흉부 X선 사진에서 이상 음영과 저산소혈증이 발견되었다.
- 지금까지 흉통은 없었고 만성적인 경미한 호흡곤란이 있었다.
- $Paco_2$ 40.6Torr, $Paco_2$ 51.3Torr

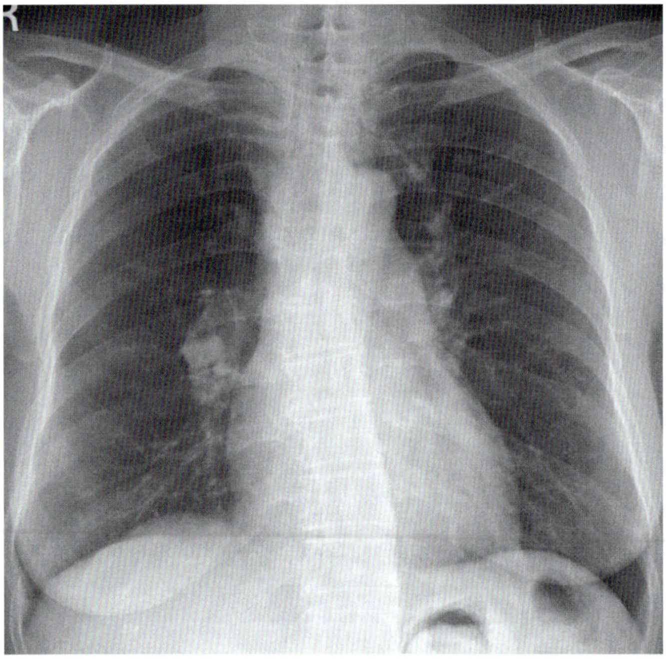

판독 포인트

- 폐문의 확대와 좌상폐야의 폐혈관의 종대가 관찰된다. 또한 우상폐야에 혈관 음영이 부족해 투과성이 항진하였다.

Pitfall

- 폐야의 혈관 음영이 증강한 부위와 감소한 부위가 뒤섞여 있는 것을 주의 깊게 관찰하자!

폐혈류 신티그램

- 양측 폐야에 균일하지 않게 쌓여 있는 것이 보이고, 혈류 장애가 의심된다.

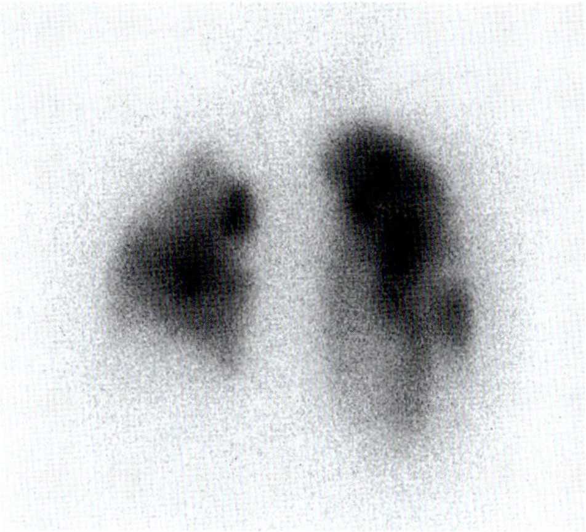

폐혈류 신티그램

흉부 CT

1. 종격 조건
   - 종영증강 흉부 CT에서 폐동맥의 확대가 관찰된다.
   - 좌우폐동맥 내에 조영되지 않은 부위가 있는데 폐동맥 내의 혈전이라고 생각된다.

2. 폐야 조건
   - 폐야 조건의 흉부 CT에서는 폐야의 음영이 모자이크 형태로 나타난다.

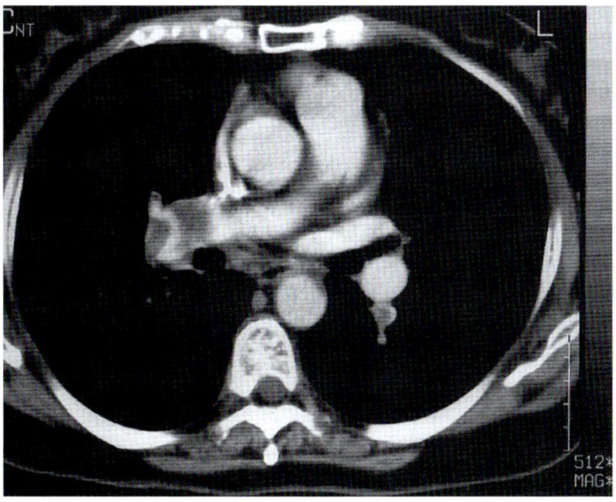

흉부 CT(종격 조건)

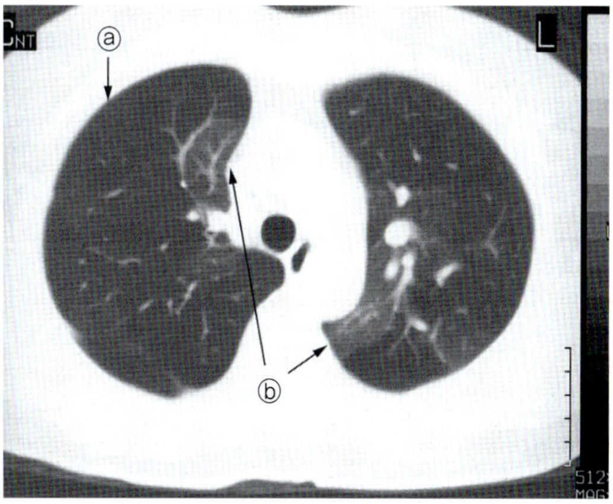

흉부 CT(폐야 조건)

ⓐ 혈관 음영이 거칠어 투과성이 항진하였다.
ⓑ 혈류의 증가로 간유리형이 되었다. 혈관 음영도 두껍다.

최종진단: 특발성만성폐혈전색전증

7. 폐혈관 음영의 증강

1) 폐혈류가 증강하는 질환

- 좌 → 우 단락을 초래하는 질환, 심방중격결손증(ASD), 심실중격결손증(VSD), 동맥관개존증(PDA), 총폐정맥환류이상(TAPVR) 등에서는 혈류의 증가와 더불어 폐혈관 음영의 증강을 보인다(그림 A 점선).
- 승모판협착증(MS), 승모판폐쇄부전증(MR), 대동맥판폐쇄부전증(AR)에서는 좌심방압 상승 → 폐울혈에 의해 혈관 음영(폐정맥)의 증강이 보인다(그림 A, ☆표시한 선).
- 좌심부전에서는 심장 음영은 확대되고 폐정맥압이 상승하면 하폐야혈관은 협소화하고 상폐야혈관은 확장한다.
- 소엽간중격이 부종으로 비후되면 흉막과 직교하는 Kerley B line이 나타난다(그림 A, ☆표시한 선).
- 폐혈전색전증에서는 폐동맥중추측의 확대(knuckle sign)와 말초폐혈관 음영의 결손으로 투과성이 항진하는 반면 병변이 없는 부위의 혈류가 증가하여 혈관 음영이 증가하는 경우가 있다.

2) 폐혈관 음영으로 혼동하기 쉬운 경우

- Kerley A나 Kerley B line은 심부전이나 암성 림프관증 등의 림프류의 울혈로 나타난다.
- 이들 선상~망상 음영 때문에 혈관 음영과 구별하기 어렵고, 혈관 음영이 증강한 것처럼 보인다.
- 림프관 주위에 병변을 형성하는 사르코이드증에서는 기관지혈관속(기관지와 폐동맥)의 간질에 세포 침윤, 육아종이나 섬유화가 보이며 이로 인해 폐혈관 음영의 종대, 불규칙해지면서 말초부위로 갈수록 가늘어져 잘 보이지 않게 되는 경우가 있다.

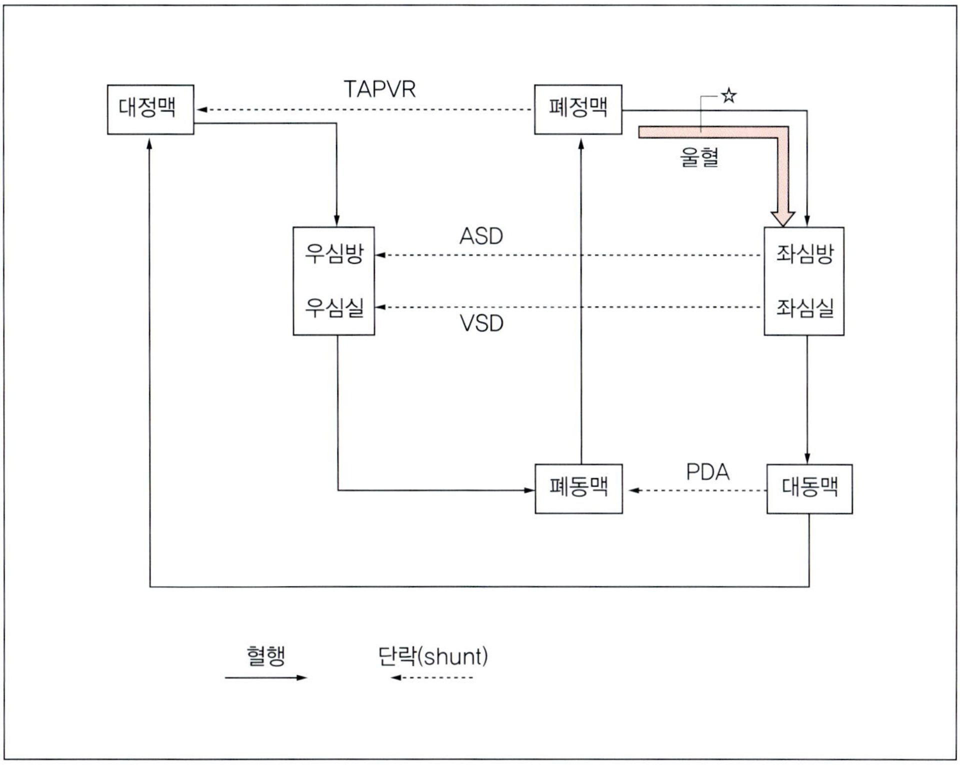

그림 A **혈액의 흐름**
TAPVR: total anomalous pulmonary venous return(총폐정맥 환류 이상)
ASD: atrial septal defect(심방중격결손증)
VSD: ventricular septal defect(심실중격결손증)
PDA: patent ductus arteriosus(동맥관개존증)

혈관 음영의 증가를 보이는 증례

Case 1

증례의 프로필

- 62세, 여성. 현기증으로 내원, 완전방실차단이 있어 순환기과에서 심장 pacemaker를 심었고, 동시에 X선 사진에서 흉부 이상 음영이 관찰되었다.
- 기침, 가래, 호흡곤란 등의 증상은 없고, 부종 없음
- $Paco_2$ 34.8Torr, Pao_2 91.4Torr, ACE 38.5IU/L

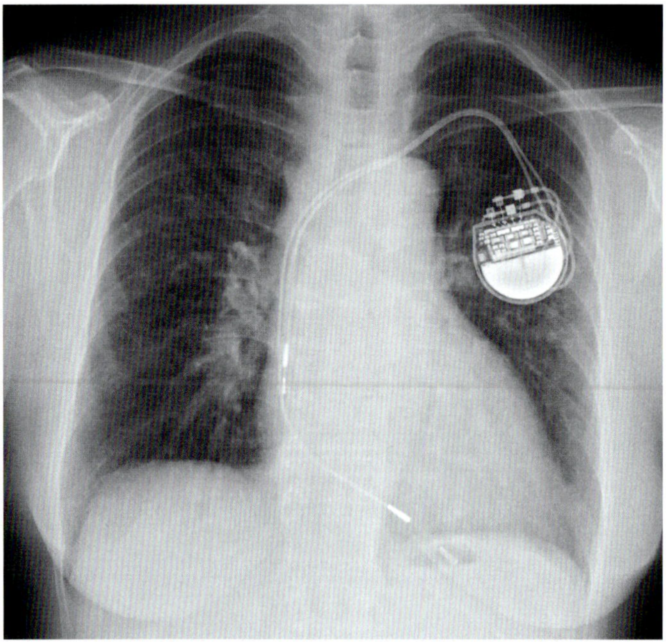

판독 포인트

- 좌폐는 심장 pacemaker 때문에 평가가 곤란하지만 우폐문의 종대와 우폐야의 혈관 음영 증가가 관찰된다.
- 혈관 음영의 증가는 상 · 중폐야가 우위이다.
- 기관분기각이 넓어지고, 기정맥궁부위에 종대가 관찰된다.

Pitfall

- 폐야의 혈관 음영의 증가와 함께 폐문이나 종격의 림프절 종대가 의심된다.

흉부 X선 사진 도식

- 상 · 중폐야 우위에 불분명(unsharpness)한 혈관 음영의 증강.
- 기관기관지림프절(기정맥궁부위)의 종대.
- 기관분기부 림프절의 종대로 기관분기각이 확대.

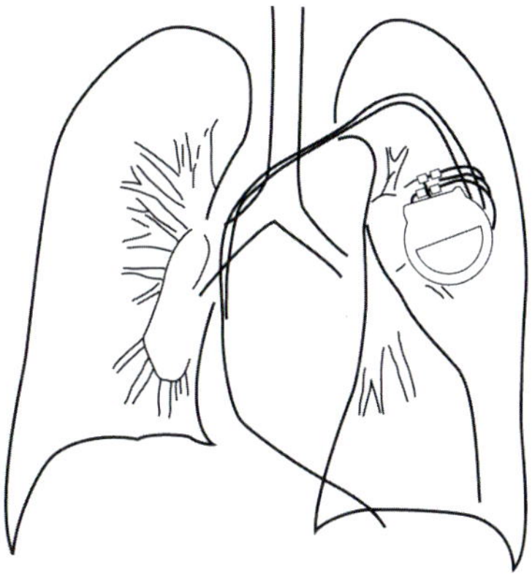

흉부 CT

- 폐혈관 음영은 불규칙하게 종대하여 그 근방으로 옅은 농도 상승부위가 있다. 기관지혈관 속을 따라 병변이 분포한다.

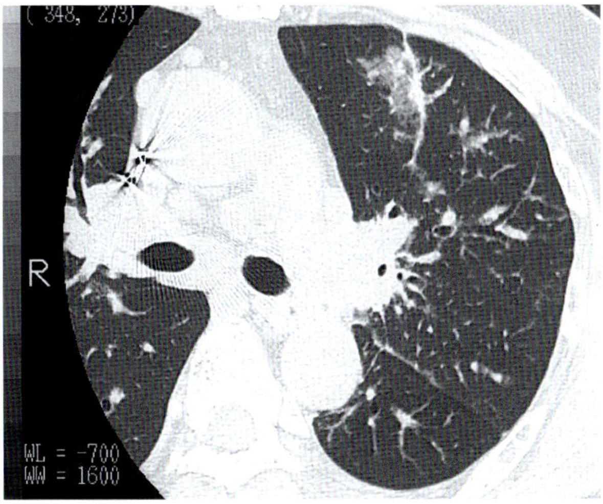

최종진단: 사르코이드증(Ⅱ기)

Case 2

증례의 프로필

- 47세, 남성. 운동 시 호흡곤란이 생겨 내원. 청진 시 Ⅱ음의 고정성 분열과 수축기 잡음이 들렸다.
- 어렸을 때 심장에 약간 이상이 있다는 말을 들었지만 치료한 적은 없다.
- $Paco_2$ 34.8Torr, Pao_2 91.4Torr, 심전도에서 불완전우각차단.

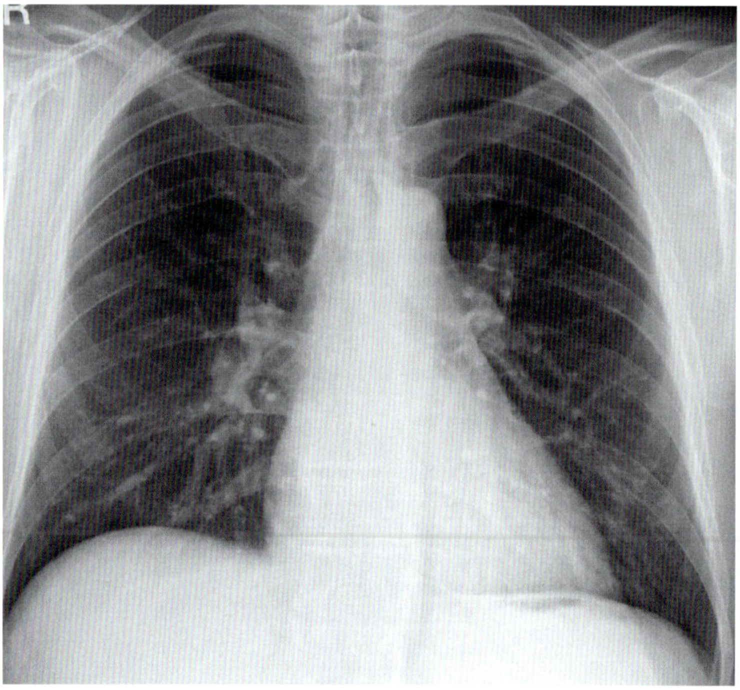

판독 포인트

- 폐문의 확대가 관찰된다. 폐야 전체에 혈관 음영이 증가하였다.
- 혈관 음영의 변연이 선명하여 혈관 자체의 종대라고 생각된다.

흉부 X선 사진 도식

- 심흉곽비는 49%
- 폐문종대(왼쪽 제2궁의 돌출).
- 폐야 혈관 음영의 증가.
- 혈관 음영의 변연은 선명함.

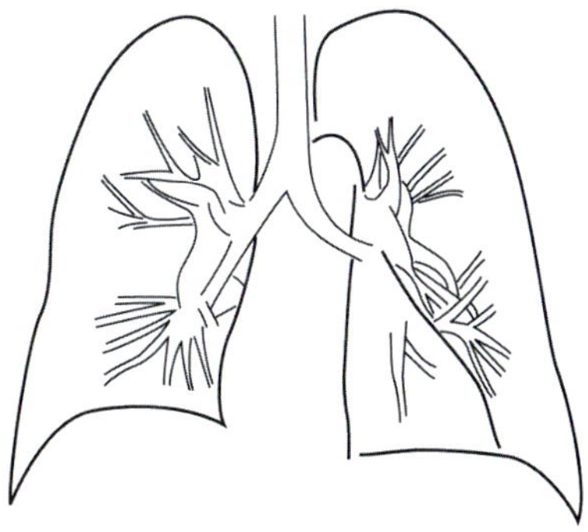

최종진단: 심방중격결손증

알아두기!

〔심장 병변에서 흉부 X선 소견(폐고혈압증으로 진행되기 전)〕

	심장 음영	폐혈관 음영
AS	심흉곽비(CTR) 확대는 심하지 않음 좌심실의 확대는 하후방을 향한다 상행대동맥의 일부가 post-stenotic dilatation	소견 없음
AR	만성적인 경우, CTR 확대 좌심실의 확대는 하후방을 향한다 상행대동맥의 확대가 심하고, 종종 우폐야로 돌출	소견 없음
MS	좌심방 확대(double contour)(54쪽, 그림 37 참조) 좌심방 내의 석회화 왼쪽 제2궁(PA) 확대	상폐야의 혈관확장 Kerley line
MR	좌심방, 좌심실 확대 좌심방 내의 석회화	상폐야의 혈관확장 ± Kerley line ±
ASD	CTR 확대 우심실과 우심방 확대 왼쪽 제2궁(PA) 돌출	폐혈관 음영 증가
VSD	CTR 확대 경도	폐혈관 음영이 경미하게 확대

AS: 대동맥판협착증, AR: 대동맥판폐쇄부전증, MS: 승모판협착증, MR: 승모판폐쇄부전증, ASD: 심방중격결손증, VSD: 심실중격결손증

8. 투과성 음영 · 공동을 나타내는 이상 음영

- 공동과 낭포형 음영은 비슷한 음영으로 보이지만, 형성되는 메커니즘이나 임상적 의의는 전혀 다르므로 정확하게 감별한다.
- 둘 다 액체가 같이 존재하면 경면형성(niveau)을 나타낸다.
- 기존의 정상 구조가 중첩으로 인해 공동형으로 나타날 수가 있다.
- 기본 구조와 감별이 어려우면 CT를 촬영한다(표 A).
- 낭포성 음영은 폐나 기관지의 일부가 확장하여 그 내부가 공기로 채워진 상태이다. 그 경계는 얇고 명료한 경우가 많다.
- 공동은 내부조직이 괴사하여 배출된 부분이 공기로 치환되어 투과성 음영으로 인식되는 경우가 있다.

표 A 공동형 음영이 관찰되었을 때의 감별

1. 공동형으로 보이는 비공동성 병변

- 혈관 등의 가장자리가 공동으로 착각
- 낭포성 음영: 기포(bulla)
  낭포성 기관지확장증
  폐분획증 → 하폐야에 낭포성 음영
  폐림프맥관근종증 → 낭포벽은 얇고 균일하게 분포
  랑게르한스세포조직구증 → 부정형의 낭포, 일부 공동형성

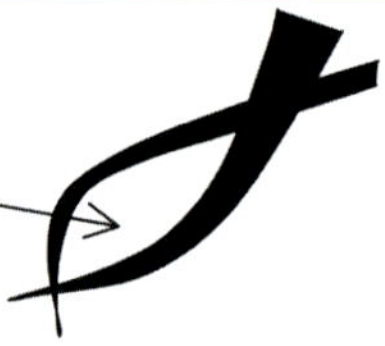

2. 공동 병변

- 감염증: 항산균감염증(결핵증, 결핵종, 비결핵성 항산균증)
  폐화농증(혐기성균, 황색포도구균, 폐렴간균, 녹농균 → 소농양)
  패혈증(아스페르길루스, 크립토코쿠스)
  방선균증, 노카르디아증
  기생충질환(폐흡충, 폐포충증)
- 종양: 원발성 폐암
  전이성 폐암(다발성)
- 면역질환: Wegener 육아종증, 류마티스 결절
  사르코이드증(매우 드묾)
- 기타: 폐경색

감별 포인트

1) 공동형 병변의 감별(표 A, 1)

- **폐낭포**: 폐첨에 우위.
- **폐분획증**: 좌하 폐야에 많다.
- **폐림프맥관근종증**(LAM, lymphangioleiomyomatosis): 낭포벽은 얇고 균일하게 분포. 간유리 음영은 있어도 용적의 축소 없음. 임신이 가능한 연령의 여성. 20%에 자연 기흉이나 유미흉수(chylothorax)의 합병.
- **랑게르한스세포조직구증**: 상~중폐야에 소결절과 함께 부정형의 낭포 음영. 진행되면 봉소폐.

2) 공동의 형태나 벽의 비후에 의한 감별(표 A, 2)

- 공동의 두께, 편재성인지 중심성인지로 종양성이나 감염성을 단정하기 어렵다.
- 신체소견으로 염증 소견의 유무가 중요하며, 감염증이나 면역질환과 관련된 것에서는 발열, 농성염을 보인다.
- **폐결핵증**: 상폐야나 S^6에 호발. 주위에 산포 음영을 동반하는 경우가 많다.
- **비결핵성 항산균증**(NTM, non-tuberculous mycobacteria): 중엽이나 설구(lingular segment)에 호발하며 결핵증보다 공동의 벽이 얇다.
- **폐농양**: 기도를 통한 흡인, 혈행성 분포, 인접장기로부터의 염증 파급, 기관지의 폐색 등이 원인이 된다. 백혈구의 현저한 증가, CRP 상승.
- **폐진균증**: 아스페르길루스속에서는 *A. fumigatus, A. niger, A. flavous*가 많다(표 B 참조). 크립토코쿠스증의 CT에서는 고립성 또는 다발성. 약 50%에 공동.
- **원발성 폐암**: 팽창성으로 증대하는 편평상피암에 많은데 CT에서는 선암에서도 드물지 않다. 흉막함입과 침상경계를 동반하는 결절 음영.
- **전이성 폐암**: 두경부 편평상피암, 자궁암, 대장암의 전이에서 공동형성이 많다.
- **Wegener 육아종증**: 항균제에 반응하지 않는 결절. 코와 신장병변도 동반한다.
- **류마티스 결절**: 상~중폐야에 호발. 단발 또는 다발, 흡연자에게 많음. 진폐증과 합병하면 Caplan 증후군이라고 한다(표 C 참조).
- **사르코이드증**: 드물게 공동형성. 양측성 폐문 림프절 종대(BHL, bilateral hilar lymphadenopathy)의 유무가 중요. 섬유화로 진행하면 낭포 형성 → 아스페르길로마가 합병되는 경우가 있다.
- **폐경색**: 흉막에 접한 원추형 음영(Hampton's hump). 흉수는 50% 예에 나타난다. 다만, 폐혈전색전증을 일으켜도 혈행적으로 이중 지배이기 때문에 경색으로 이르는 증례는 10% 이하.
- 폐혈전색전증을 의심하는 가장 중요한 소견은 별다른 흉부 사진 이상소견이 없음에도 호흡곤란, 저산소증이 존재하는 점이다.

표 B 아스페르길루스(aspergillus)의 병태

- 면역이 저하한 상태
  → 침습성 폐아스페르길루스증(invasive pulmonary aspergillosis)
- 면역기능에 문제가 없고 균구를 형성하기 쉬운 구조
  → 아스페르길로마(aspergilloma), 종종 meniscus sign(crescent sign)
- 기초질환이 있는 환자에게 흉부 영상에서 진행되는 소견이 보이면서 아스페르길루스 감염이 있으면
  → 만성 괴사성 폐아스페르길루스증(chronic necrotizing pulmonary aspergillosis)
- 그 밖에 알레르기성 아스페르길루스증(APBA, allergic bronchopulmonary aspergillosis)이 있다.

표 C 류마티스 관절염 환자에서의 폐내 결절 음영의 감별

- 감염증: 결핵증, 비결핵성 항산균증
- 폐암
- 림프종
- 류마토이드 결절
- 아밀로이드 결절
- Wegener 육아종증
- 폐혈전색전증

알아두기!

① 교원병에서는 흉곽 내의 여러 장기가 침습된다.

〔교원병 고유의 폐병변〕

• 간질성 폐질환	간질성 폐렴
• 기도 병변	기관지확장증, 세기관지염
• 혈관 병변	폐출혈증, 폐고혈압
• 흉막 병변	흉막염
• 기타	아밀로이드증 등

② 류마티스 관절염에서는 기타 교원병에 비해 기도 · 세기관지 병변을 합병하기 쉽다.

〔류마티스 관절염과 합병하는 폐병변〕

• 기도 병변	기관지확장증(bronchiectasis)
• 세기관지 병변	낭포성 세기관지염(FB, follicular bronchiolitis) 폐색성 세기관지염(BO, bronchiolitis obliterans) 기타(DPB 유사 기관지염 등)

③ 교원병에서는 폐합병증으로서 약제성 폐렴과 감염증이 중요하다.

• 약제성 폐렴	간질성 폐렴, 세기관지 병변
• 감염증	뉴모시스티스(pneumocytosis) 사이토메갈로바이러스(cytomegalovirus) 진균 등

투과상 음영과 공동을 보이는 증례

Case 1

증례의 프로필

- 65세, 남성. 2개월 전부터 기침, 가래, 미열을 보임. 흉부 X선 사진에서 이상 음영이 발견되었다.
- 기왕력: 20세, 폐결핵으로 3개월간 치료. 56세, 후두암. 60세, 당뇨병
- WB 14,400/mm^3, CRP 1.4mg/dL, ESR 118mm/hour

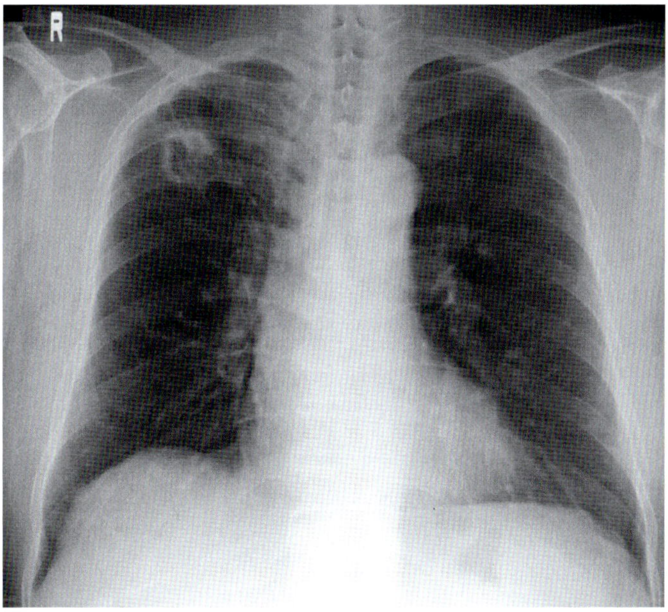

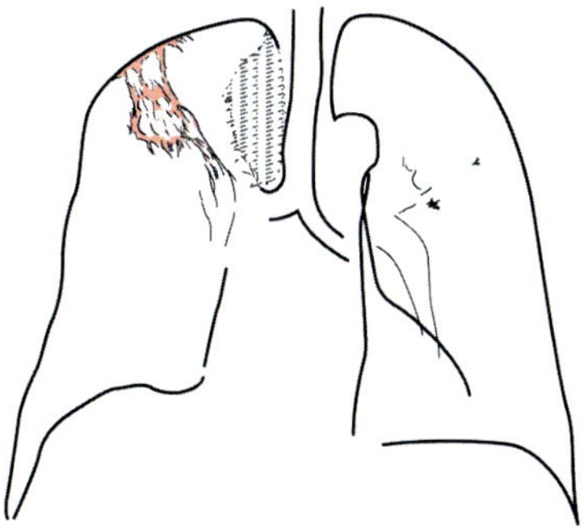

판독 포인트

- 오른쪽 폐첨부에 벽이 두껍고 흉막함입을 동반한 공동이 있는 결절이 보인다. 결절에서 폐문 쪽으로 띠 모양의 음영(소문결합)이 보인다.

Pitfall

- setellite lesion을 동반하고, pleural indentation은 두껍다.

흉부 CT

- 공동 내부는 비교적 평평하고 매끄럽다. 공기-물층은 보이지 않는다.

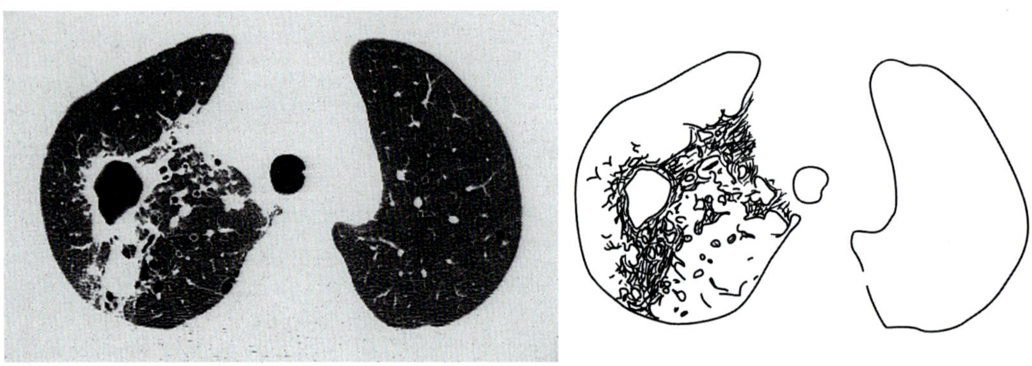

최종진단: 폐결핵증

알아두기!

〔기병성 별로 본 항산균종〕

군별	균군	기병성(일반적)	(드묾)	
천천히 자라는 균	결핵균	*M.tuberculosis* *M.bovis*		
	Ⅰ	*M.kansasii*		결핵증과 유사
	Ⅱ		*M.szulgai*	결핵증과 유사
	Ⅲ	*M.avium* *M.intracellulare* *M.xenopi*		기회기생적
빨리 자라는 균	Ⅳ	*M.fortuitum* *M.abcessus* *M.chelonae*		기회기생적

Case 2

증례의 프로필

- 76세, 남성. 마른 기침으로 검진을 받았는데 흉부 X선 사진에 이상 음영이 발견되었고, 정밀검사를 목적으로 내원하였다.
- 콩알 크기의 우쇄골상와 림프절이 촉지된다.
- 흡연력: 50년 동안 하루에 30개비씩.

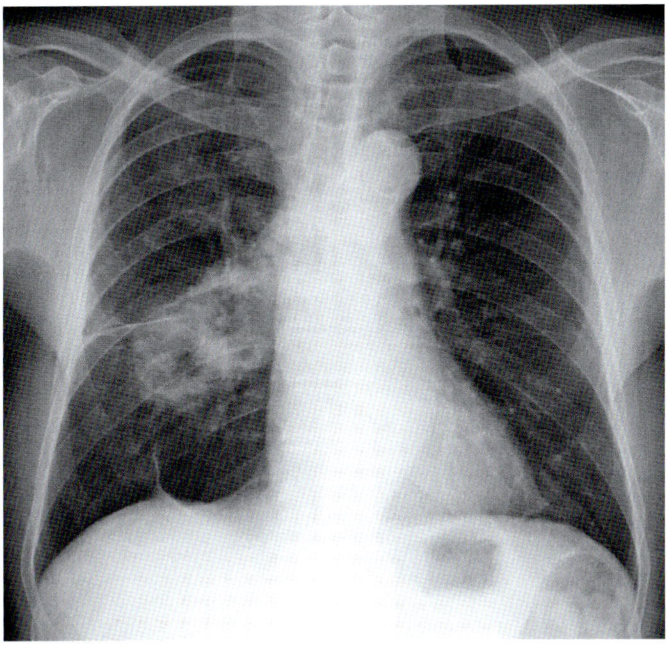

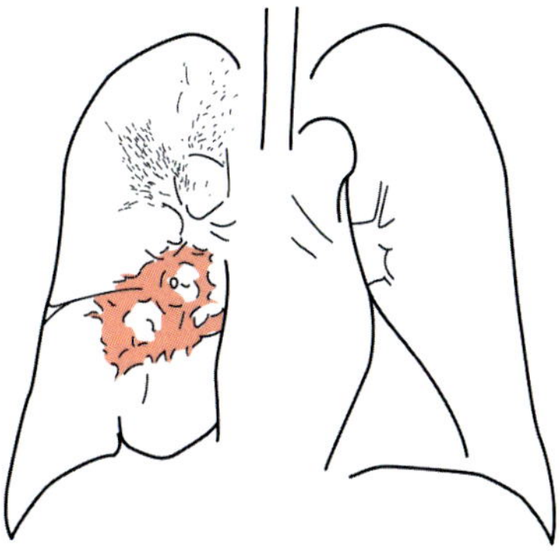

판독 포인트

- 우중폐야에 공동이 있는 5cm 크기의 종괴성 병변을 보이고, 폐문부 림프절도 커져 있다.

Pitfall

- 결절의 크기에 비해 발열, 가래 등 자각 증상과 염증 소견이 경미.

흉부 CT

- 오른쪽 S^6에 편재성으로 벽이 두꺼운 공동이 관찰된다. 공동 주위에 산포 음영은 보이지 않는다.

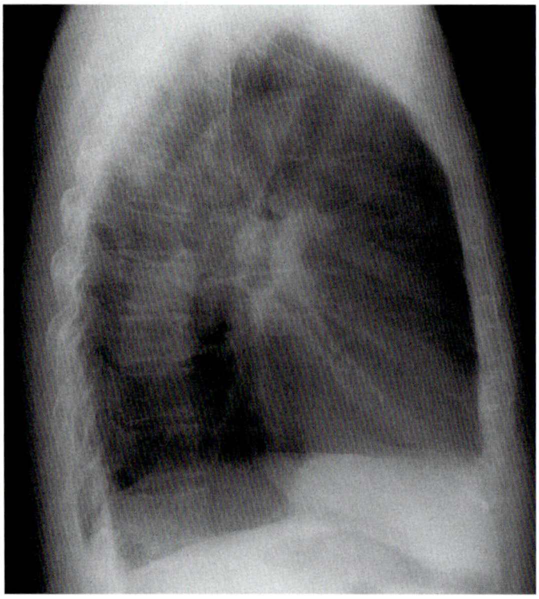

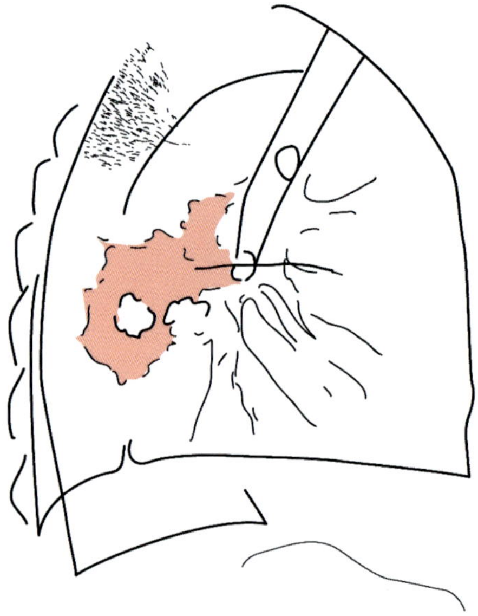

(측면 영상)

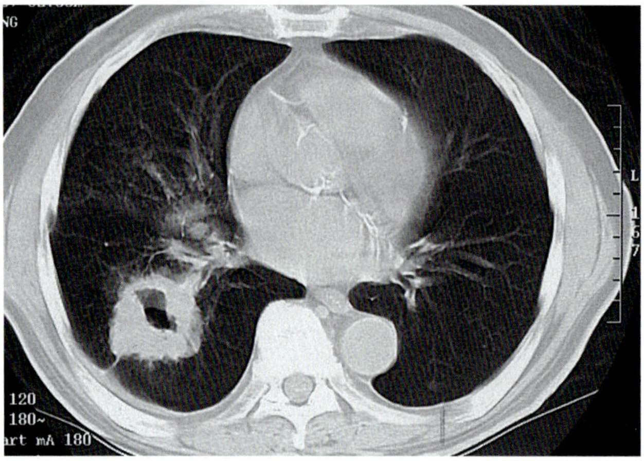

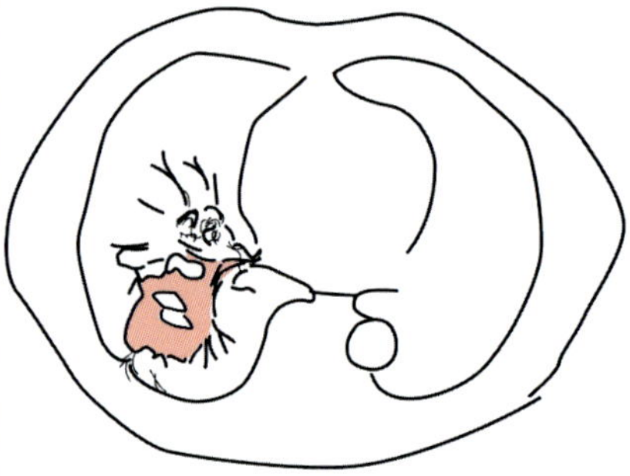

최종진단: 폐암(폐편평상피암)

9. 폐문부의 이상 음영

- 폐문부 높이의 이상은 무기폐, 진구성 폐결핵 등의 섬유화 병변에 의한 폐함기량의 국소적인 변화를 반영하여 생긴다.
- 좌폐문부가 약간 높은 것이 정상 위치이다(67쪽 「제2장의 7. 폐문부의 평가」를 참조).
- 폐문부의 크기 이상을 초래하는 것은 크게 다음의 3개이다(표 A).
  - 폐문에 중첩되는 음영의 이상
  - 폐문 림프절의 종대
  - 폐문부의 혈관 음영 확대: 호기 촬영이 아님을 확인한다.

표 A 폐문 종대의 감별질환

	양측		편측성
폐문에 중첩되는 이상			• S^6이나 S^3의 병변(결절 음영을 나타내는 폐암, 결핵증, 폐렴 등) • 종격 종양, 동맥류
폐문 림프절 종대	• 사르코이드증 • 악성 림프종 • 암의 림프절 전이 • 진폐증 (← 벨리륨폐, 규폐)	> < < <	• 사르코이드증 • 악성 림프종, Castleman 림프종 • 암의 림프절 전이 • 진폐증 • 결핵증 • 진균증(histoplasmosis 등)
폐문부의 혈관 음영 확대	• 좌우 단락 질환 (← ASD, VSD, PDA) • 폐울혈(← MS, 심부전) • 원발성 폐고혈압증 • 이차성 폐고혈압증 (← 폐섬유증, COPD 폐결핵후유증 등)		• 폐혈전색전증 • 폐동맥판협착 후 확장 • 폐동맥결손이나 저형성

ASD: atrial septal defect(심방중격결손증)
MS: mitral stenosis(승모판협착증)
VSD: ventricular septal defect(심실중격결손증)
COPD: chronic obstructive pulmonary disease(만성 폐쇄성 폐질환)
PDA: patent ductus ateriosus(동맥관개존증)

■ Mach 효과(그림 A)

- 휘도가 높은 돌출물(심장)이 휘도가 낮은 것(폐)과 닿으면 변연이 검게 보인다. 이것은 음성의 Mach band(negative Mach band)라고 한다.
- 종격기종이라고 오인하지 않도록 한다(양성 Mach band는 반대로 하얗게 보인다).

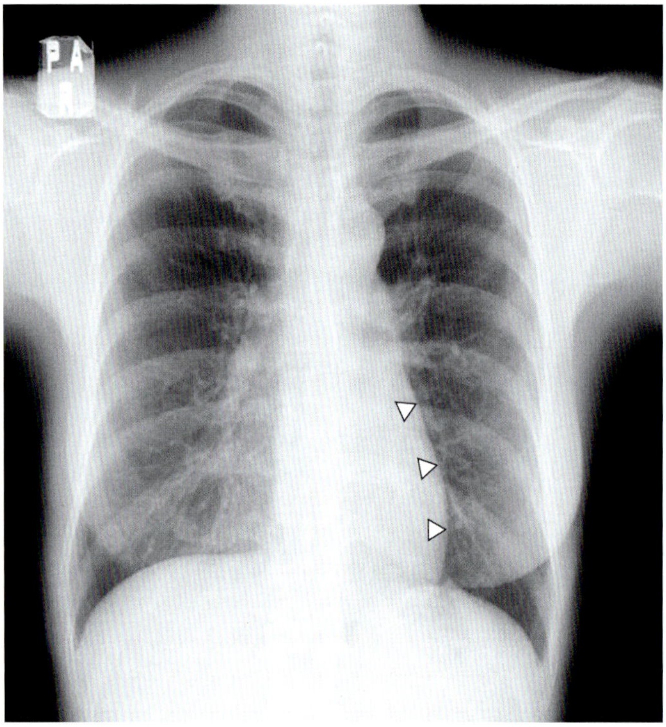

그림 A ① Mach 효과의 X선 영상

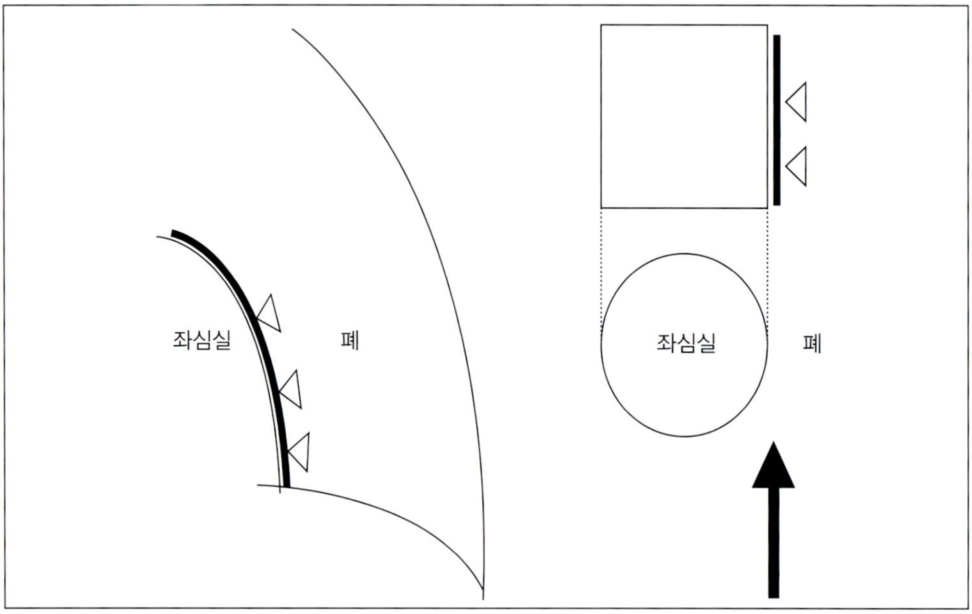

그림 A ② Mach 효과의 모식도

폐문부 이상을 보이는 증례

Case 1

증례의 프로필

- 64세, 남성. 일반 검진에서 흉부에 이상 음영이 발견되었다.
- 기침, 가래, 호흡곤란, 발열, 흉통, 경부 림프절 종대 등의 소견은 없었다.
- NSE 15.8ng/mL로 높은 수치.

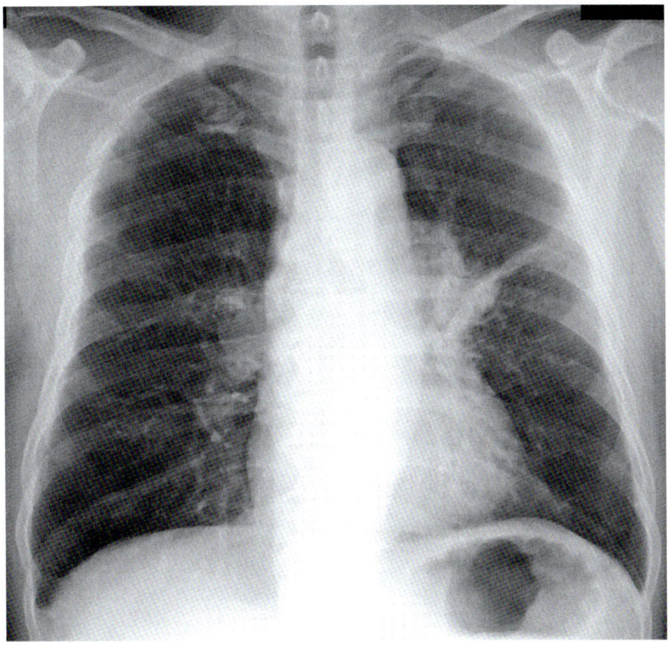

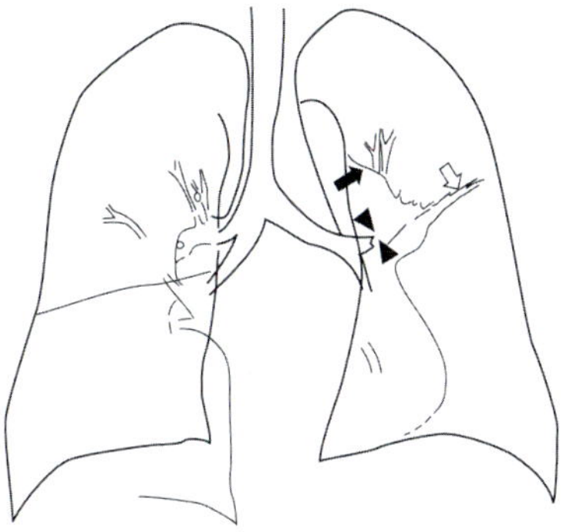

판독 포인트

- 좌폐문부에 변연이 고르지 않은 큰 종괴 음영이 관찰된다.
- A-P 창은 소실되어(그림에서 ➡), 종괴 음영의 원위측에는 폐 허탈 음영이 존재한다(그림에서 ⇨).
- 우폐문부 림프절 종대도 의심된다.

Pitfall

- 좌상엽기관지는 첨형으로 폐쇄되어 보인다(169쪽, 그림에서 ▶).

흉부 CT(기관분기부)

- 대동맥하 림프절, 좌폐동맥과 한 덩어리가 된 좌폐문부 종괴가 관찰된다.

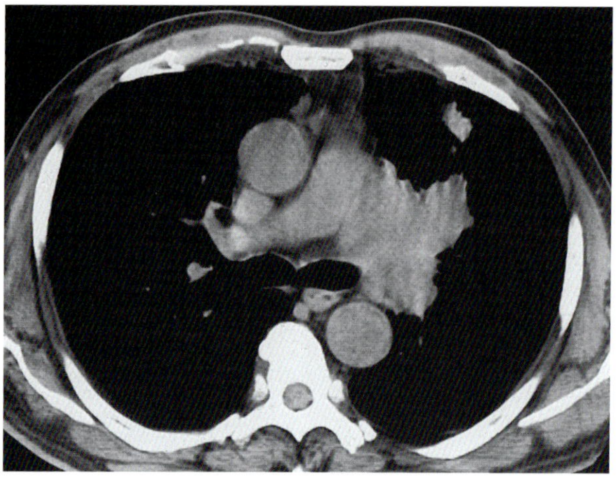

(기관분기부의 높이)

최종진단: 폐소세포암

알아두기!

〔**신경내분비암 neuroendocrine carcinoma의 분류**〕

- 정형적 카르시노이드(typical carcinoid)(low grade)
- 비정형적 카르시노이드(atypical carcinoid)(intermediate grade)
- 소세포암(small cell carcinoma)
- 대세포신경내분비암(LCNEC, large cell neuroendocrine carcinoma)(high grade)

LCNEC는 일찍이 소세포암의 중간형으로 분류되어 왔다.
그 후 LCNEC는 대세포암의 아형으로서 분류되지만 절제 표본에서의 검토에서도 소세포암과의 감별이 어려워 독립성이 문제되고 있다.

Case 2

증례의 프로필

- 77세, 여성. 일반 검진에서 흉부에 이상 음영이 발견되었다.
- 고혈압증으로 치료 중, 자각 증상 없음

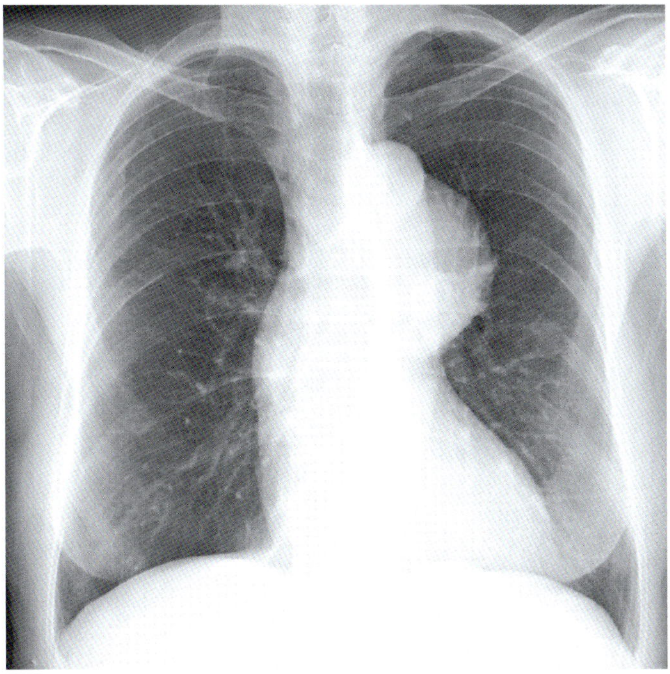

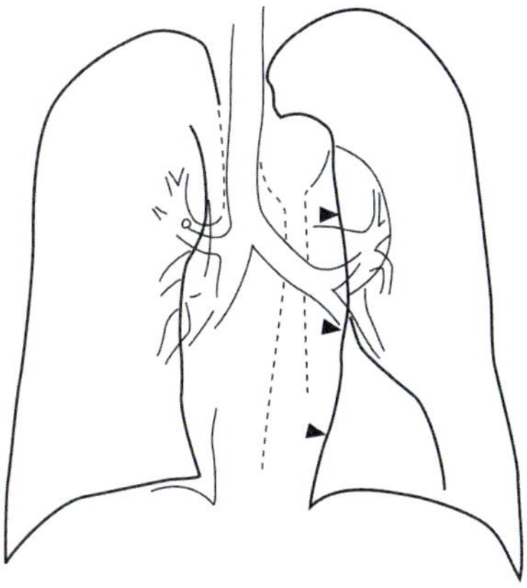

판독 포인트

- 좌폐문부에 직경 7cm의 종괴형 음영이 관찰된다.
- 종괴 음영의 변연은 경계가 선명하고, 비교적 평활한 호(arc)를 보인다. 종괴 음영의 내부에 좌상구기관지 투과성 음영이나 폐혈관 음영이 보인다.

Pitfall

- 하행대동맥 음영(171쪽, 그림에서 ▶)은 흉부 전반에 걸쳐 정상으로 나타난다.

흉부 CT

- 상행대동맥에서 대동맥궁에 연속되어 대혈관과 마찬가지로 조영되는 종괴 음영이 관찰된다. 변연부에서는 조영 효과는 보이지 않고, 벽재혈전(mural thrombus)으로 보이는 영상이다.

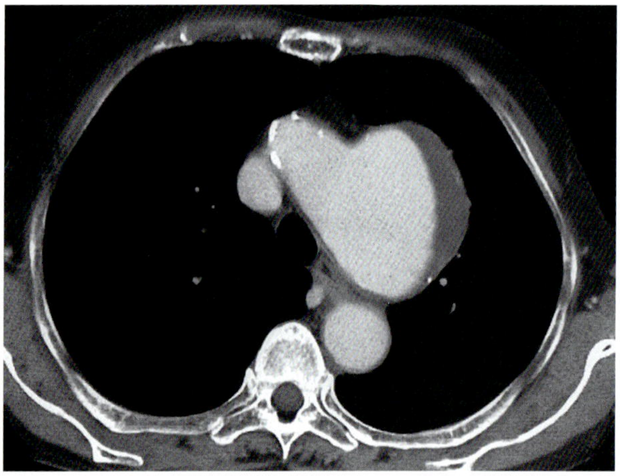

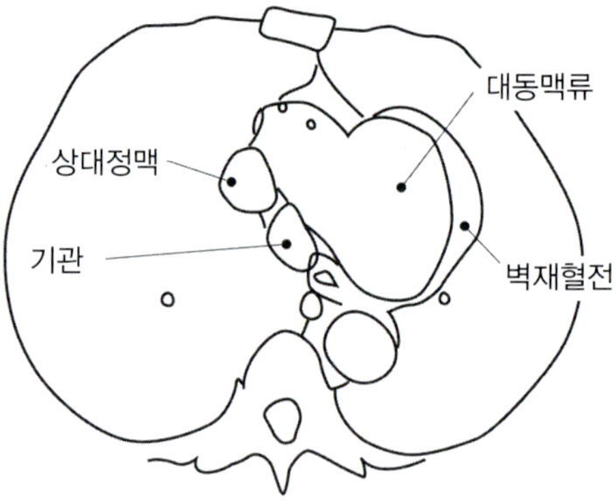

(대동맥궁부위의 조영증강 CT)

최종진단: 상행-궁부 대동맥류

알아두기!

〔대동맥류〕

- 복부에 많다.
- 흉부, 흉복부, 복부로 나눌 수 있다.
- 복부 대동맥류는 신동맥분기 상부와 하부로 분류된다.
- 원인은 동맥경화에 의한 중막위약화, Marfan 증후군으로 매독이 관련된 대동맥류는 상당히 감소했다.
- 대동맥해리는 급성과 만성으로 분류된다.
  DeBakey 분류, Stanford 분류가 사용된다.
  흉부 X선 사진에서는 의심되는 것(종격의 확대) 밖에 할 수 없다.

10. 종격의 이상 음영

- 공기와의 대조로 비교적 음영이 선명한 폐야와는 달리 종격은 전체적인 중앙음영으로 파악되는데다가 여러 장기가 중첩되어 있기 때문에 주의해서 판독한다.
- 폐암을 발견하지 못하는 큰 이유는 종격, 횡격막, 뼈가 중첩되어 있기 때문이다. 그 때문에 측면사진이 유용해진다.
- 종격 내의 종격흉막선〔전접합선, 후접합선, 기정맥식도선, 좌하행대동맥선(척추주위선), 이상은 94쪽 참조〕 등을 검토하는 습관을 들이는 것이 중요하다.
- 종격질환과 유사한 경우가 많으므로 그 부위에 있는 장기(대혈관, 심장, 심막, 림프절, 식도, 횡격막 등) 모두를 감별해야 한다(표 A).
- extrapleural sign은 폐외에 있는지를 확인하면 참고가 된다.
- 상종격, 전종격, 중종격, 후종격 중 병변이 어디에 있는지에 따라 질환이 한정된다(표 B, 그림 A).

표 A 종격질환과 유사질환의 감별

종격종양	상종격 · 전종격 · 중종격 · 후종격의 종양(표 B 참조)
폐암	종격형
혈관	대동맥이나 완두동맥의 굴곡 대동맥류 대동맥해리 좌심방의 확대(double contour)
림프절	사르코이드증 악성 림프종 폐결핵증 암 전이
식도	식도열공 헤르니아 식도 종양 운동불능증(achalasia)
척추	척추 카리에스(caries) 척수종양
심막	국한성 흉수(종격측) 심막염

표 B 종격종양의 감별

갑상선종	상종격에 많다.
흉선종	전종격에 발생하며 기형종이 다음으로 많다. 30%에 중증근무력증, 5%에 적아구로(pure red cell aplasia) 합병 약 50%의 예가 악성(피막 침윤의 유무로 분류) sail sign, wave sign은 흉선 징후이다(89쪽 참조).
배세포성종양	성숙형기형종이 가장 많다. 내배엽, 중배엽, 외배엽으로 구성된다. 석회화 10%, 뼈나 치아 10%
기관지낭종	선천성 낭종에서는 최다 태생기에 원시전장이 호흡기계와 인두식도계로 분리한다. 가끔의 이상 때문에 식도낭종을 합병하는 경우가 있다. 내용물은 고점도의 크림형
악성 림프종	60% 이상이 비 Hodgkin 림프종이다. 다발성, 양측성, 좌우비대칭성인 경우가 많다. 가용성 IL-2리셉터가 높다. 가능하면 외과적 생검
신경원성 종양	dumbbell형에 주의

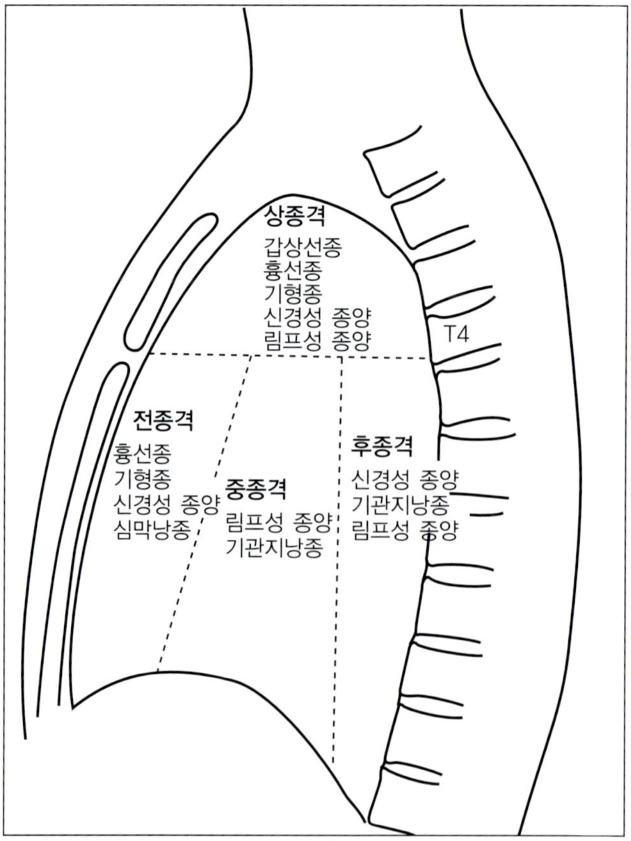

그림 A 종격의 구분과 종양 · 낭종 호발부위

종격의 이상 음영을 보이는 증례

Case 1

증례의 프로필

- 49세, 남성. 당뇨병 있음. 10일 전에 인두통, 발열로 내원하여 인두주위염으로서 이비인후과에서 항생물질을 투여했다.
- 체온 38.5℃, 혈압 132/69mmHg, 맥박 76/분, 호흡 수 16회/분
- WBC 12,100/mm^3, CRP 19.9mg/dL, $Paco_2$ 39.6Torr, Pao_2 78.0Torr, FBS 238mg/dL, HbA_{1C} 9.5%

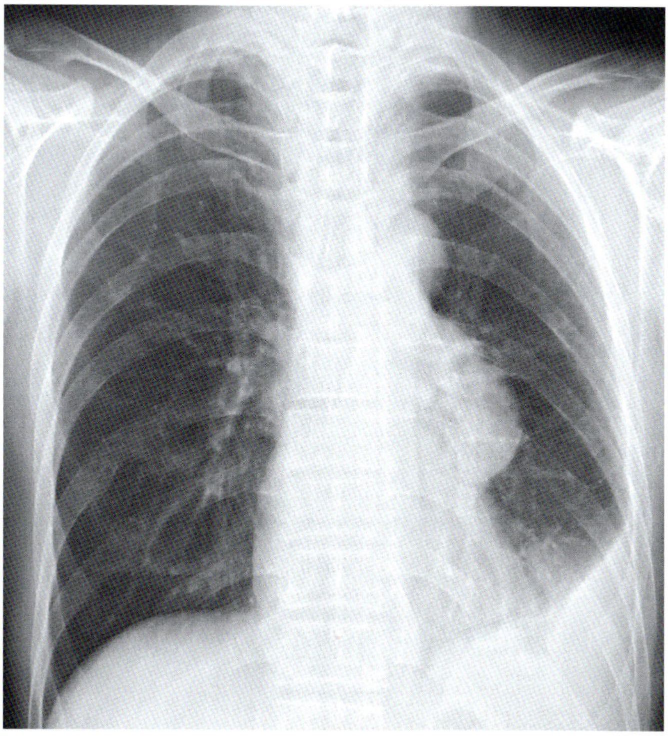

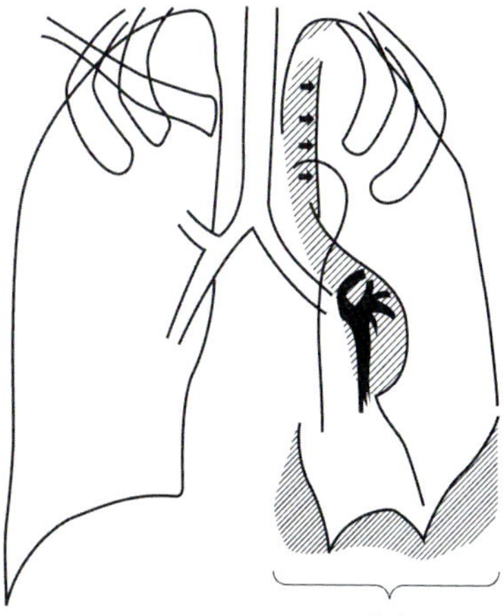

판독 포인트

- 종격 음영이 확대되었고, 좌폐문에 종괴형 음영이 관찰된다.
- 좌흉수를 보인다.

Pitfall

- 하행대동맥의 좌연은 소실되지 않았다. 종괴형 음영 중에는 폐문의 혈관 음영이 투과되는 hilum overlay sign 양성이다.

흉부 CT

- 전종격을 중심으로 한 종괴형 음영을 보이며, 종격 전체가 커져 있다.
- 좌흉수 있음.

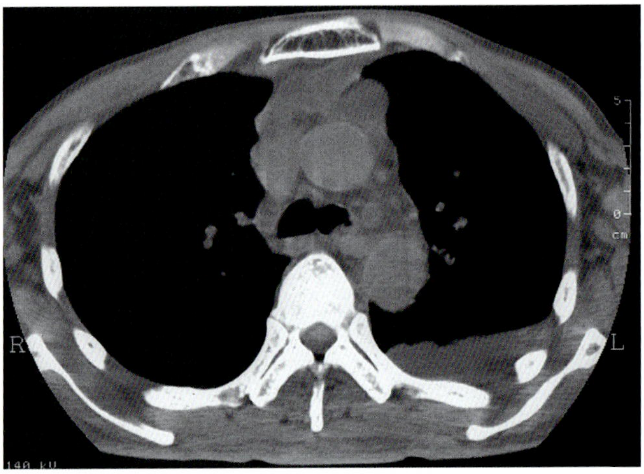

최종진단: 급성 종격염(mediastinitis)

알아두기!

〔섬유성종격염〕

- 종격 내의 섬유조직이 증식한다.
- 국한형과 미만형이 있으며 국한형이 대부분을 차지한다.
- 국한형에서는 림프절 종대나 림프절 석회화를 동반하는 경우가 많다.
- 미만형에서는 후복막섬유증, 경화성 담관염, 안와 위종양, Riedel 갑상선염 등을 병발하는 경우가 많다.
- 원인 분류로서 특발성, 이차성(외상, 감염, Hodgkin 병, 자기면역질환, 방사선조사, 약제)

Case 2

증례의 프로필

- 72세, 여성. 흉부압박감을 주소로 내원하여 흉부에 이상 음영이 발견되었다.
- 발열, 가래, 호흡곤란, 소화기 증상 없음.
- WBC 4,200/mm^3, CRP 1.2mg/dL, 종양 마커(CEA, CA 19-9, CA 125, SLX, AFP) 정상.

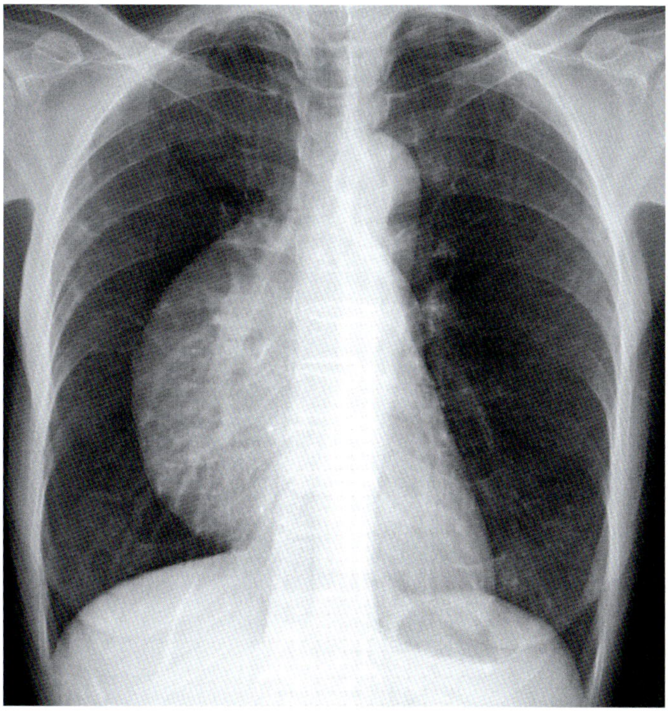

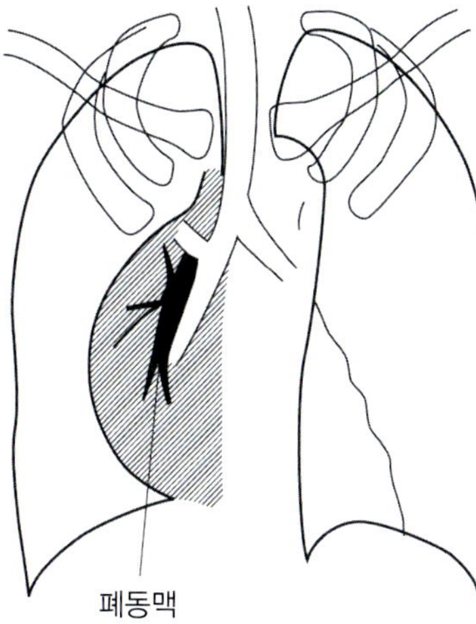

판독 포인트

- 종격에서 오른쪽으로 돌출된 변연이 부드럽고 선명한 종괴 음영이 관찰된다.
- 상행대동맥 및 심장의 우연이 소실되었다. 폐혈관 음영, 기관지는 투과되어 보인다.

Pitfall

- 종괴 내에 석회침착, 공기음영은 보이지 않는다. 우폐문에서 hilum overlay sign 양성이다. 심장의 왼쪽 제2~4궁의 확대는 없고 흉수나 폐부종이 의심되는 소견도 없다.

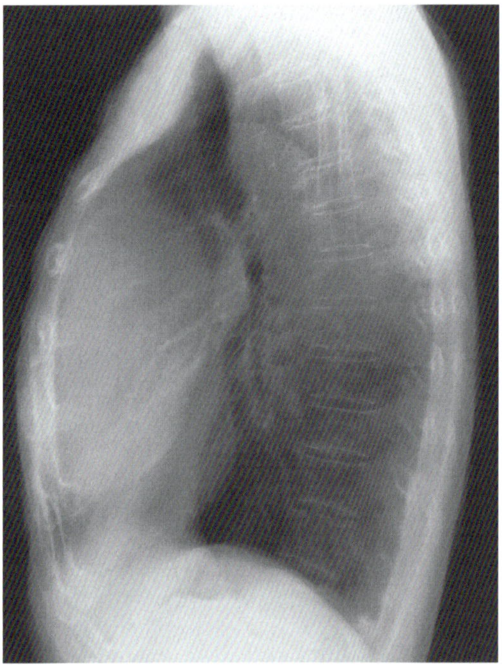

(측면 영상)

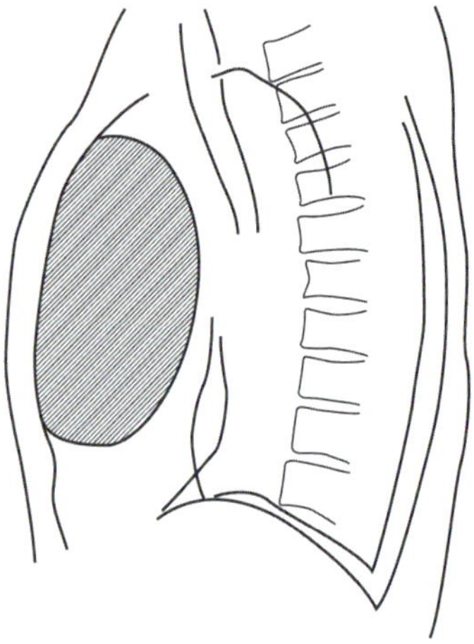

흉부 CT

- 전종격에 변연이 부드럽고, 내부 밀도가 낮음(CT HU 10.7), 균질하며, 물농도의 종괴가 관찰된다. 조영증강이 되지 않는다.

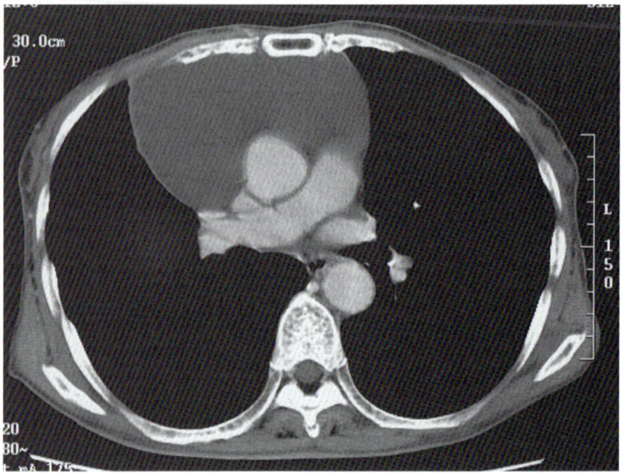

MRI

- T_1 강조 영상에서 저신호, T_2 강조 영상에서 고신호를 나타냈다.

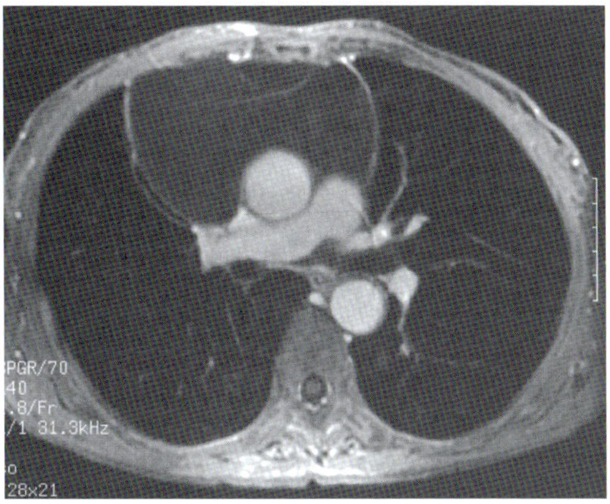

MRI(T_1 강조 영상)

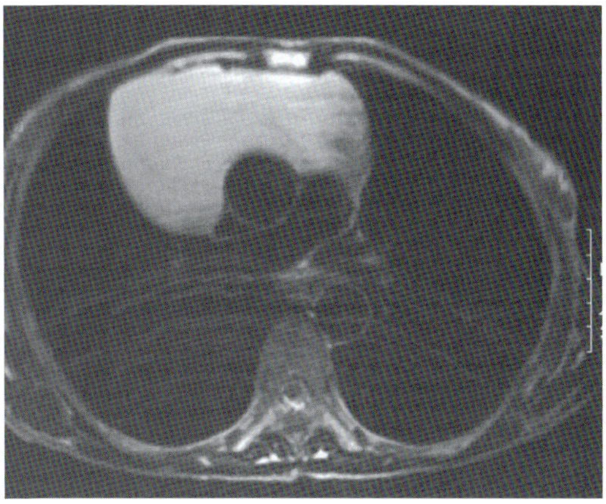
MRI(T_2 강조 영상)

최종진단: 흉선 낭종

알아두기!

〔흉선종〕

- 흉선 유래의 상피성 종양, 최다
- 상피세포우위형, 림프구 우위형, 혼합형이 있다.
- 병리학적 악성도와 임상적 악성도가 일치하지 않는다.
- 합병증에 주의
  - 중증근무력증(myasthenia gravis)
  - 적아구로(pure red cell aplasia)
  - 저감마글로불린혈증
  - 여러 가지 교원병

11. 흉수저류

- 흉수는 일반적으로 벽측 흉막에서 생성 → 장측흉막에서 흡수된다.
- 이 균형을 잃으면 흉수가 저류한다.
- 정상에서는 수 mL 정도의 흉수가 존재한다.

1) 흉수저류의 메커니즘

- 혈관내 정수압의 상승: 울혈성 심부전, 신부전, 폐혈전색전증
- 삼투압의 저하: 저알부민 ←「저영양, 간경변, 네프로틱증후군」
- 흉강 내압의 저하: 무기폐
- 흉막의 염증: 생성 증가, 흡수 장애 ←「세균 등의 감염이나 전신성홍반루푸스(SLE, systemic lupus erythematosus) 등의 면역질환」
- 흉막의 종양: 생성 증가, 흡수 장애 ←「암성 흉막염, 중피종」
- 복막장기질환: 췌장염, 횡격막하농양
- 복수 등의 이동
- 외상(혈흉)
- 약제성
- decubitus(좌우 모두 촬영할 것) 자세를 취하면 100mL 이하의 소량의 흉수가 검출된다.
- CT에서는 훨씬 소량인 흉수를 발견할 수 있는데 흉수와 복수의 감별이 어렵다.
  이때 흉수이면 물의 density 부분과 간의 경계가 약간 선명하지 않다(복수에서는 선명, interface sign).
  또한 흉수에서는 bare area sign은 음성(복수에서는 양성)이다(표 A, 그림 A).

표 A 흉수와 복수의 감별(CT영상에서의 4가지 감별법)

1. diaphragm sign
   - 횡격막이 확인될 때,
     - 횡격막 외측에 있는 것은 흉수
     - 횡격막 내측에 있는 것은 복수
2. dispalced crus
   - 흉수가 횡격막각의 내측에 있기 때문에 횡격막이 척추에서 떨어진 것처럼 편위된 것을 displace crus sign이라 한다.
3. interface sign(그림 A 참조)
   - 물과 간의 경계가 선명하지 않으면 흉수
   - 물과 간의 경계가 선명하면 복수
4. bare area sign(그림 A 참조)
   - 간의 우엽은 배측부에 있어서 복벽과 횡격막에 직접 접하므로 이 부위에서는 복강이 없다.
   - 물이 간의 후내측에도 있으면 흉수(bare area sign 음성)
   - 물이 간의 후내측에 없으면 복수(bare area sign 양성)

(Halvorsen RA et al: Radiographics 6: 135-149, 1986)

(1) 엽간 흉수

엽간열에 흉수가 저류하면 대량에서는 vanishing tumor, 소량에서는 thorn sign(wet pleura sign)을 보인다(28쪽 참조).

(2) 국한성 흉수(ehcapsulated pleurisy)

흉막에 유착이 있으면 흉벽을 저변으로 하는 종괴 모양의 음영이 된다.

(3) comet tail sign

흉벽에 접한 원형의 종괴로 관찰되는 원형 무기폐는 다량의 흉수에 의해 압박성 무기폐가 된 것이다. 혈관이나 기관지가 활처럼 당겨진 모양이 혜성의 고리처럼 보여 comet tail sign이라고 한다(그림 B).

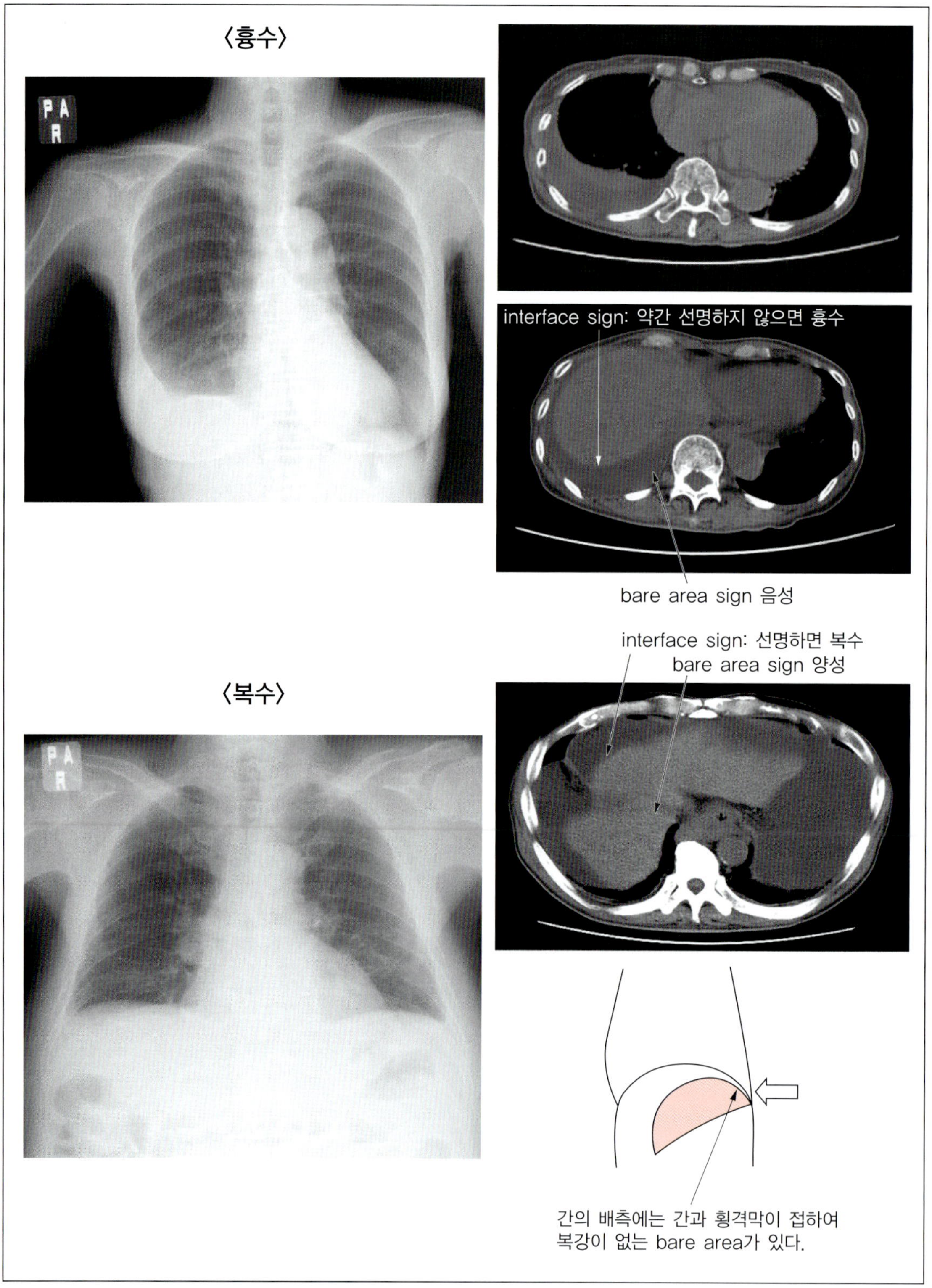

그림 A 흉수와 복수의 감별

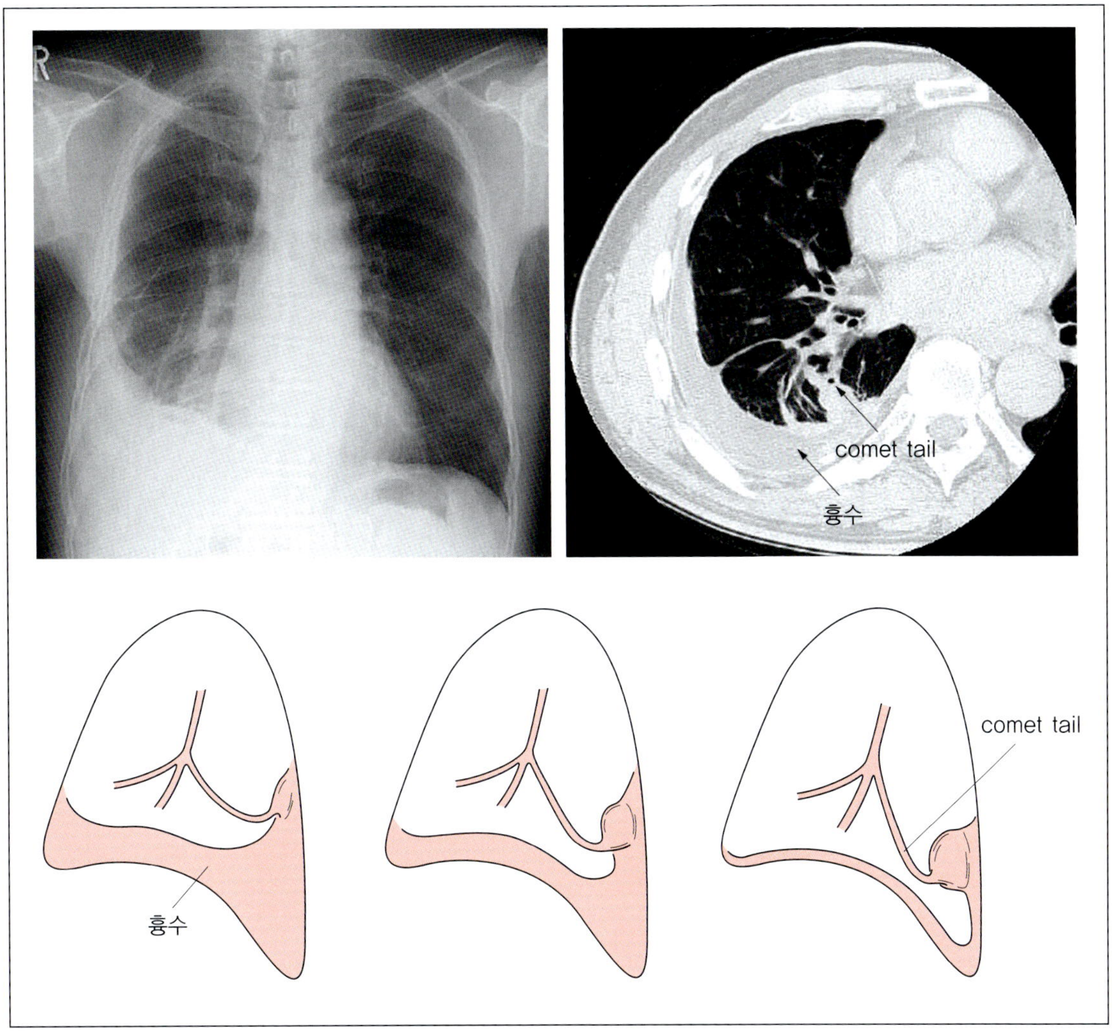

그림 B **원형 무기폐**

감별 포인트

- 흉수질환의 감별에는 필수 검사로서 흉수 천자 · 분석이 있다.
  - **천자법**: 흉수의 저류 영역을 청진이나 vocal fremitus, 초음파 에코 등으로 확인한 다음, 출혈이나 미주신경반사에 주의하면서 국소마취 하에 천자하여 흉수를 채취한다.
  - **분석**: 누출성인지 삼출성인지를 감별한다.
- 누출성인지 삼출성인지의 감별을 근거로 구체적인 질환의 감별을 실시한다.

  1) 누출성 흉수일 때는 심부전, 간경변, 네프로틱증후군(nephrotic syndrome), Meigs 증후군 등을 감별해야 한다.

  2) 삼출성이 의심될 때는 다음의 순서로 감별을 진행한다.

  (1) 표 B를 따라 삼출성 흉수를 진단한다.

표 B 삼출성 흉수의 진단(Light 진단 기준)

① 흉수단백/혈청단백 > 0.5
② 흉수 LDH/혈청 LDH > 0.6
③ 흉수 LDH > 혈청 LDH 정상치 상한의 2/3
①~③ 중 2개 이상을 충족시키면 삼출성 흉수이다.

(2) 삼출성이면 다음의 항목을 분석한다.

a) 외관: ① 혈성(적혈구 > 10만/μL): 암성, 외상, 결핵, 폐경색
② 우유색: 유미흉(chylothorax)(중성지방 > 400mg/dL)
③ 농성(백혈구 > 25,000/μL): 농흉(악취가 있으면 혐기성균을 의심한다)

b) 세포분획 및 생화학 검사. 표 C와 같은 분류로 감별을 실시한다.

표 C 세포분획 및 생화학 검사로 삼출성 흉수를 감별

질환	주요 증가 세포	당의 낮은 수치 (< 60mg/dL)	특수검사
악성 종양 (악성 중피종)	림프구	++	ADA↓, 세포진: 50%에서 양성 (히알루론산 > 1mg/dL)
결핵성	림프구	++	ADA↑, 배양, DNA probe 법
화농성	호중구	+	세균 배양
기생충질환	호산구	−	충체 · 충란의 증명, 진균
RA	림프구	+	RA 인자(+)
SLE	림프구, 가끔 호중구 우위	+	LE 세포(+)

흉수저류를 보이는 증례

Case 1

증례의 프로필

- 61세, 남성. 약 1개월 전부터 감기 증상이 지속되었고, 5일 전부터 발열과 우흉통이 있어 내원.
- 체온 38.9℃, 가래를 동반한 기침, 흡기 시 우흉통 있음, 우호흡음 약함.
- WBC 11.140/mm^3, CRP 30.5mg/dL, Sao_2 88%

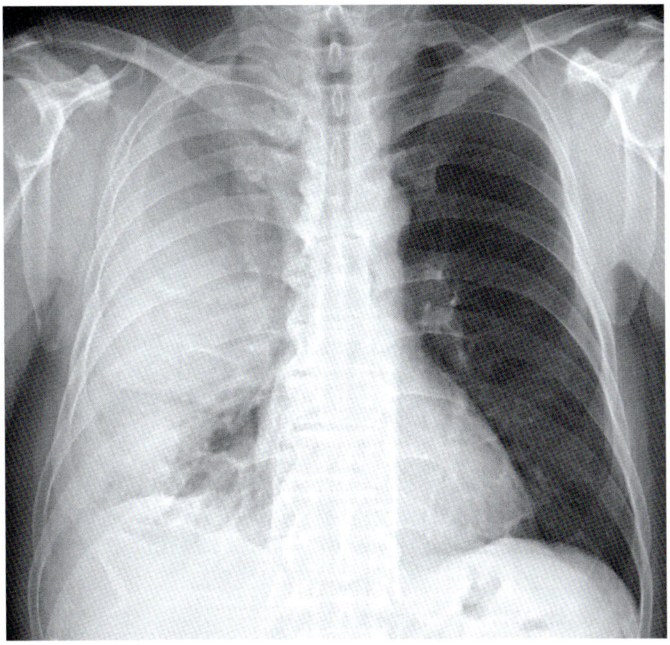

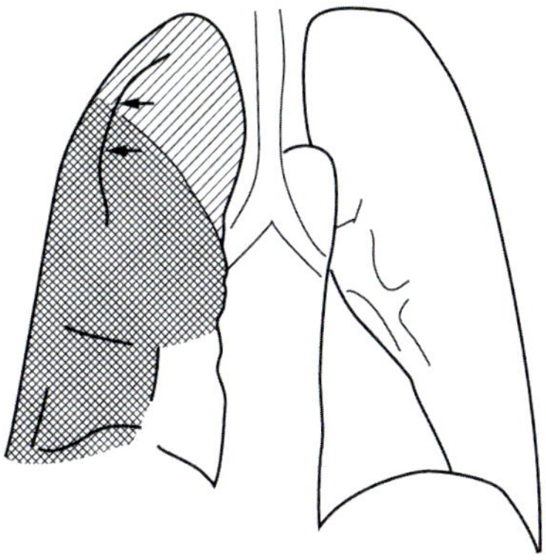

판독 포인트

- 우폐의 투과성이 감소하였고 또한 흉벽을 따라 띠 모양의 음영(그림에서 ←)이 있고, costophrenic angle이 둔각인 것에서 흉수의 존재가 시사된다.
- 좌폐야에는 소견이 관찰되지 않는다. 심장 음영의 확대는 없다.

Pitfall

- 우상폐야와 하폐야에 각각 함기를 나타내는 부분이 관찰되며, 흉수저류 부분은 폐외측에 국한적으로 고정화된 것이 의심된다. 흉수가 국한되어 있는지 어떤지는 측와위 촬영을 하면 확인할 수 있다.
- 이렇게 투과성이 약해진 부분을 거대한 덩어리 음영으로 생각할 수 있지만, 주의 깊게 관찰하면 우늑골 횡격막각부위에서 폐첨에 이르는 부위까지 외측으로 띠 모양의 음영이 관찰되고, 흉수임을 확인할 수 있다.

흉부 CT(종격 조건)

- 우폐문부에서 하외측 일대를 차지하는 국한성 흉수저류가 관찰된다.
- 비후화한 흉막이 내강 쪽으로 빗 모양으로 분기 · 돌출하였고, 흉수가 다방성으로 존재함을 확인할 수 있다.

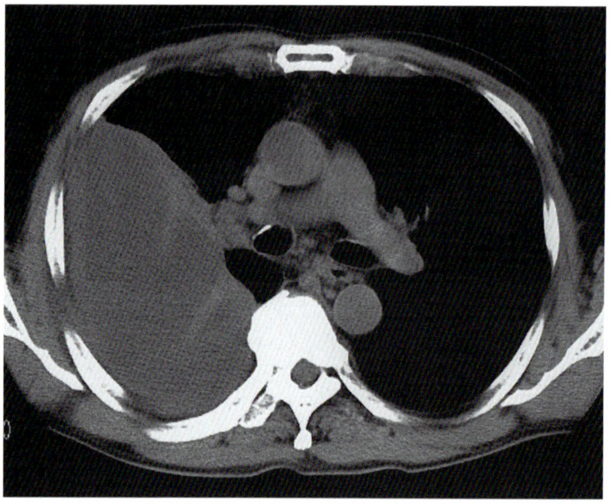

최종진단: 농흉(Streptococcus constellatus에 의함)

알아두기!

〔혐기성균 감염증을 의심해야 할 때〕

1. 병소부위 검체(가래나 흉수)에 악취
2. 점막에 가까운 부분에 병소
3. 동물 교상
4. 가스의 존재
5. 조직괴사의 존재(폐농양, 농흉)
6. 호기성 배양에서 음성
7. 아급성 내지는 만성 경과
8. 흡인이 의심될 경우

Case 2

증례의 프로필

- 70세, 남성, 약 1개월 전부터 기침 시작. 최근 들어 일과성으로 39℃ 정도의 발열과 함께 호흡곤란이 있어 내원.
- 양측 협부에 경미한 홍반 있음. 흉부 청진상 호흡음이 약간 약해져 있음. 하퇴 부종 없음.
- 요단백(+++), WBC 2,700/mm^3, CRP 5.61mg/dL, C3 36.7mg/dL↓, C4 14.1mg/dL↓, CH50 22.6U/mL↓, 항핵항체 640×, LE test (+)

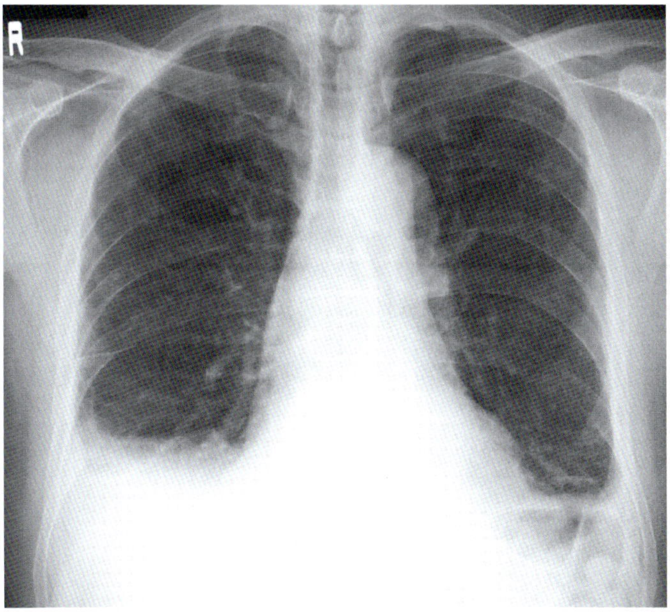

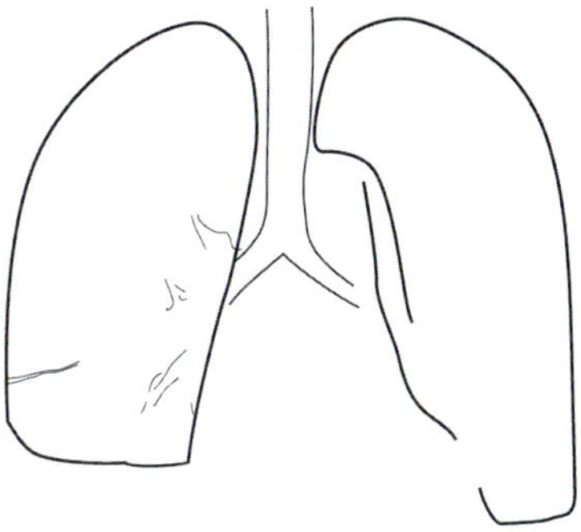

판독 포인트

- 양측의 늑골횡격막각이 넓어져 횡격막이 silhouette out 되었고, 흉수저류가 관찰된다.
- 양측 하폐야에 선상 · 망상 음영이 존재.
- 심장 음영의 확대 없음.

Pitfall

- 외측보단 폐문으로 향하는 소엽간열의 비후가 우하폐야에서 관찰된다.
- 양측 하폐야에 기관혈관속이 희미해져 간유리처럼도 보이지만 반드시 간질성 음영의 증가인 것은 아니고, 폐울혈에서도 설명할 수 있다.

흉부 CT(종격 조건)

- 양측 흉각에 중등 정도의 흉수 저류가 관찰된다.
- 우폐에서는 엽간 흉수에 의한 선상 음영도 관찰된다.
- 흉수와 폐 실질과의 경계 영역 일부에 기관지 투과성 음영을 동반한 무기폐가 보인다.
- 우흉골 변연의 아래에 있는 심외막이 경미하게 비후하였으며, 심낭액의 저류도 의심된다.

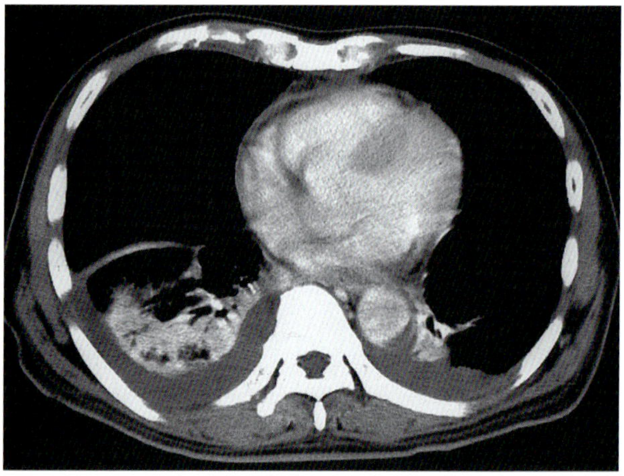

흉강 내에 액성 성분이 분명하게 존재한다.

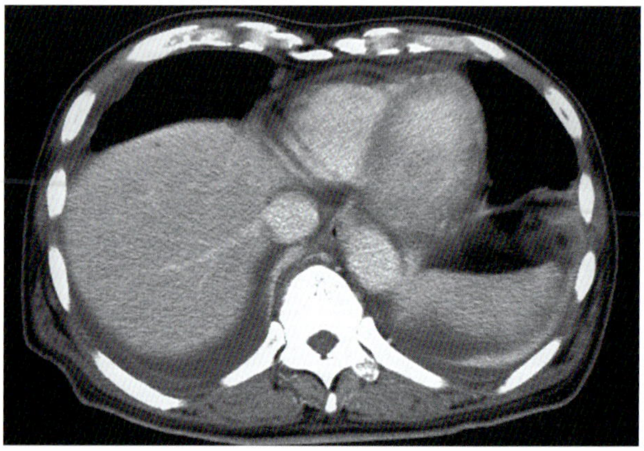

액체와 간의 경계는 약간 선명하지 않고(interface sign), bare area sign은 음성이며 흉수라고 할 수 있다.

최종진단: 전신홍성반루프스에 동반하는 흉막염

12. 횡격막 · 흉벽의 이상 음영

횡격막

- 횡격막의 평가는 일반적으로 생각하는 것보다도 많은 정보가 포함되어 있다.

1) 위치

- 횡격막의 위치 변화는 폐야병변에 의한 수축, 과팽창을 반영한다.
- 또한 왼쪽 횡격막이 오른쪽보다 높을 때는 CT를 촬영하여 정밀검사하는 것이 좋다(횡격막신경마비를 일으키는 종격 병변 등).

2) 선명도

- 횡격막의 변연은 선명해야 정상이기 때문에 횡격막과 실루엣을 만드는 병변이 있고, 선명하지 않은 것을 놓쳐서는 안 된다(하엽의 폐렴, 종양).

3) 형태

- sharp한 costophrenic angle이 평저화되면 과팽창을 시사한다.

4) 횡격막하 공기음영

- 횡격막하의 free air를 관찰하기 위해서는 입위에서 촬영한 흉부 X선 사진이 복부 X선 사진보다 정확하다.

흉벽

(1) extrapleural sign(extrapulmonary sign)

→ 24쪽 참조.

(2) pleural coif(코이프: 귀까지 감싸주는 두건)(그림 A)

- 흉벽종양이 폐야로 돌출한 경우, 종괴측에서,
  종괴 → 흉막외지방층(검은 층) → 2장의 흉수가 흰 선상 음영(pleural coif) → 폐야의 공기층처럼 보여 마치 종괴가 모자를 쓴 것처럼 보인다.
- extrapleural sign 소견의 하나이다.

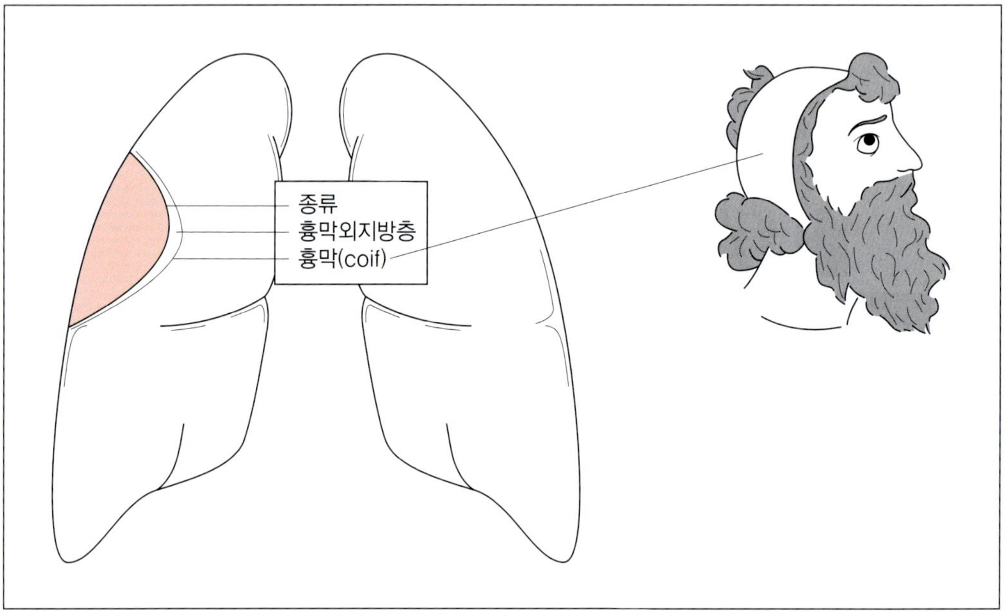

그림 A pleural coif

알아두기!

〔특발성 식도파열(Boerhaave 증후군, 뵈르하베 증후군)〕

- 심한 구토 등 급격한 복압의 상응으로 식도내압이 급상승하고, 동시에 일어나는 식도운동의 실조로 파열을 일으키는 것으로 해부학적 특징상 하부식도 좌측에 많다.
- 파열구멍은 세로로 긴 것이 많고, 1~10cm 정도이며 2~3cm인 것이 가장 많고, 30~50대 남성에게 호발한다.

〈발생 요인〉

- 과식이나 과음이 대부분이며 병력 청취로 진단을 유추할 수 있다.

〈증상〉

- 우선 갑자기 생기는 가슴통증이나 흉골후통(retrosternal pain)이 있으며 가쁜 호흡이나 상복부의 근육긴장 · 피하기종 등도 생길 수 있다.
- 방치하면 몇 시간 안에 쇼크 상태에 빠지고, 발증 초기부터 쇼크 상태에 빠지기도 한다.
- 옛날에는 종격염이나 패혈증, 파종성 혈관내응고증후군(DIC) 등의 합병증을 일으키는 경우가 많았고 사망률도 60%로 높았으나, 최근에는 조기에 수용성 조영제를 이용한 식도 조영이나 긴급 내시경으로 확진하여 24시간 이내에 외과적 치료를 하면서 사망률이 20% 이하로 내려갔다.

횡격막 · 흉벽의 이상 음영을 보이는 증례

Case 1

증례의 프로필

- 85세, 여성. 흉부 X선 사진에서 이상 음영이 발견되어 내원.
- 자각 증상은 없고, 흉부 청진상 우전하흉부에 복명을 청취.
- 검사소견상 특이한 소견 없음

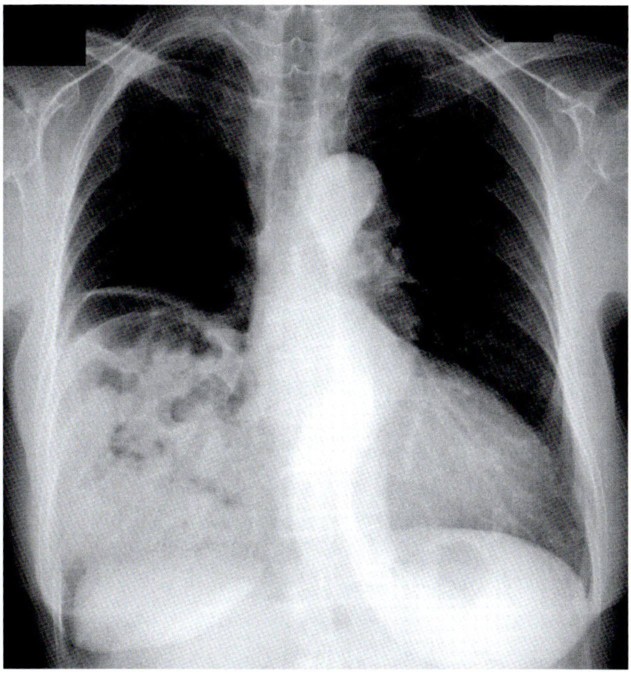

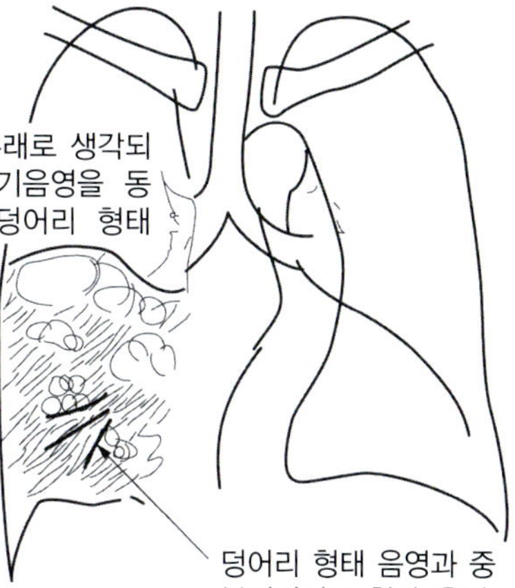

판독 포인트

- 우하폐 내부에 투과성 음영을 동반하는 덩어리 형태 음영이 존재한다.
- 심우연은 silhouette sign이 양성이다.
- 종격의 편위는 보이지 않는다.

Pitfall

- 음영 내의 투과성 음영은 장가스가 의심된다.
- 덩어리 형태 음영과 중첩되어 있는데도 늑골횡격막각과 우하엽의 폐혈관 음영은 확인되며, 횡격신경마비 등에 의한 횡격막 거상과 감별할 수 있다.

흉부 CT(단순 · 종격 조건)

- 우흉골 후면과 간 전면 사이를 기시부로 대망 · 횡행결장 등의 복강내장기가 우측 흉강 내로 돌출되었다.

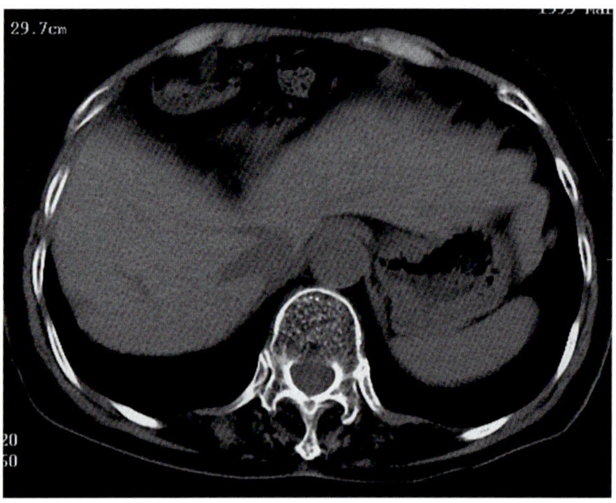

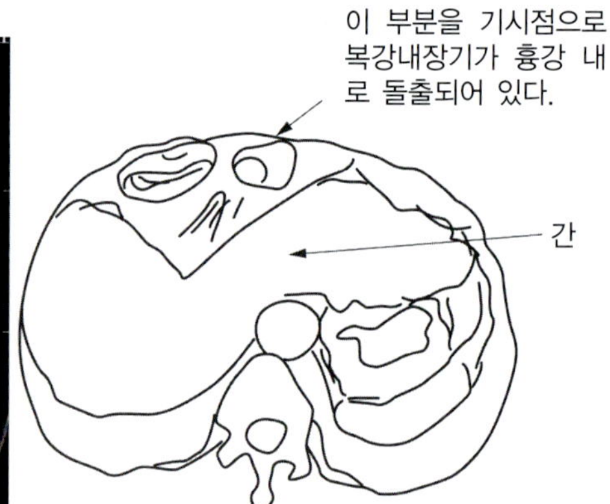

최종진단: Morgagni 헤르니아

알아두기!

〔횡격막 헤르니아〕

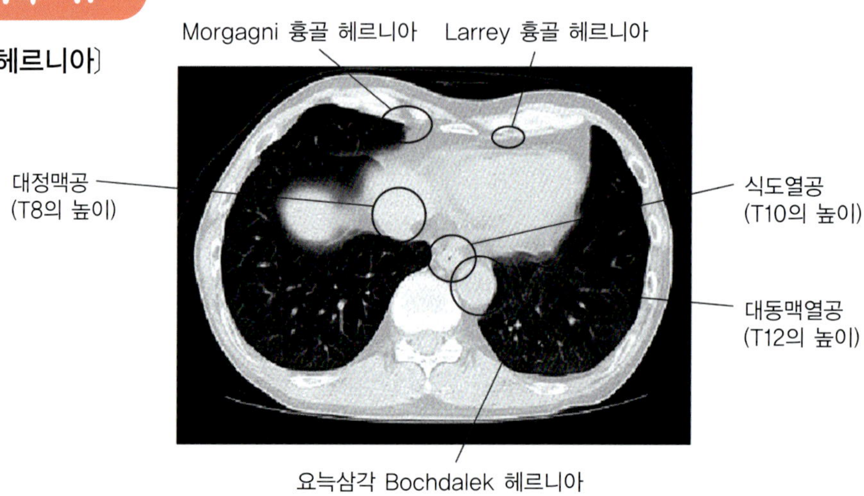

Case 2

증례의 프로필

- 61세, 남성. 기침, 우배부통으로 내원.
- WBC 5,200/mm^3, CRP 2.8mg/dL, CEA 3.4ng/dL

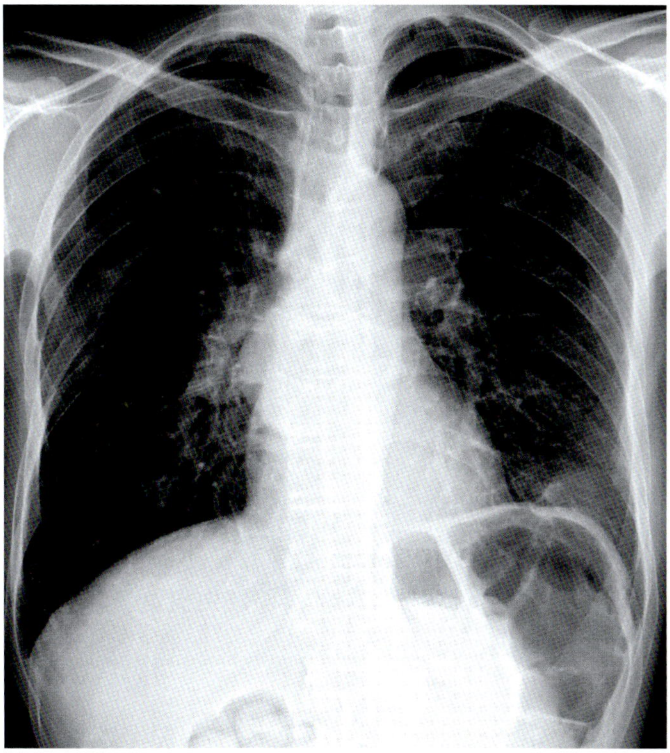

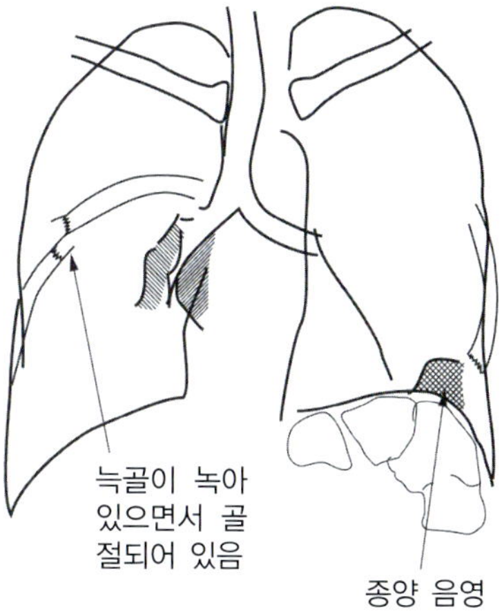

판독 포인트

- 우폐문에 종괴 음영이 관찰된다.
- 왼쪽 제6전방 늑골에 종괴 음영과 늑골 음영의 소실이 보이며, 오른쪽 제7후방 늑골의 골용해상 · 골절상이 보인다.

Pitfall

- 흉벽은 늑골 · 흉골 · 쇄골 · 견갑골 · 흉추로 이루어진 골성 흉곽과 유방 · 근육 등으로 이루어진 연성 흉곽으로 구성된다. 흉부 X선 사진을 관찰할 때는 폐야, 종격 음영뿐만 아니라 흉벽(본 증례에서는 늑골 음영)의 소견도 반드시 확인해야 한다.

흉부 CT(조영 · 종격 조건)

- 우폐문부의 내부 농도가 균일하지 않은 종괴와 우늑골의 골파괴를 동반한 종괴 음영이 관찰된다(위). 좌늑골에도 종괴 음영을 확인할 수 있다(아래).

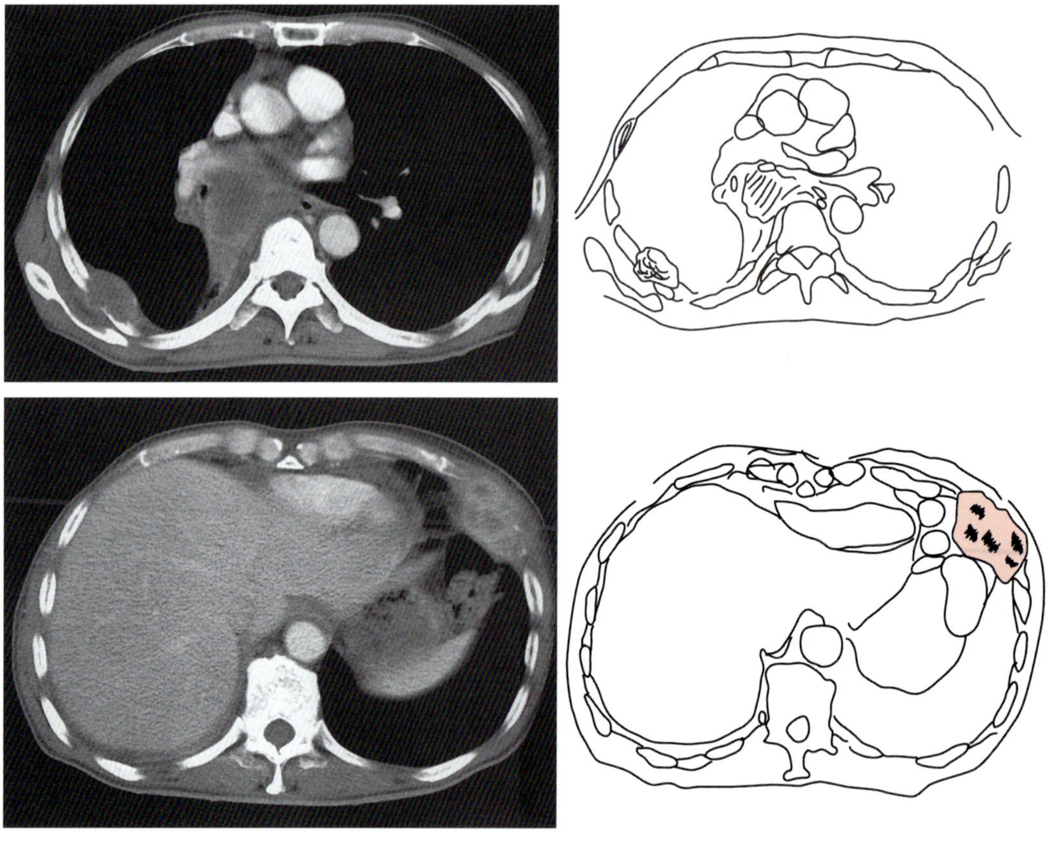

최종진단: 폐선암 및 다발 늑골 전이, 오른쪽 제7늑골 병적 골절

Case 3

증례의 프로필

- 62세, 남성. 흉부 X선 사진에서 이상 음영이 발견되었다.
- 직업은 배관공, 석면분진(asbestine dust)의 노출력 있음.
- 흉부 청진상, 양 하배부에 fine crackle을 청취.

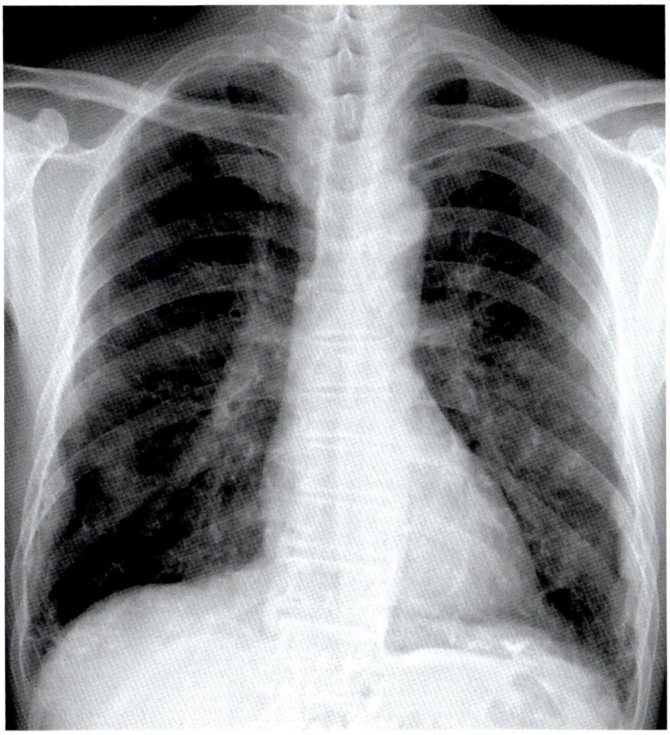

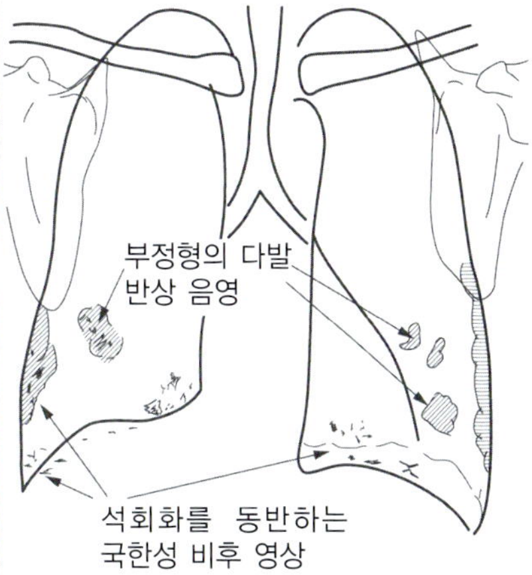

판독 포인트

- 양측 중 · 하폐야를 중심으로 비구역성의 변연이 고르지 못한 옅은 농도 상승(다발 반상 음영)이 보인다.
- 중하폐의 흉막이나 횡격막이 국한성 · 단속적으로 비후를 보이며, 석회화 소견이 부분적으로 확인된다.

Pitfall

- 정면 영상에서 X선과 접하는 흉막의 비후부분은 변연이 선명하지 않아 마치 폐내 다발 반상 음영처럼 보이지만, 각이 진 형태이며 혈관 음영이 정상으로 확인되고, 음영이 해부학적으로 폐구역과 일치하는 것을 보면 폐외병변으로 여겨진다.
- 비후한 흉막이 X선과 접선 방향이 되는 외측부나 횡격막 정상부에서는 국한성 비후가 명확하여 석회화 소견도 확인하기 쉬워진다.

흉부 CT(단순 · 종격조건)

- 후측방, 하부 흉곽 우위의 국한성 흉막 비후 영상이 보이며 벽측 흉막측에 석회화 소견이 뚜렷하다.

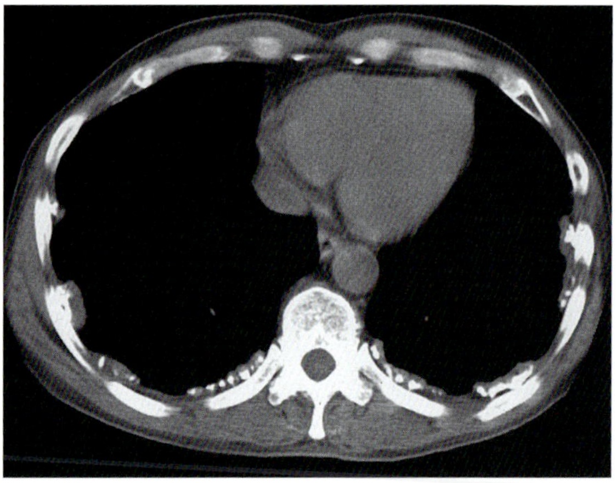

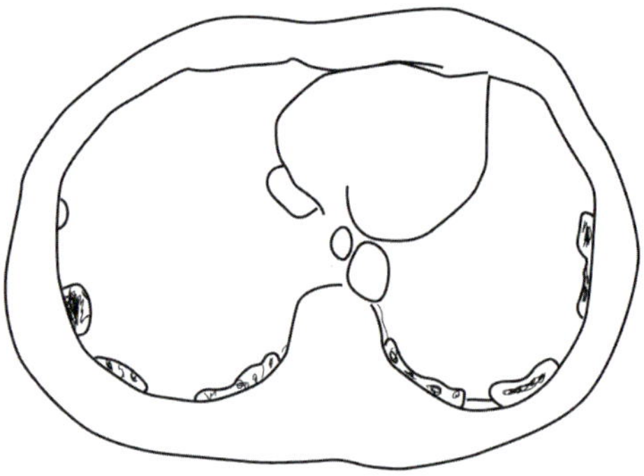

최종진단: 흉막석판(pleural plaque)

제4장

놓치기 쉬운 폐암 증례

Case 1 ~ Case 21

- 본장에서는 놓치기 쉬운 폐암 증례를 살펴본다.
- 우선 오른쪽 페이지의 X선 사진을 보자.
  이상한 점을 발견할 수 있는가?
  X선 사진상의 소견을 명확하게 설명할 수 없다면 반드시 CT 촬영을 한다.
  한 페이지를 넘겨 왼쪽 페이지에는 이전 페이지의 X선 사진에 관해 설명하였다.
- 이들 소견에 익숙해지면 놓치게 되는 일이 적어질 것이다.

❖ case 1

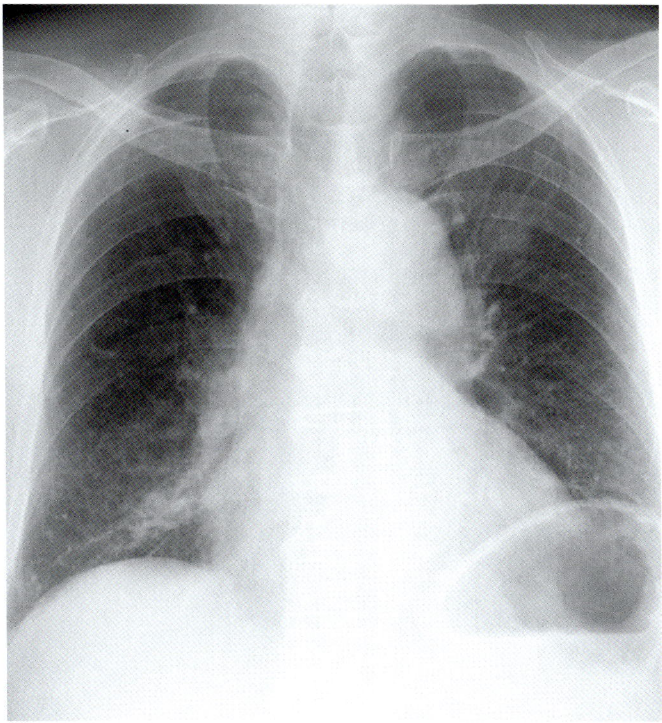

❖ case 2

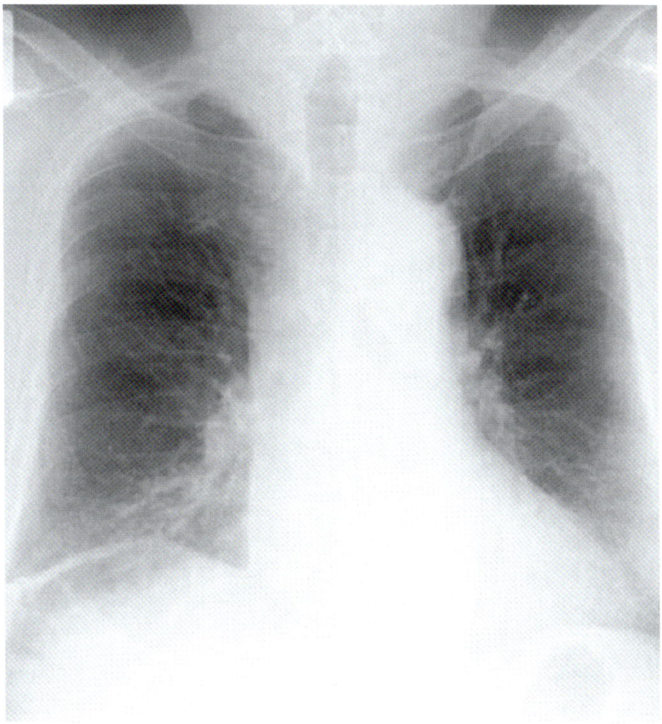

2004년 5월

❖ case 1에서 주의할 점!

- 늑골과의 중첩.
- 늑골 음영 농도의 좌우 차에 주목.
- 확대한 우하 심장 음영에 중엽증후군이 있고, 이 증후군을 발견하고 바로 판독을 종료할 위험이 있다.
- 좌횡격막이 우횡격막보다 높다는 것만으로도 CT 대상이 된다.

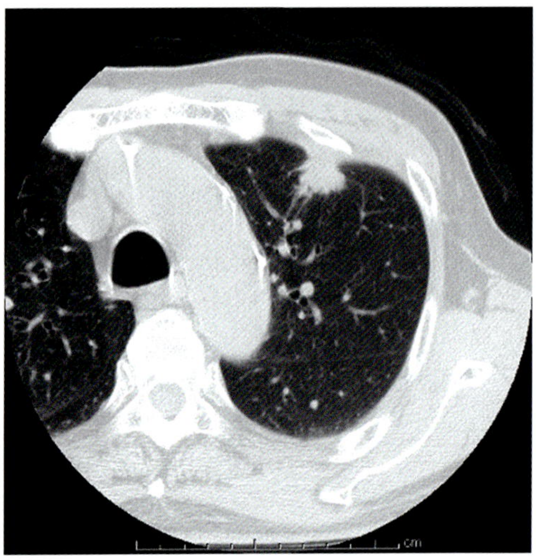

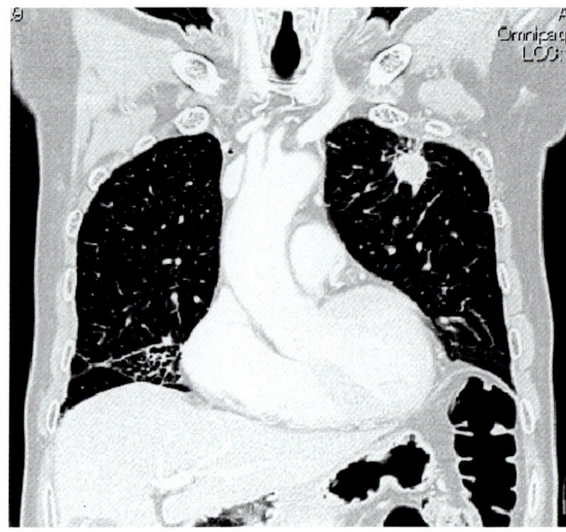

❖ case 2에서 주의할 점!

- 늑골과의 중첩.
- 흉벽과 연결되면 파악하기 어렵다.

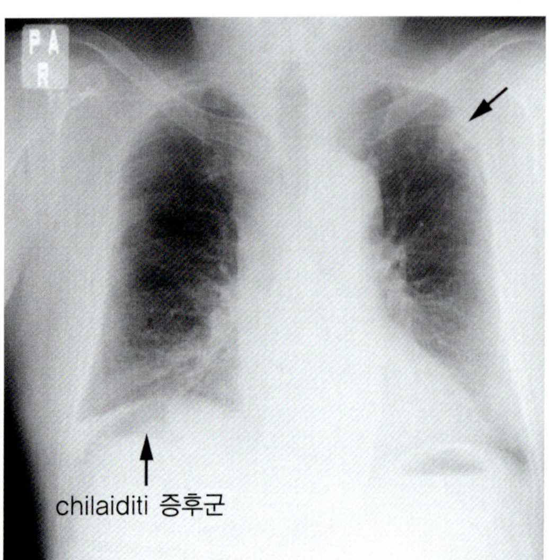

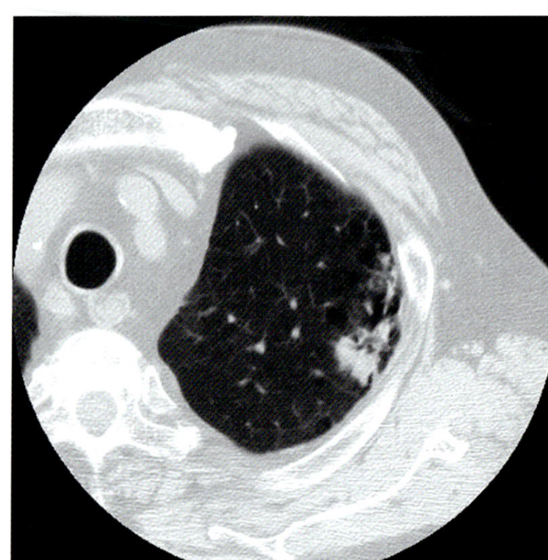

2004년 6월

❖ case 3

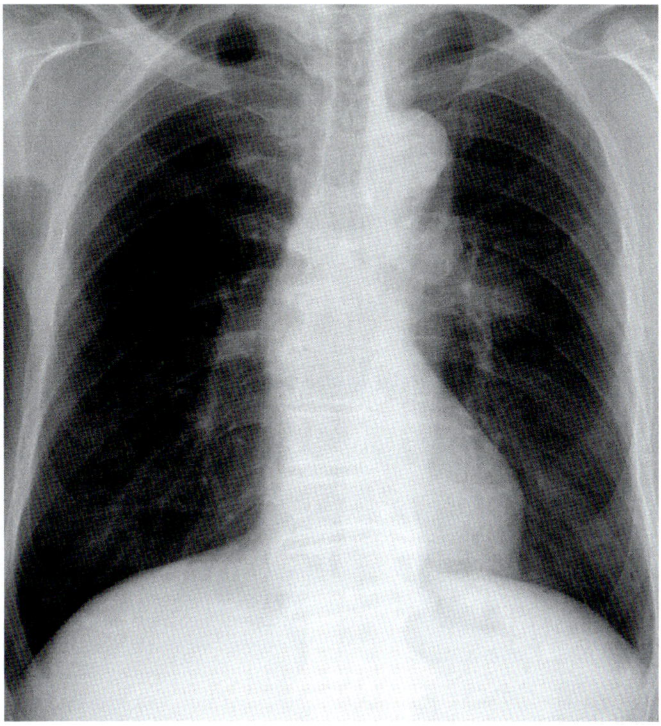

❖ case 4

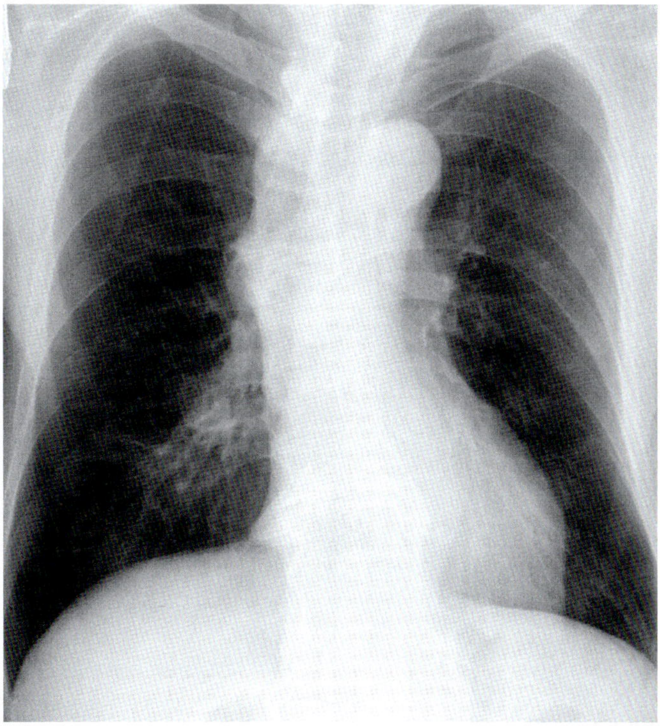

❖ case 3에서 주의할 점!

• 좌폐문 구조를 복습할 것.

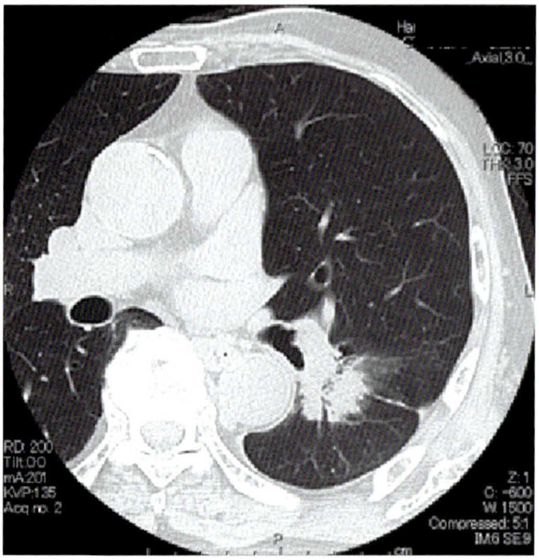

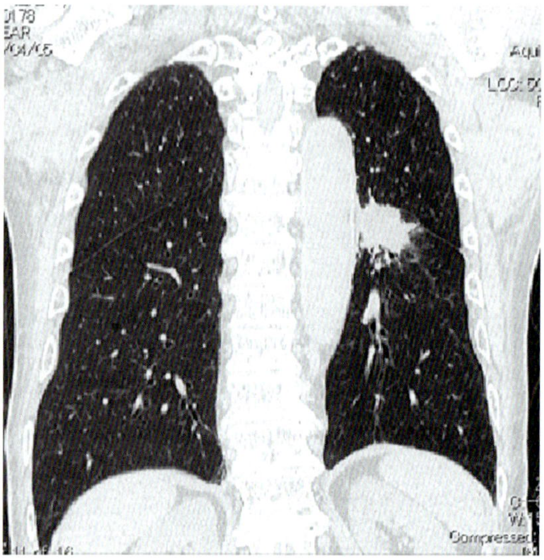

❖ case 4에서 주의할 점!

• 기관지혈관속의 띠 모양으로 농도 상승.
• 혈관 음영을 판단하기 어렵다.
• 기관지혈관속에 띠 모양으로 보이는 폐암으로 진단이 어려운 형태이다.

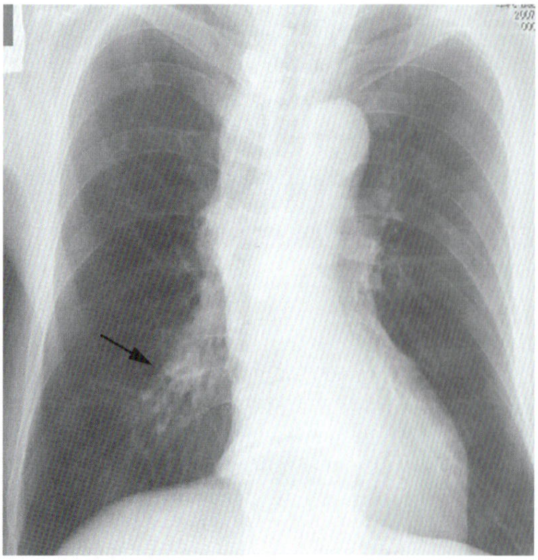

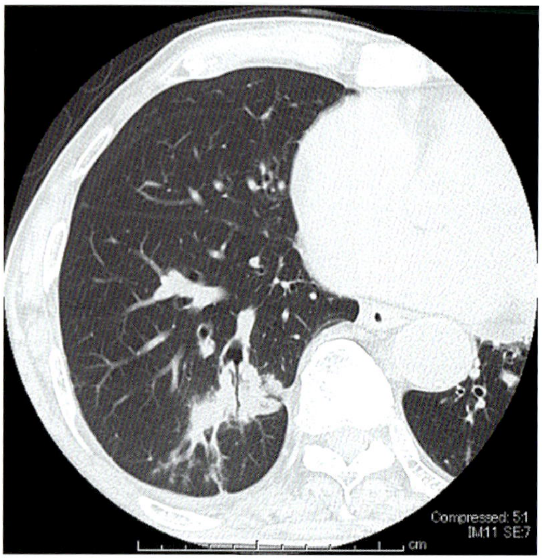

❖ case 5

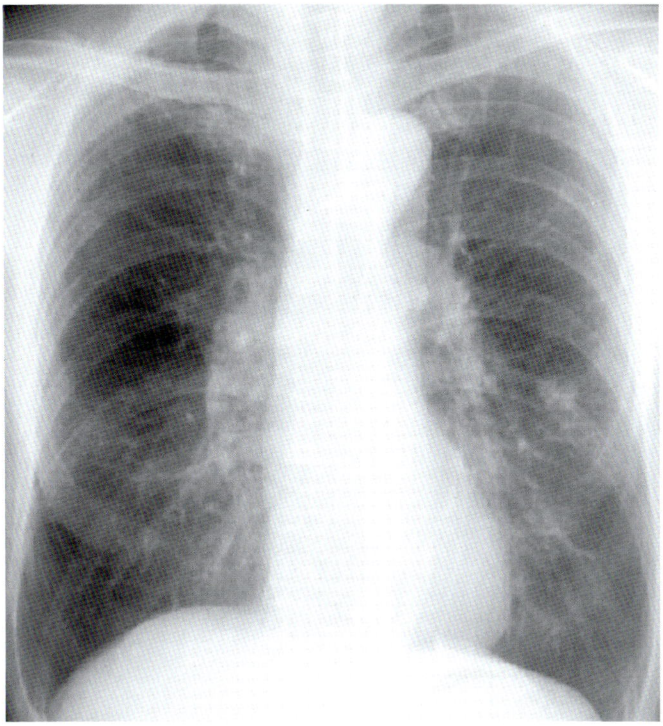

❖ case 6

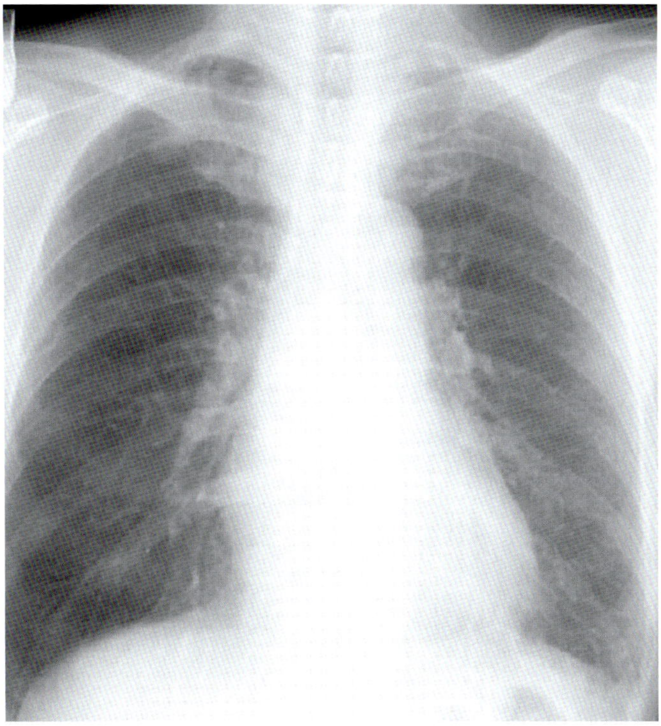

❖ case 5에서 주의할 점!

- 음영을 발견하는 것은 비교적 용이하다. 유두로 보기에는 위치가 높다.
- 유두를 마크하고 다시 촬영한다.

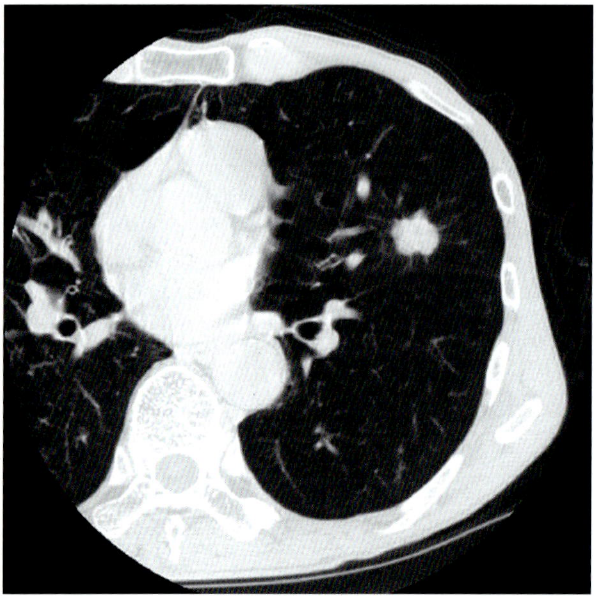

❖ case 6에서 주의할 점!

- 화살표(→)의 부분에 폐암.
- 우하폐야(☆)는 전방 제6늑골과 후방 제10늑골과 중첩되었다.
  이 하폐야 소견으로 CT 촬영을 해도 좋다.

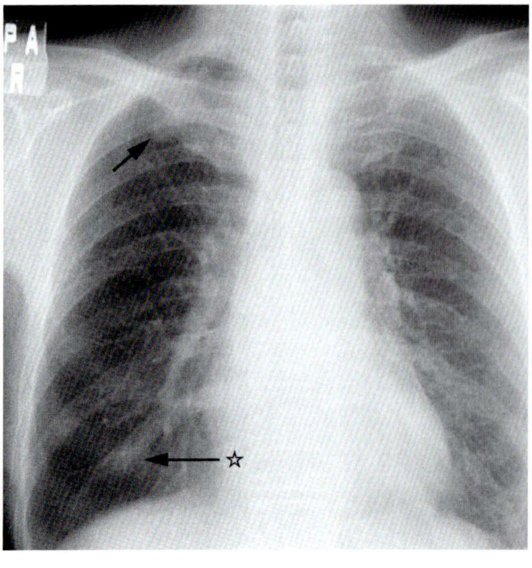

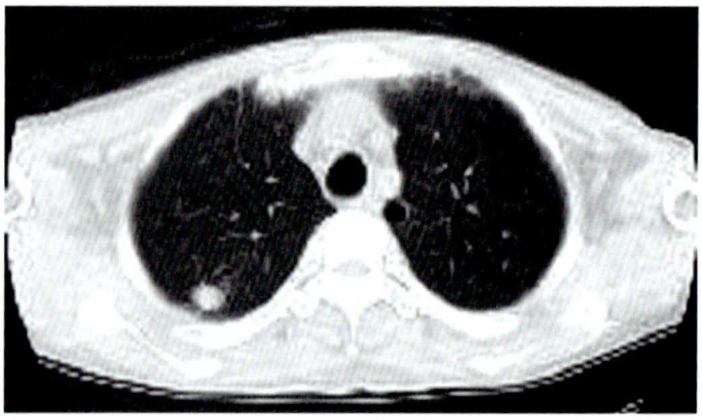

❖ case 7

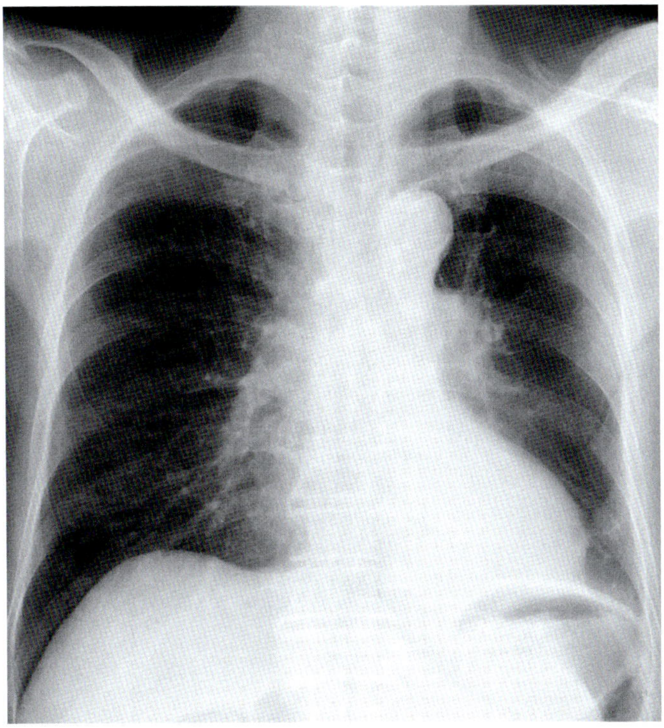

❖ case 8

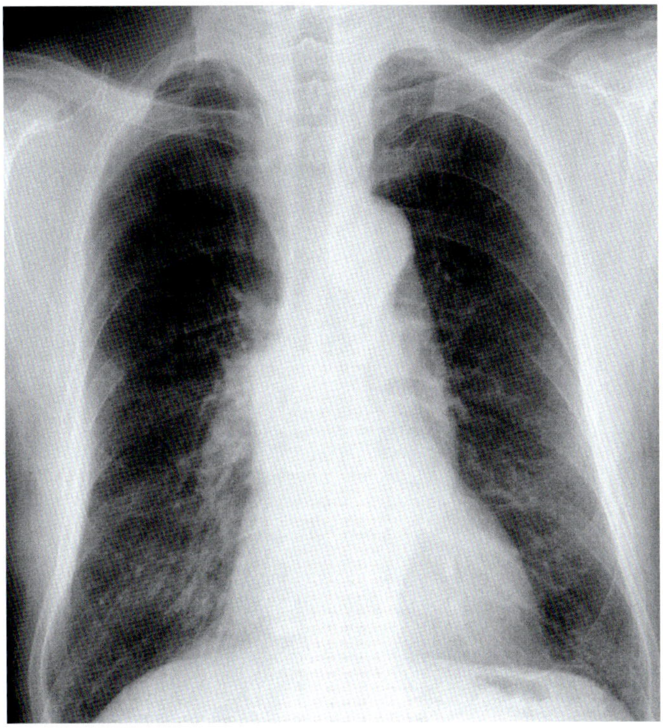

❖ case 7에서 주의할 점!

- 하행대동맥을 추적할 수 없으므로 좌하엽의 병변(무기폐)이 의심된다.
- 좌흉곽이 축소되었고, 좌폐야는 혈관 음영이 거칠고, 폐야가 밝다.

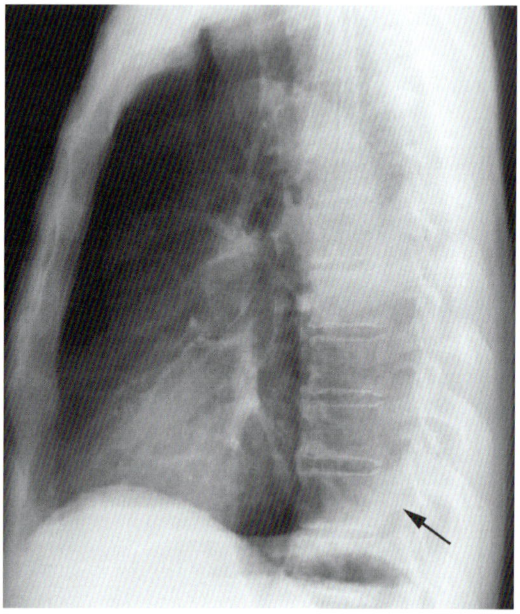
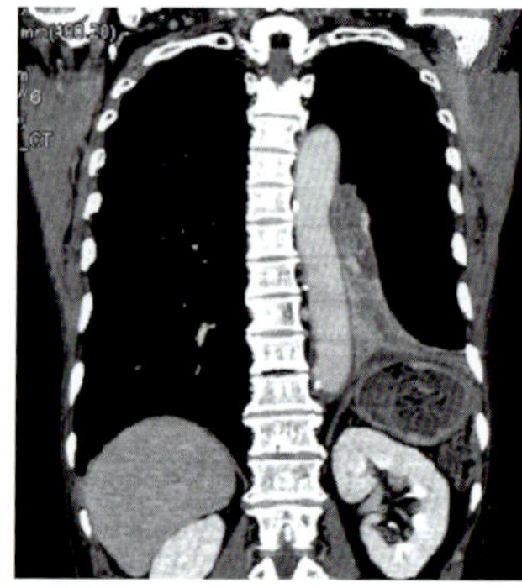
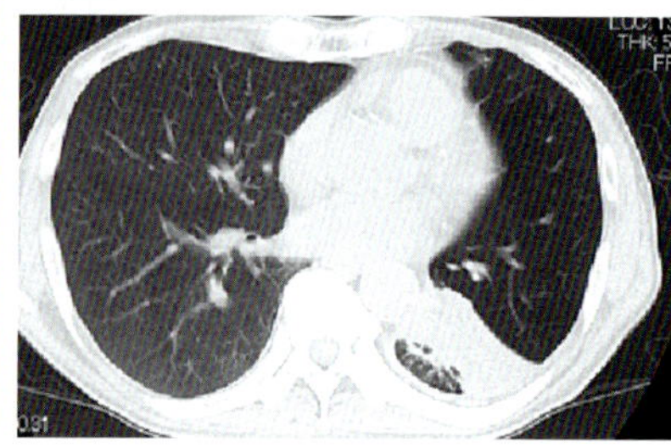

❖ case 8에서 주의할 점!

- 우폐문의 돌출이 보인다.
- 흉부 X선으로는 진단이 어려운 증례이다.

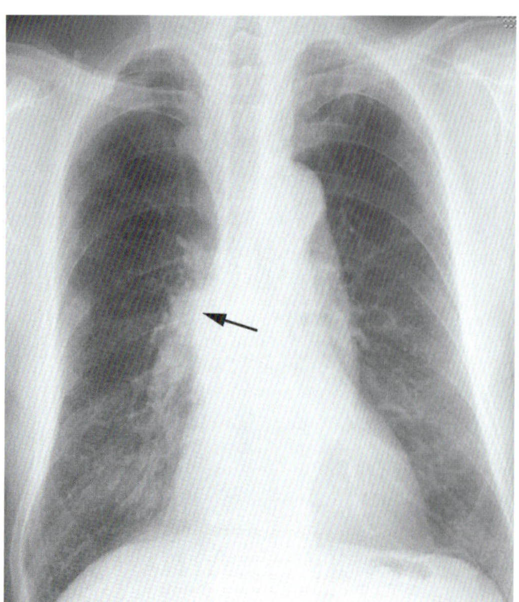
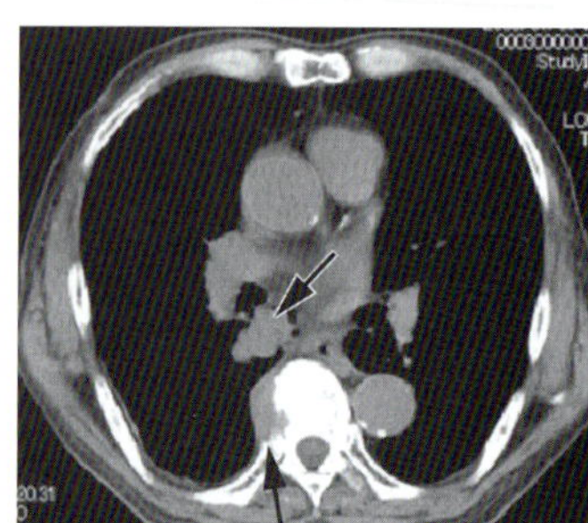
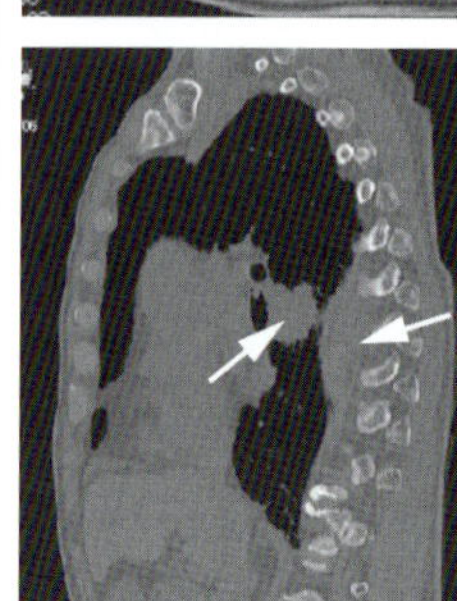

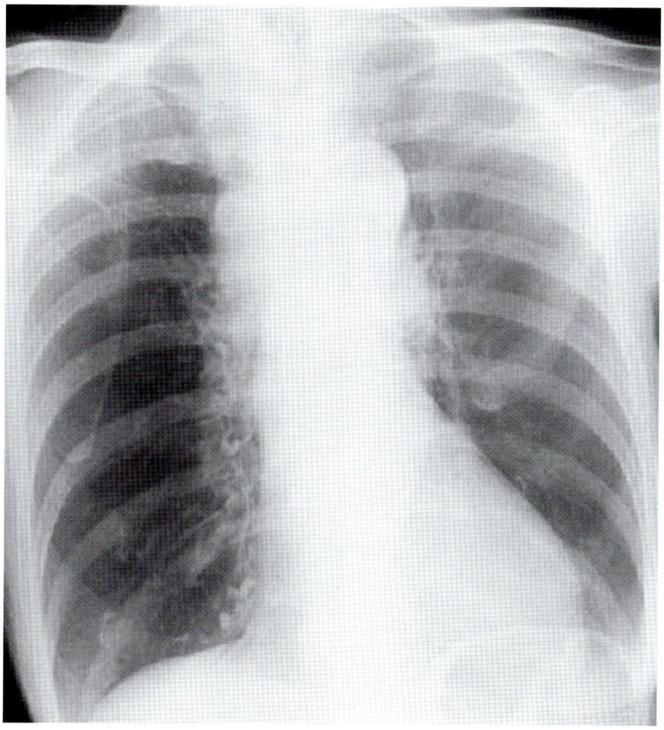

❖ case 9

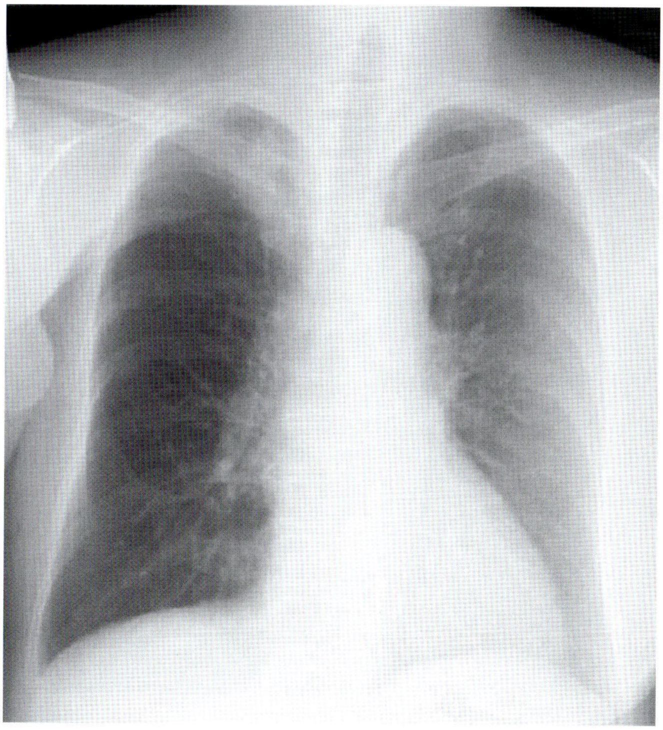

❖ case 10

2007년 3월

❖ case 9에서 주의할 점!

- AP-view이다.
- 우폐문부 위쪽에 종괴.
- 상대정맥증후군(svc syndrome)이 있다.

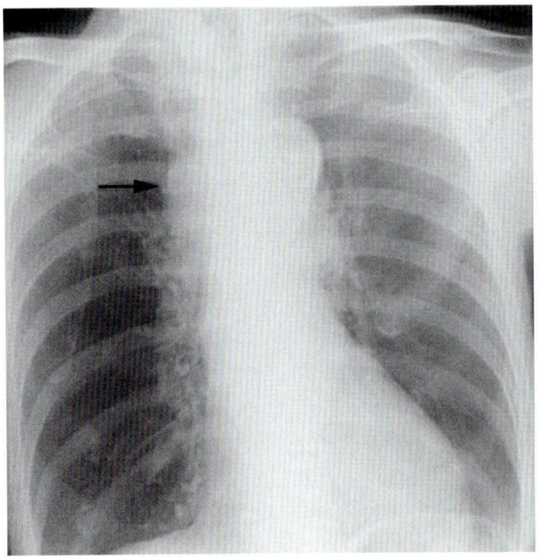

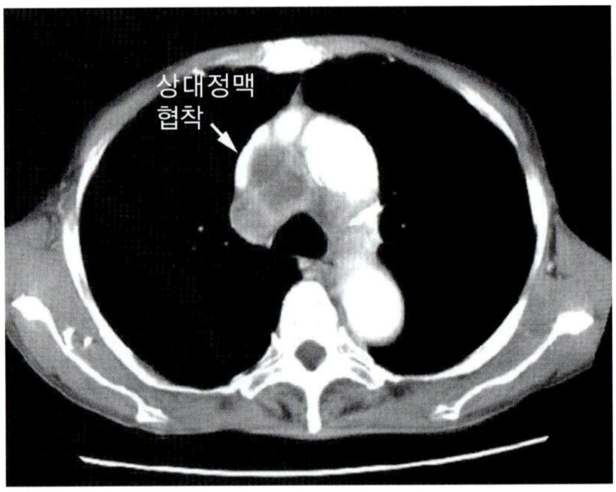

❖ case 10에서 주의할 점!

- 과거 유방암으로 유방 절제.
- 우폐첨부의 쇄골과 겹쳐 음영이 출현.

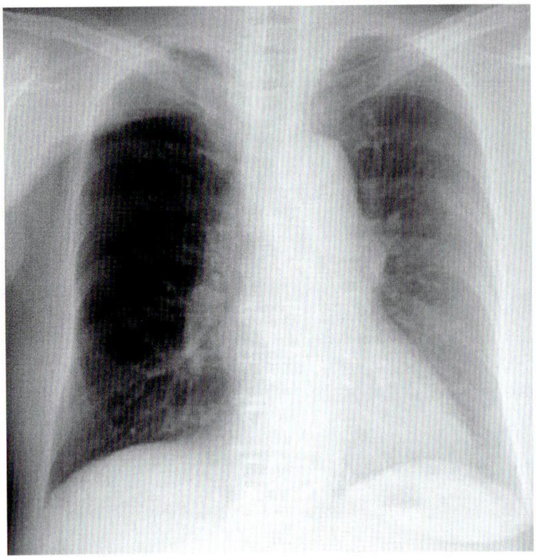

2006년 11월
이 시점(약 4개월 전)에서는 음영을 파악하기 어렵다.

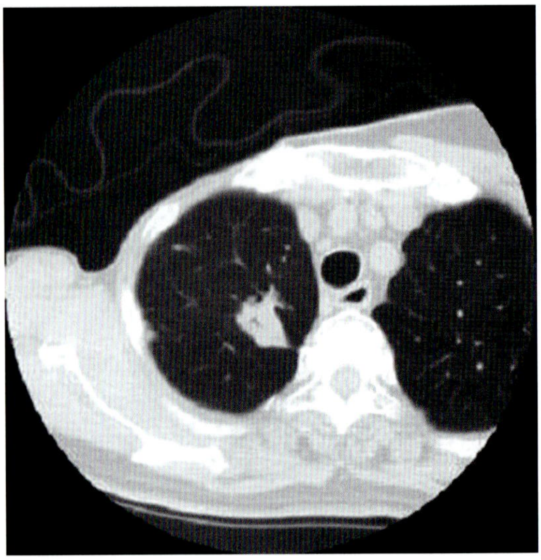

❖ case 11

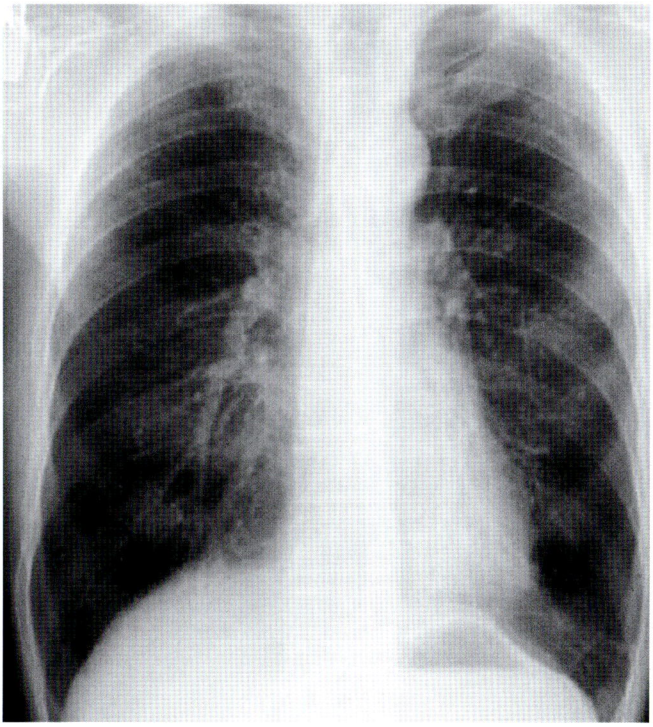

❖ case 12

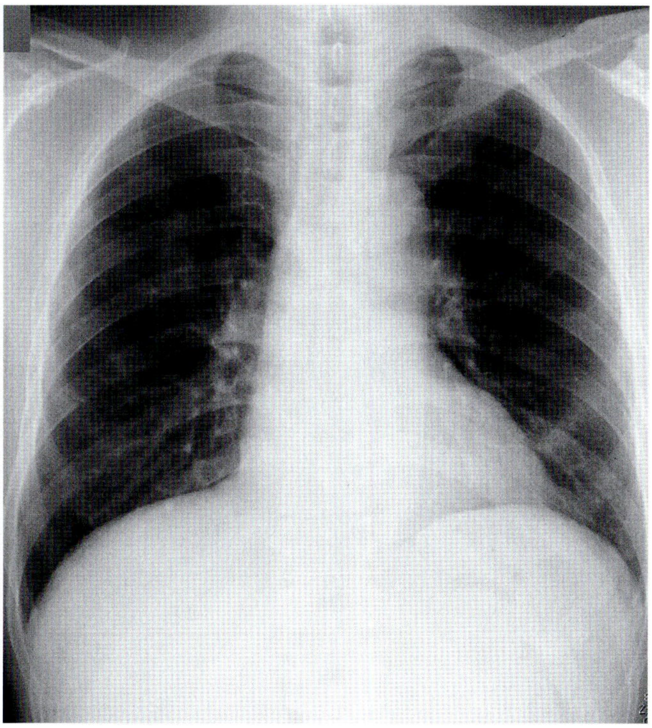

❖ case 11에서 주의할 점!

- 심좌연의 윤곽이 일부 선명하지 않다(①).
- 좌심 음영과 중첩되어 기관지혈관속 띠 모양의 음영(②).
- 좌하폐야에는 원형 무기폐로 보인다(③).

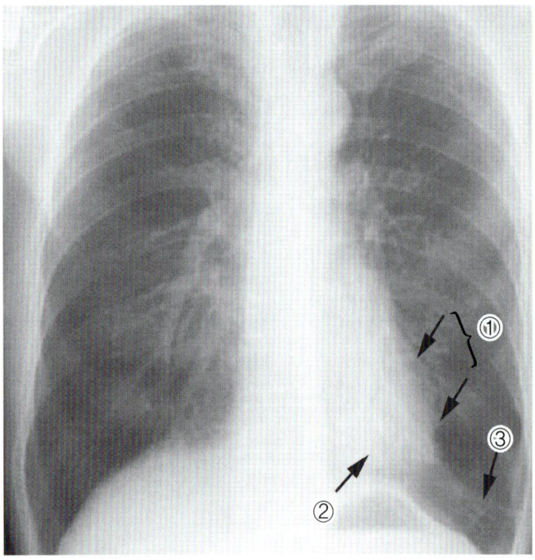

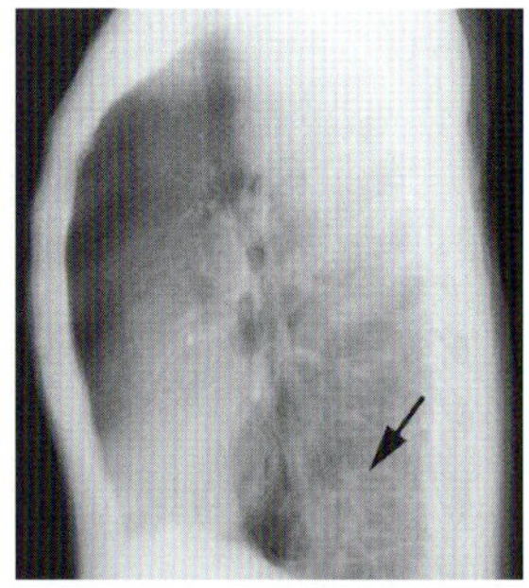

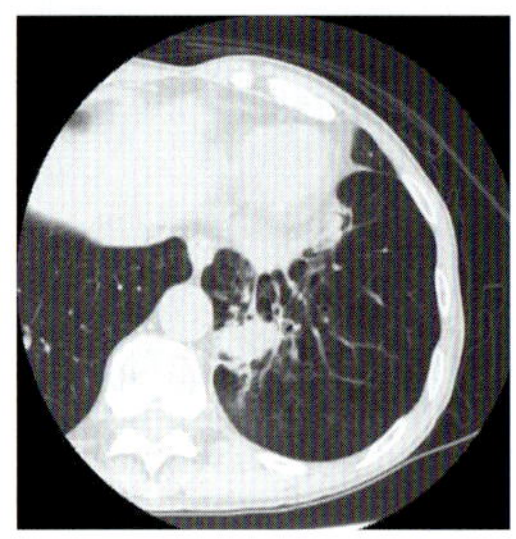

❖ case 12에서 주의할 점!

- 옅은 기관지혈관속 띠 모양의 음영.
- 비교적 간단하게 판별할 수 있다.

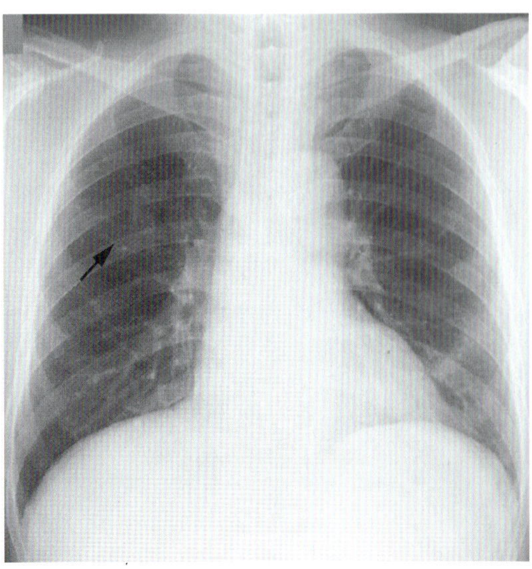

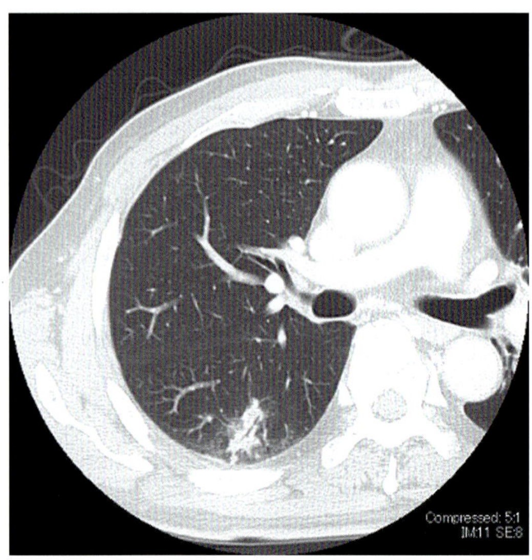

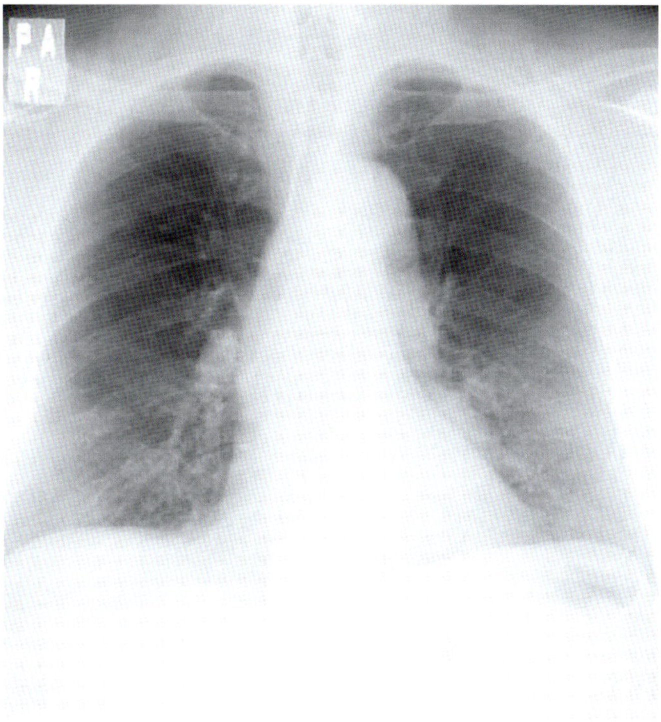

❖ case 13

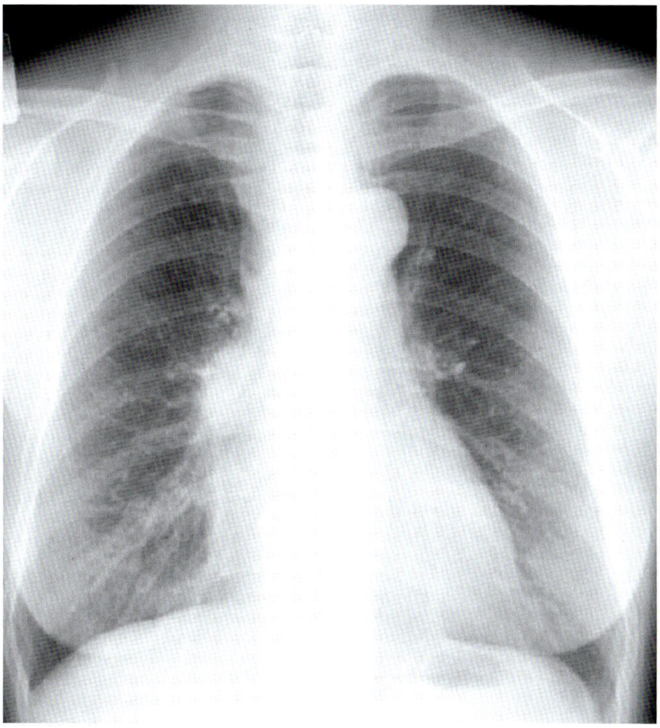

❖ case 14

❖ case 13에서 주의할 점!

- 심좌연에 이중 윤곽.

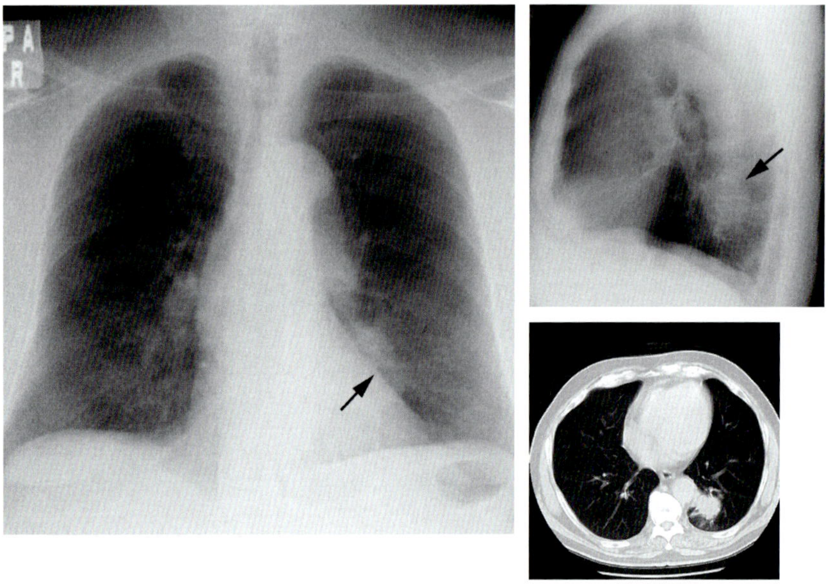

❖ case 14에서 주의할 점!

- 좌우 폐문부 농도에 차이가 있어 비교적 용이하다.
- 우폐문 정상구조의 소실.
- 폐문 앞의 병변.

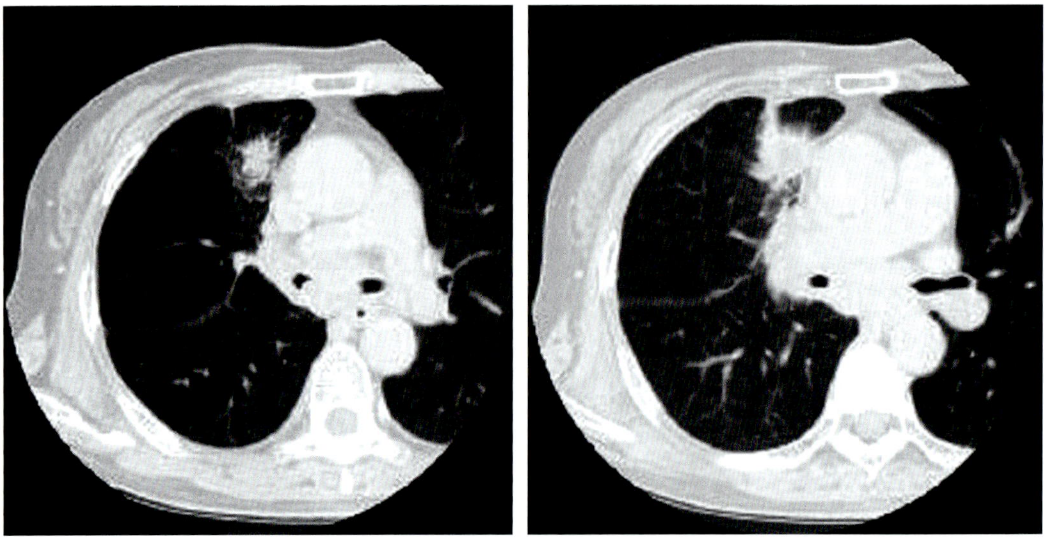

❖ case 15

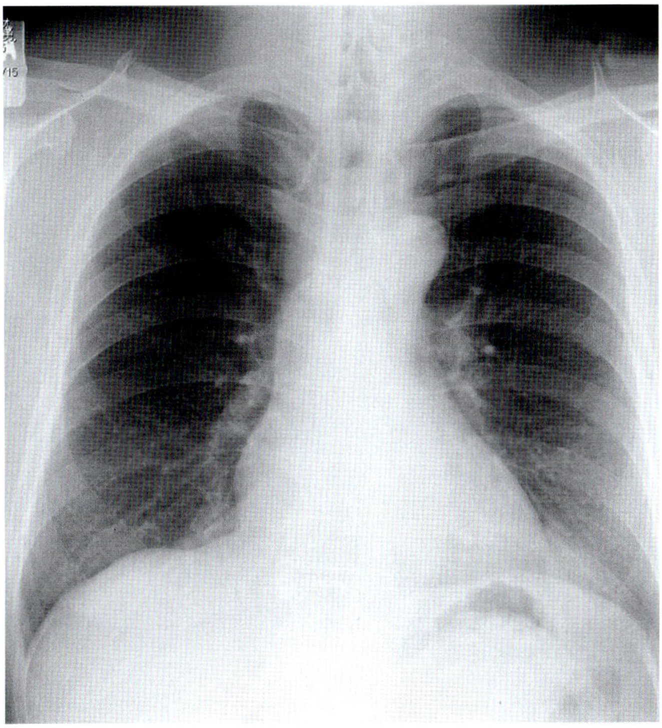

❖ case 16

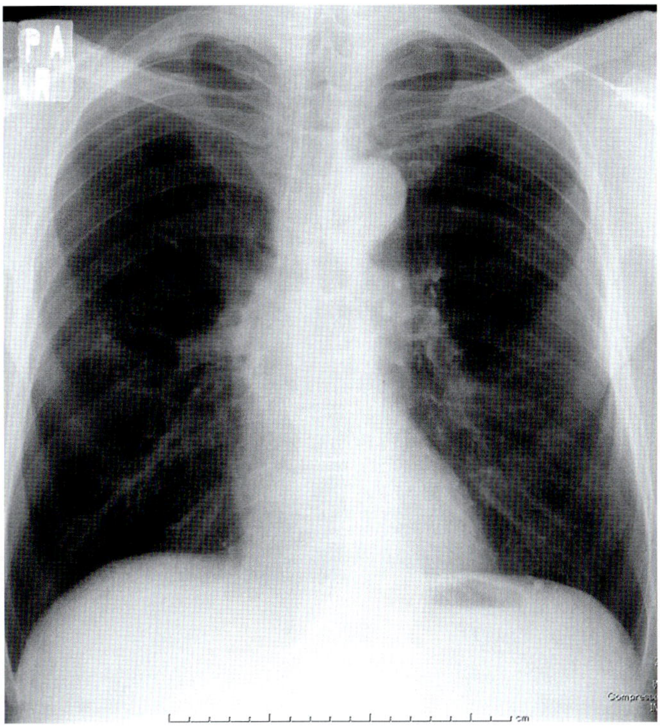

2007년 5월

❖ case 15에서 주의할 점!

- 전방 제2늑골과 겹쳐 판별하기 어렵다.
- 늑연골의 골화에 좌우 차가 있으면 검사를 실시한다.
- ②에 대해서는 해명되지 않음.

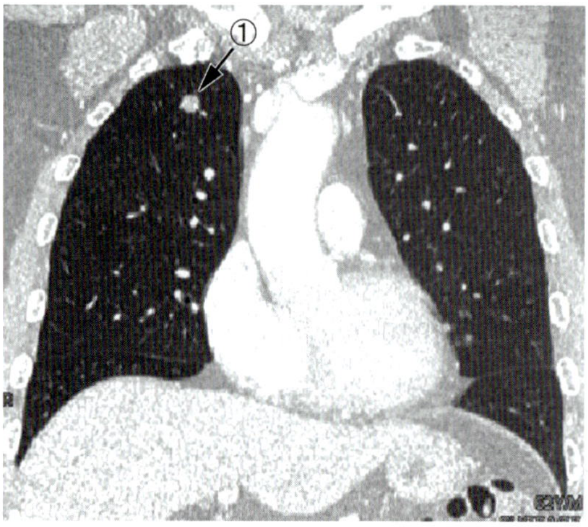

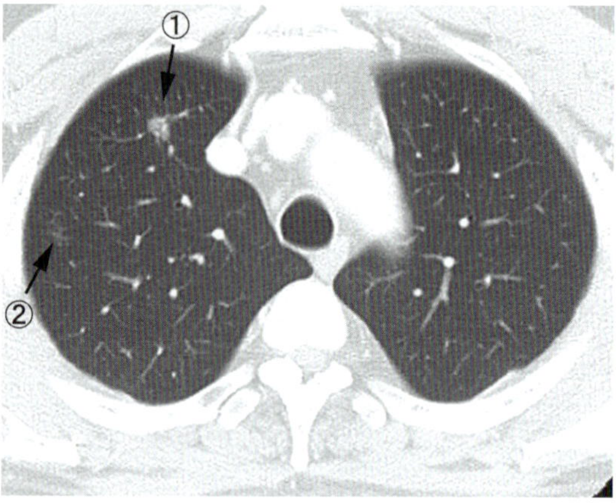

❖ case 16에서 주의할 점!

- 늑골과 중첩된 음영.
- 1.5개월 후에는 폐용적이 감소하였다.
- 2007년 5월 CT 촬영을 권하였다.

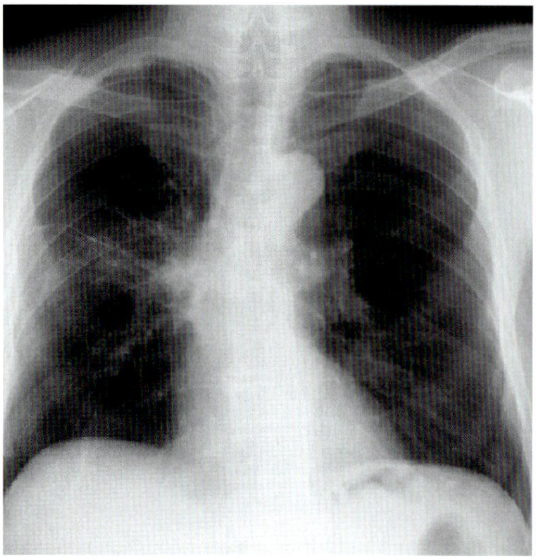

2007년 7월

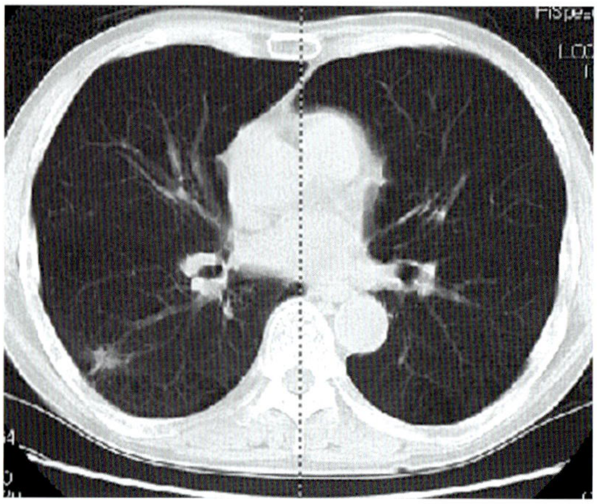

❖ case 17

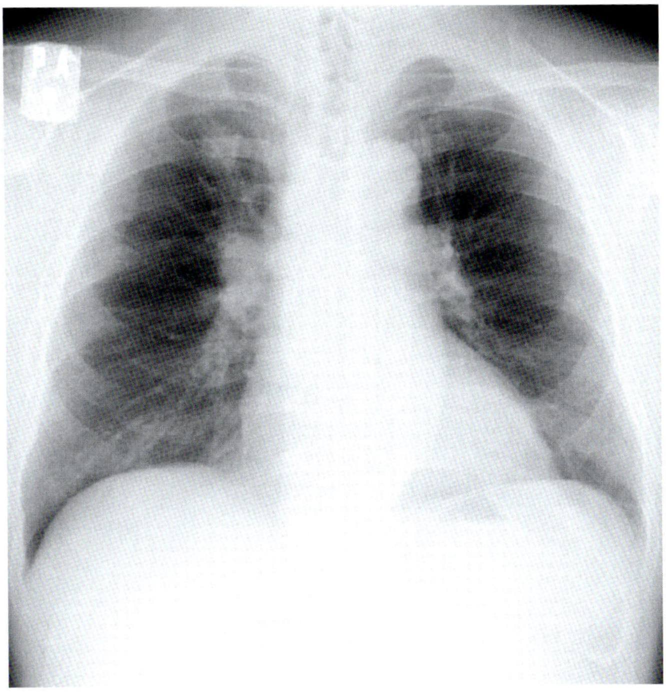

❖ case 18

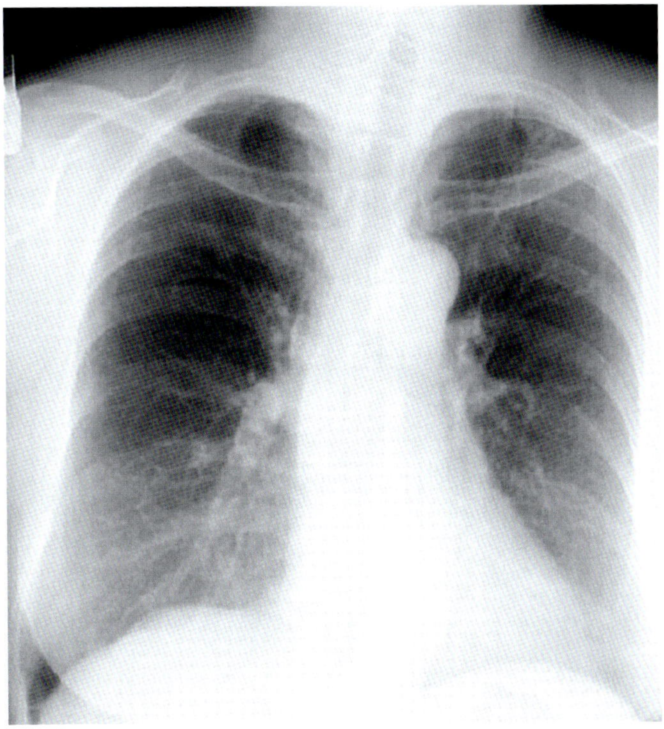

❖ case 17에서 주의할 점!

- 늑골과 겹쳐져 있다. 좌우 차의 발견은 간단.
- 늑연골의 골화에 좌우 차가 있으면 정밀검사를 실시한다.

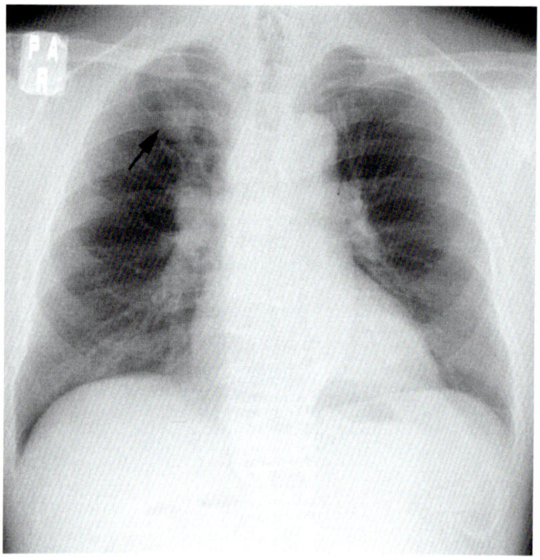
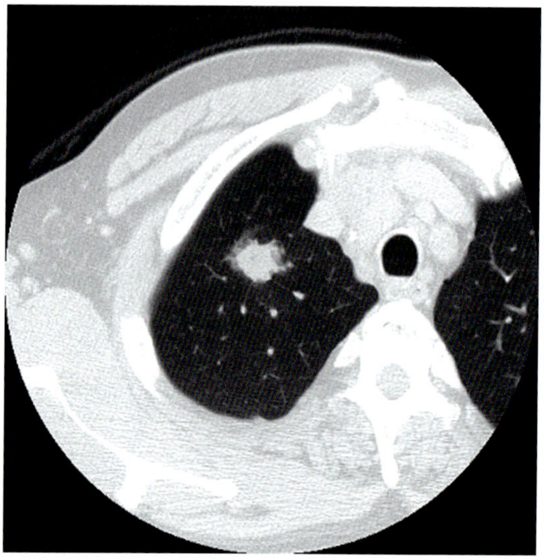

❖ case 18에서 주의할 점!

- 작은 기관지혈관속 띠 모양의 음영이 늑골과 중첩되어 놓칠 수 있다.
- 비교적 난이도가 높은 증례.

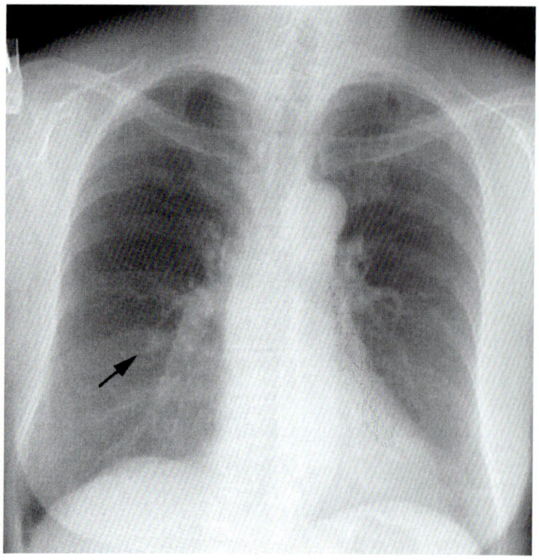
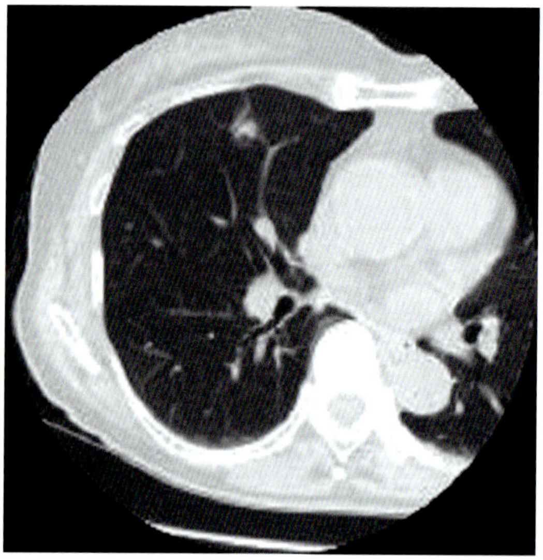

❖ case 19

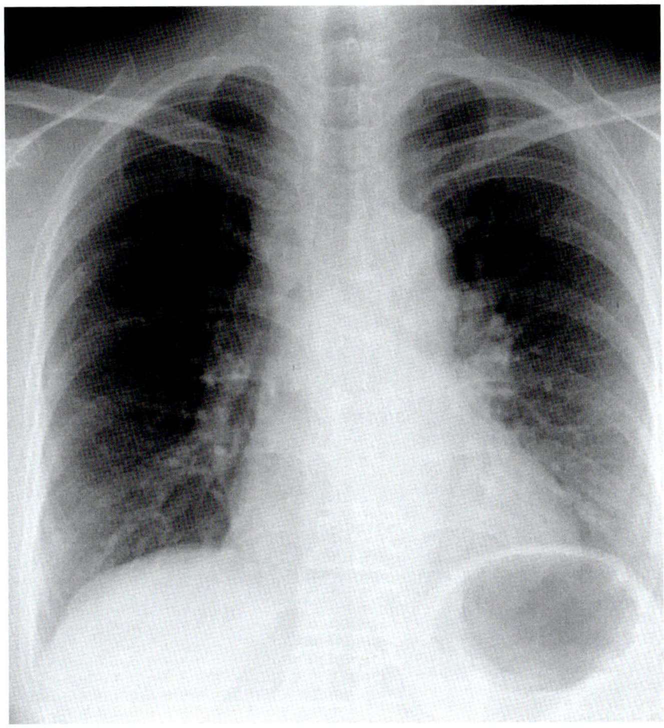

❖ case 20

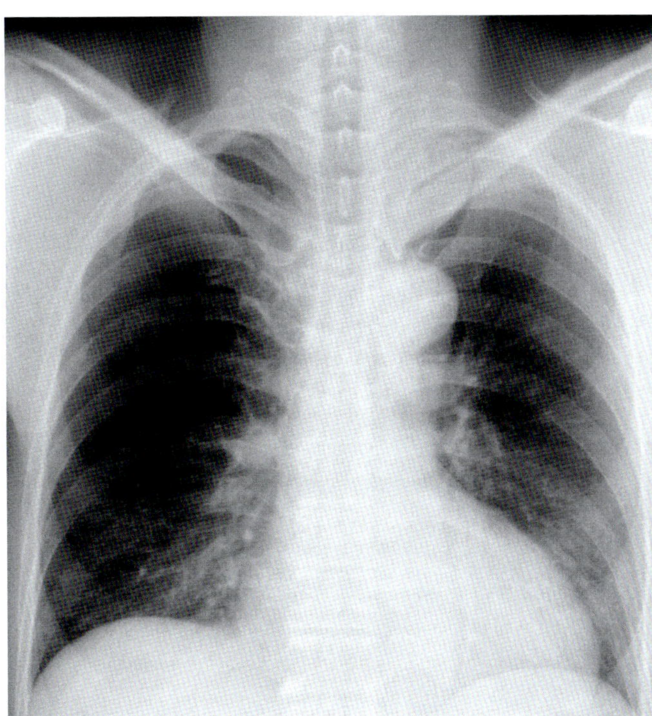

❖ case 19에서 주의할 점!

- 좌폐문의 확대.
- ☆ 소견으로 종격의 병변이 우려되면 CT 촬영한다.

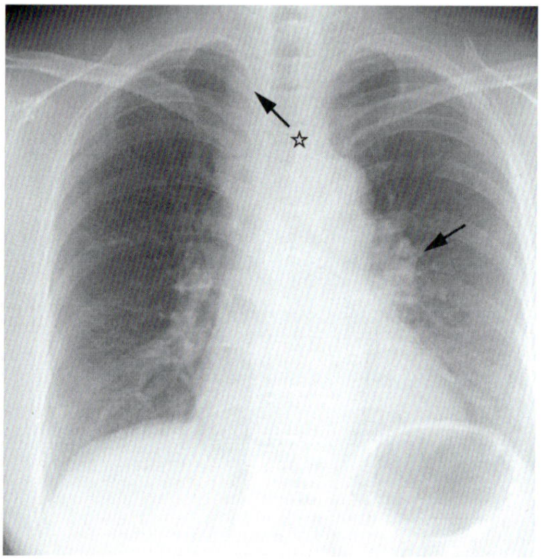

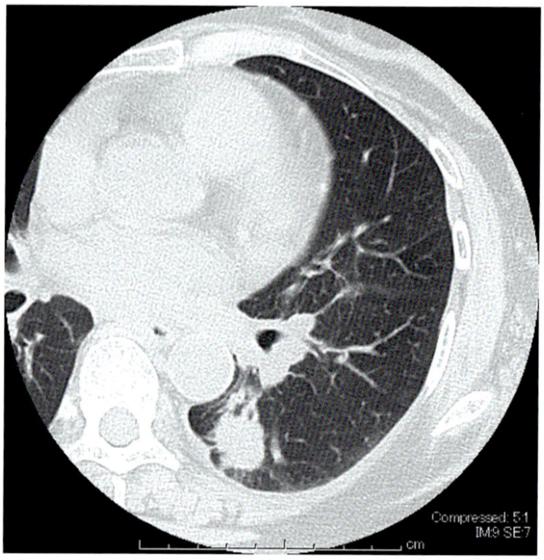

❖ case 20에서 주의할 점!

- 종격종양(schwannoma), 폐첨부 병변

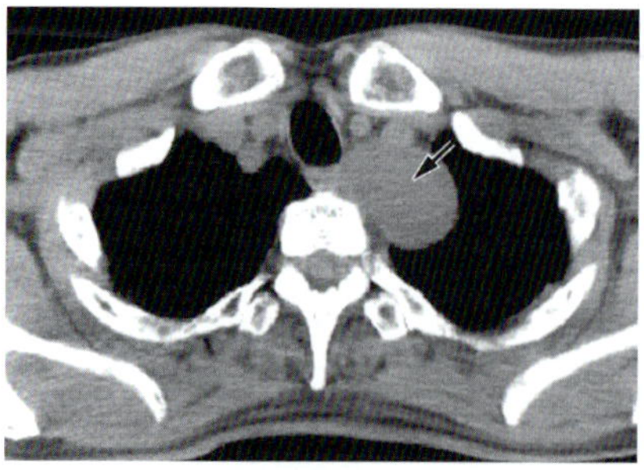

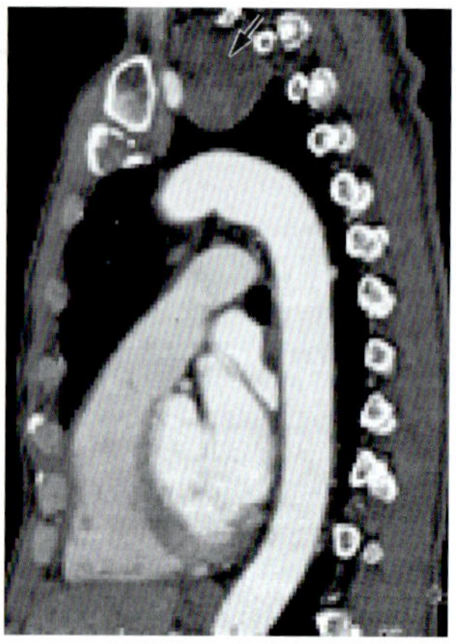

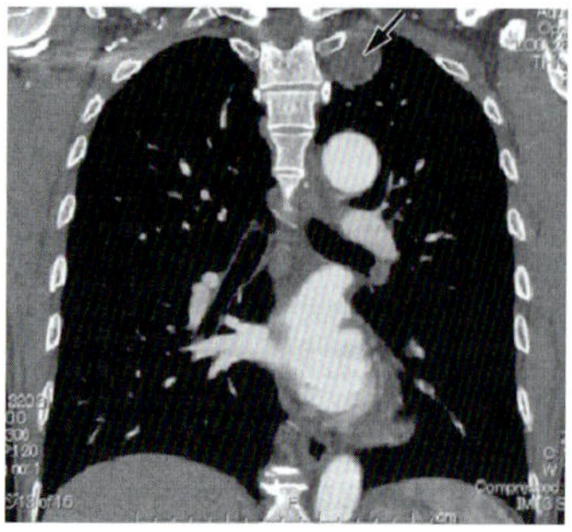

❖ case 21

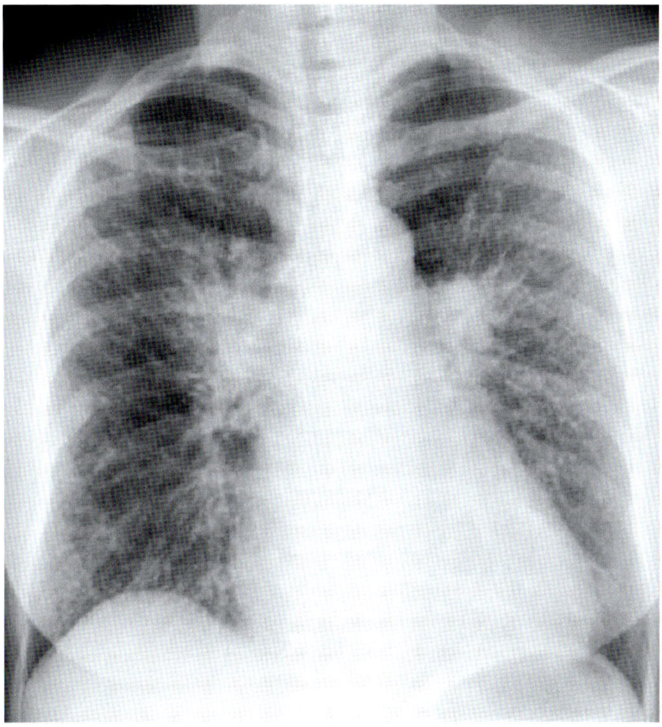

❖ case 21에서 주의할 점!

- 암성림프관증.
- 흉수는 뚜렷하지 않다.
- 본 증례의 P → A 영상에서는 폐문부 림프절 종대가 의심되지만 암성림프관증 그 자체에 반드시 발생하는 것은 아니다.

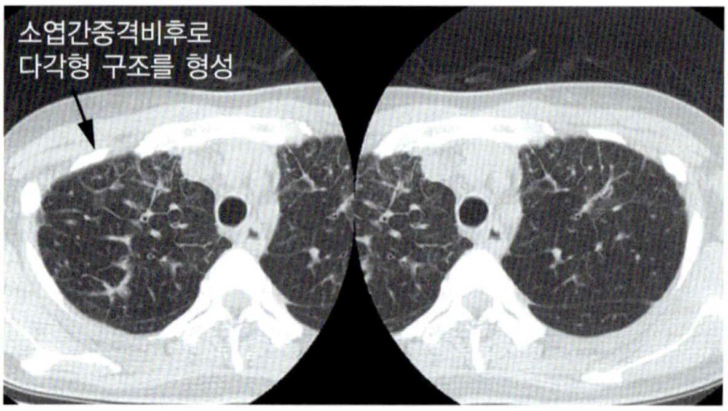

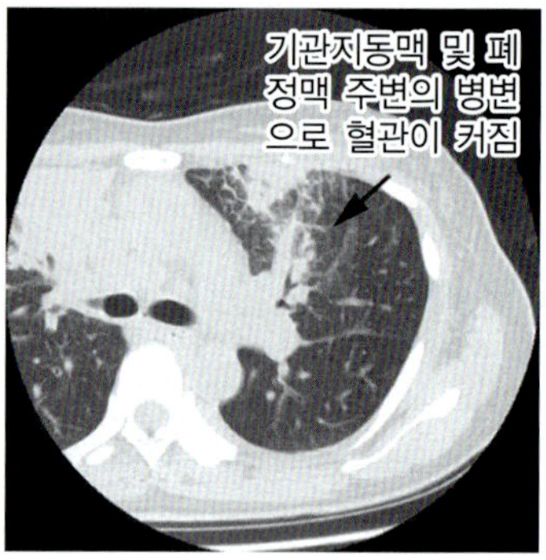

기억해 두어야 할 징후 리스트

INDEX

한글 찾아보기

ㅅ

ㅇ

ㅈ

영문 찾아보기

I · J · K

L

M

N · O

P · R

S

T

U · V · W

기타